肿瘤中医护理适宜技术

U0284186

主　审　李爱民　文小敏

主　编　周　瑾　蔡姣芝

副主编　党桂宁　丁玲英　黄　波　叶　红　廖荣荣　吴秀梅

编　者（以姓氏汉语拼音为序）

蔡剑虹　蔡姣芝　蔡小慧　陈晶晶　陈连凤　陈绮霞　成燕云

党桂宁　丁玲英　房　洁　黄　波　黄　梅　黄丽君　黄新娟

黄银芳　靖林林　赖凯丽　劳志云　冷丹丹　李清娟　李志华

廖牡丹　廖荣荣　林淑珠　刘　娟　刘　霞　刘芬玉　罗纯宾

区向仪　盛小燕　苏　靖　涂红谕　吴绍玉　吴秀梅　吴秀琼

项小军　肖舒静　徐宁君　宣亚男　严雪思　叶　红　余婷婷

曾灿辉　张春霞　张馥丽　张兰英　钟伟丽　周　瑾　周玲香

朱海慧　朱宏辉

人民卫生出版社

·北　京·

图书在版编目（CIP）数据

肿瘤中医护理适宜技术 / 周瑾，蔡姣芝主编. — 北京：人民卫生出版社，2022.12
ISBN 978-7-117-33633-8

Ⅰ.①肿… Ⅱ.①周… ②蔡… Ⅲ.①肿瘤－中医学－护理学 Ⅳ.①R248.1

中国版本图书馆 CIP 数据核字（2022）第 181230 号

人卫智网	www.ipmph.com	医学教育、学术、考试、健康，购书智慧智能综合服务平台
人卫官网	www.pmph.com	人卫官方资讯发布平台

肿瘤中医护理适宜技术
Zhongliu Zhongyi Huli Shiyi Jishu

主　　编：周　瑾　蔡姣芝
出版发行：人民卫生出版社（中继线 010-59780011）
地　　址：北京市朝阳区潘家园南里 19 号
邮　　编：100021
E - mail：pmph @ pmph.com
购书热线：010-59787592　010-59787584　010-65264830
印　　刷：三河市博文印刷有限公司
经　　销：新华书店
开　　本：710×1000　1/16　印张：20
字　　数：338 千字
版　　次：2022 年 12 月第 1 版
印　　次：2022 年 12 月第 1 次印刷
标准书号：ISBN 978-7-117-33633-8
定　　价：62.00 元

打击盗版举报电话：010-59787491　E-mail：WQ @ pmph.com
质量问题联系电话：010-59787234　E-mail：zhiliang @ pmph.com
数字融合服务电话：4001118166　　E-mail：zengzhi @ pmph.com

前　言

随着现代肿瘤学科飞速发展，中医对恶性肿瘤认识更加深入，在与西医并肩作战的过程中，提出许多有效、详细的方法和技术，中医临床护理在现代中西医结合肿瘤护理方面愈来愈彰显优势。

肿瘤中医护理适宜技术，是在中医药基本理论指导下，以肿瘤患者为中心，以病证为经，以证型为纬，结合"整体观念"，运用中医护理程序，开展"辨证施护"的中医护理技术。它重视人体内在的生理病理特点，也重视自然环境、社会环境、生活习惯等对人体的影响；既继承了中医传统护理特点，又汲取了现代肿瘤护理学在理论和实践方面的新理念、新技术，借鉴国内外相关护理指南和标准，结合中医临床实践，更全面、系统、科学地服务于肿瘤患者。

为适应临床教学需要，我们编写了《肿瘤中医护理适宜技术》一书，供广大中医、西医和中西医结合临床护理人员参考。本书共十九章，包括绪论、肿瘤疾病概述、辨证施护方法等内容，重点从病因病机、辨证思路的角度分析肿瘤患者治疗期间常见疾病和症状，如咳嗽、咳痰、失眠、抑郁、恶心呕吐、便秘、腹泻、厌食、腹胀、疲乏、发热、骨髓抑制等，并提出护理要点。本书图文并茂、深入浅出地介绍了常用中医护理适宜技术、膳食指导和健康教育等内容，力求条理清楚、重点突出、彰显特色和实用性；重视人文关怀，明确每项技术的适应证、操作流程、不良反应及处理方法，并在健康教育中增加自我调养保健技能内容。此外，本书还设置知识链接栏目以拓展最新研究进展内容。

本书在编写过程中得到了广大中医护理专家的热情关心和帮助，谨在此表示诚挚的感谢。

由于编写水平所限，本书可能存在不足之处，欢迎各位读者提出宝贵意见。

广州中医药大学第一附属医院护理部主任

全小明

2021 年 8 月

目　录

第一章 绪论

一、中医护理技术应用情况

2016年2月26日，国务院印发《中医药发展战略规划纲要（2016—2030年）》，明确了未来我国中医药发展方向和工作重点，提出到2020年，实现人人基本享有中医药服务。中医护理是中医药服务的重要组成部分，中医护理技术是中医护理的重要手段之一，其在改善疾病症状、提高患者生活质量等方面发挥了重要作用。中医护理技术历史悠久，早在春秋战国时期就已广泛应用于临床实践。时至今日，中医护理技术在促进中华民族健康中仍起到重要作用。中医护理是一门强调技能性和操作性的临床学科，与其他中医临床学科及现代基础学科之间存在广泛联系。中医护理技术疗效显著，属于"绿色疗法"，深受广大人民群众欢迎。

近年来，在国家政策引领和支持下，中医护理蓬勃发展。随着国家中医药管理局陆续制订了52个病种中医护理方案（试行），以及全国中医护理骨干人才培训项目的开展，推广和运用中医护理技术已成为全国各中医医院发展的重要指标之一。中医护理正处于快速发展阶段，中医护理技术也为促进中医护理事业的发展提供了重要的助力。

随着中医医院成立，中医护理学逐渐从中医学中分化出来，形成了一门独立的学科。《全国护理事业发展规划（2021—2025年）》中指出："积极开展辨证施护和中医特色专科护理，持续提升中医护理服务质量，创新中医护理服务模式，发挥中医护理在疾病预防、治疗、康复等方面的重要作用，……强化中医护理人才培养，切实提高中医护理服务能力。"《国家中医药管理局关于加强中医护理工作的意见》（国中医药医政发〔2013〕42号）中也指出："随着健康观念变化和医学模式转变，中医护理越来越显示出其独特的优势。"2018年7月6日，国家卫生健康委员会、国家发展和改革委员会、教育部等11个部门联合发布《关于印发促进护理服务业改革与发展的指导意见的通知》（国卫医发〔2018〕20号）中指出："提升中医护理服务水平。制定中医护理常规、方案和技术操作标准。积极开展辨证施护和中医特色专科护理，创新中医护理服务模式，发挥中医护理在疾病治疗、慢病防治、康复促进、健康保健等方面的作用"。

随着优势病种中医护理方案的实施，中医护理技术临床应用项目呈现递增趋势。2012年《三级中医医院评审标准实施细则》中要求"科室开展中医护理技术项目不少于2项"，2017年《三级中医医院评审标准实施细则》中要求"全院开展中医护理技术项目不低于10项，且应用人次逐年上升，科室开展中医护理技术项目不低于4项"。据国家中医药管理局中医护理重点专科协作组统计：2013年4月—2014年1月，全国122家中医医院共开展中医护理技术50余项。由广东省27家中医医院中医护理技术临床应用现状调查可知，中医护理技术操作开展率为98.8%，约有77.8%三级医院开展10项及以上中医护理技术。

中医护理技术在特色护理门诊、信息技术平台助力下适用范围不断扩大，中医护理技术作为中医护理门诊健康处方内容项目之一，不仅扩大了受益对象的范围（将受益对象由住院患者拓展到门诊患者），而且提高了非药物诊疗的治疗率，实现医护有效互补，带动医院经济效益和社会效益。截至2018年，全国已有多家医院建立了中医护理特色门诊，为服务对象提供耳穴贴压、穴位敷贴、穴位按摩、艾灸、拔罐、中药熏蒸、中药离子导入等中医护理技术。

此外，研究表明，针对某一症状或病种，联合应用多项中医护理技术效果优于单独运用某项技术。例如，在改善2型糖尿病患者失眠症状过程中，将足底按压与耳穴压豆联合应用，其作用效果优于单纯实施足底按压操作；耳穴贴压联合灸法改善老年患者便秘症状的效果要优于单纯应用耳穴贴压技术；五行音乐疗法结合八段锦可有效改善患者脑卒中后抑郁症状，其效果优于单纯的八段锦治疗。

1984年卫生部中医司组织相关专家起草编写了《中医护理常规和技术操作规程》，为初步规范中医护理临床工作提供参考。此后经过3次修订，于2006年由中华中医药学会发布《中医护理常规技术操作规程》（以下简称《规程》）。《规程》展示了15项技术操作的中医护理特色和优势，可作为临床实践、操作规范及质量评定的重要参考依据。2015年，国家中医药管理局发布《护理人员中医技术使用手册》，制定了18项临床常用中医护理技术标准，并规范其操作名称、操作流程、重点环节、相关注意事项等内容，进一步推动了中医护理技术专业化、规范化发展。

二、中医护理管理情况相关内容（以广东地区为例）

（一）资质准入

1. **高难度技术操作准入建议** 本科及以上学历、主管护师职称、从事中医护理工作 10 年以上，且必须接受过 1 年以上中医护理技术操作理论和实践专项培训。

2. **中难度技术操作准入建议** 大专及以上学历、护师以上职称、从事中医护理工作 5 年以上、接受过 6 个月以上中医理论和技能系统培训。

3. **低难度技术操作准入建议** 中专及以上学历、护士以上职称、从事中医护理工作 2 年以上、接受过 3 个月以上中医理论和技能系统培训。

（二）中医护理实施方案

1. **合理利用人力资源** 严格按照《护士条例》进行护理人员配置，病区实有床位数与在岗护士人数比例不低于 1∶0.4。如遇到增加床位或突发事件时，及时启动医院紧急人力资源调配方案进行人力资源配置。保障临床一线医疗和护理人力配置，是保证医疗安全和中医护理工作有序开展的基础。

2. **注重培养中医护理人才** 中医护理运用"天人合一"的整体观念对疾病进行辨证施护，因此要求护理人员具备一定的中医药素养。以某三甲中西医结合医院为例，90% 护理人员毕业于西医院校，中医药素养较为缺乏，中医药基础知识和中医操作技能均需培训。临床科室每周应有计划、分层次地对护理人员进行中医药基础知识和中医操作技能培训；科室每两个月组织一次操作考试和一次理论考试，考试成绩均纳入科室奖金评定。同时，护理部也应定期组织中医药基础知识和中医操作技能的培训和考核，并制定相应奖惩制度。医院定期组织系统的中医基础知识讲座，要求西医院校毕业的护理人员必须参加学习，考试合格后颁发结业证书。另外，该院还聘请广州中医药大学、重庆医科大学中医学院的教授为"西学中"人员进行培训。积极鼓励护理人员参加多形式、多渠道的中医护理继续教育，提高了护理人员中医药素养，为中医护理工作的开展提供了有力保障。

3. **实施中医特色护理** 开展中医特色入院评估，制定辨证施护计划单，根据辨证施护计划单对患者实施病情观察、生活起居、用药护理、饮食调护、情志护理、临证（症）施护、健康教育等责任制整体护理。在临床积极开展中医护理技术项目，每科室应开展≥2项中医护理技术，对开展中医护理技术项目的使用情况进行登记，并观察其临床应用效果和不良反应。中医护理技术成本低廉，临床治疗效果好，特别是在慢病护理方面具有特殊优势。其中，穴位注射、穴位按摩、穴位敷贴、中药熏洗、耳穴贴压、拔罐、艾灸、中药熏蒸、刮痧等中医护理技术已广泛应用于临床实践，减轻患者痛苦，产生了较好的社会效益和经济效益。

4. **每月开展中医护理质量评价**　护理部应制定中医护理质量工作评价表，科室质控小组的护理人员应每月对中医护理质量进行检查和评价，并在每月护理质量汇报会议上进行分析，找出中医护理工作中存在的问题，提出整改措施。通过开展中医护理质量评价，提高中医护理工作质量，不断推动中医护理工作改进。

三、中医护理门诊开展情况

通过对我国中医护理门诊实践现状分析可知，目前江苏省和广东省中医护理门诊出诊护士数量较多，占总数的 28.5%；参与调查的 186 名出诊护士，年龄为 25～56 岁，平均年龄（38.06±5.87）岁；平均工作年限为（16.94±6.98）年；62 名（33.3%）出诊护士为专科护士；本科及以上学历 181 名（97.3%）；具有高级职称（副主任护师 / 主任护师）护士 50 名（26.9%），具有中级职称护士 125 名（67.2%）；护士长 72 名（38.7%）；99 名（53.2%）毕业于中医类院校。72.0% 开展中医护理门诊的医院具有专病、专症治疗方案，流程，临床路径，其中具有部分独立处方权出诊护士占 50%。

（一）中医护理门诊人员配置和人员资质

中医护理门诊人员配置包括护士、医生、文员。在 186 名出诊护士中，独立出诊者占 47.9%，联合医生出诊者占 15.1%，两者均有占 37.1%。护士独立挂号占 65.1%，医生转诊占 24.2%，两者皆有占 10.8%。31.2% 的出诊护士为专职出诊，68.8% 的护士主要工作岗位仍在病房且每周出诊 1 次或 2 次。161 名（86.6%）护士表明医院对出诊护士设立了准入标准；其中，44.1% 的医院要求出诊护士需具备本科及以上学历、中级及以上职称，并有 61.8% 的护士通过院内考核及培训获得出诊资质。

（二）中医护理诊疗范围

出诊护士为患者提供的诊疗范围包括中医护理评估（95.2%）、中医治疗（96.2%）、辨证指导（85.0%）、情志宣教（90.9%）、膳食指导（90.9%）、健康咨询（79.0%）、体质辨识（69.9%）、运动处方（56.5%）、用药指导（55.9%）等。中医护理门诊开展的治疗项目以耳穴贴压、拔罐、艾灸、刮痧、穴位按摩为主，还包括刺络放血、腕踝针、火龙灸、皮内针、蜡疗、穴位敷贴、督脉灸、隔物灸、手法通乳等治疗项目。中医护理门诊健康宣教方式以现场宣教、发放宣传资料、健康讲座、微信群或通过其他社交软件宣教为主。调查显示，出诊护士日平均接诊患者 40 例，79.6% 的患者就诊依从性良好（预约就诊率 > 50%）。

（三）门诊质量管理

74.7% 的中医护理门诊已制订相应的质量控制方案和 / 或标准，质量控制部门多为护理部要求出诊护士记录患者病案信息。门诊病历书写方面，大部分医院要求出诊护士记录患者基本信息、主诉、过敏史、病情发展经过、护理诊断、诊疗方案、治疗效果评价、随访记录等内容。在门诊绩效管理方面，66.7% 的护士有绩效考核，考核内容包括门诊量、诊疗费用、患者满意度、质量安全、疗效评价等。

（四）处方权

研究表明，具有独立处方权和不具有处方权的出诊护士各占 50%，其处方权内容包括中医治疗项目（82.3%）、中医治疗材料（60.2%）、外用药物（29.0%）、内服药物（5.9%）、检验检查（10.2%）。中医护理门诊收费项目包括治疗费（95.7%）、诊查费（60.2%）、材料费（55.9%）、咨询费（26.3%）等，并且 58.1% 的护理门诊收费项目可通过医疗保险报销。

中医护理门诊发展前景良好，为促进我国中医护理门诊的发展，应进一步完善相关政策，创造良好的中医护理门诊护士执业环境。

第二章　肿瘤疾病概述

根据世界卫生组织（WHO）发布的《2020 年全球癌症报告》，未来 20 年全球癌症病例数可增加 60%；中低收入国家增幅可达到 81%。与其他国家相比，我国 30 ~ 69 岁人群死亡原因中，癌症排在第二位。研究显示，2018 年全球新发癌症例数为 1 810 万，其中 45% 的新发病例发生于极高人类发展指数（human development index，HDI）国家，36% 发生在高 HDI 国家，中 HDI 国家和低 HDI 国家的新病例仅占 15% 和 4%。中国作为高 HDI 国家之一，2015 年癌症新发病例数为 393 万，其中，城市新发病例数（235.2 万）高于农村（157.7 万），男性新发病例（206.49/10 万）高于女性（168.45/10 万）。

目前，中国的癌症流行情况为：城市居民的癌症总发病率高于乡村居民，但乡村居民癌症的死亡率却高于城市居民。城市居民结直肠癌、乳腺癌、前列腺癌和膀胱癌发病率高于乡村居民；乡村居民食管癌、胃癌、肝癌和宫颈癌发病率高于城市居民。

一、中医对肿瘤的认识

祖国传统医学对肿瘤有较深刻的认识和众多记载，数千年的理论和临床实践为后人积累了丰富而宝贵的经验，并逐渐形成了如今的中医肿瘤学。

（一）殷商至秦汉时期

中医对肿瘤的认识可追溯到 3 000 年前的商周时代。早在公元前 16 世纪，殷墟甲骨文就有关于"瘤"的记载。春秋战国时期的《黄帝内经》曾记载"噎膈""反胃""积聚""石瘕""肠覃"等疾病，其描述与现代肿瘤症状及体征相近。此外，《黄帝内经》对肿瘤的病因病机、治疗方法等方面也有所论述。《神农本草经》所记载的药物中有 115 味经现代药理研究证实具有抗肿瘤功效，涉及清热解毒、软坚散结、益气扶正、活血化瘀等多种现代常见中药抗肿瘤治法。在东汉末年著成的《金匮要略》中，张仲景对"胃反""积聚"及妇科肿瘤等疾病进行了较为明确的阐述。

（二）魏晋至隋唐时期

在先人研究的基础上，魏晋至隋唐时期对中医学理论有了更加深入的认识和探索，并在肿瘤治疗方面有进一步的发展。隋代巢元方《诸病源候论》首次对"瘕"进行了详细的描述及讨论，对良性肿瘤和恶性肿瘤的鉴别有明确记载。唐代孙思邈《备急千金要方》首次对"瘤"进行了分类，包括瘿瘤、骨瘤、脂瘤、石瘤、肉瘤、脓瘤、血瘤，共七类。

（三）宋金元时期

宋金元时期战乱不断，瘟疾横行，百姓饱受疾病困扰，此历史背景一定程度上促进了中医对肿瘤的认识并为后世治疗肿瘤积累了丰富的经验。宋代《卫济宝书·痈疽五发》首次在病名中提到了"癌"字。杨士瀛在《仁斋直指方论》中对"癌"进行了较为详细的描述。此时期的大多数医学论述都出现了关于恶性肿瘤的描述，如陈自明、朱丹溪常用"乳岩"来指代乳房恶性肿瘤。在肿瘤治疗方面，中医药也取得了显著进步。李东垣提出"内伤脾胃，百病由生"的观点，阐明脾胃亏虚是肿瘤发生发展过程中的重要因素。

（四）明清时期

此时期的医家对某些肿瘤的认知更加深入，经过对前人肿瘤治疗经验的总结和发扬，提出了治疗某些肿瘤疾病更具有针对性的方法。明代医家张景岳在《类经》和《景岳全书》中，较为详细地总结了肿瘤发生、发展的病因病机。明代医家李时珍所著的《本草纲目》中记载了214种治疗"积聚""瘰病""恶核""噎膈"等肿瘤疾病的药物。

（五）近现代

随着西方医学大量传入中国，中医对肿瘤的认识和治疗也取得了显著发展。张锡纯是民国时期中西医汇通学派的代表人物之一，其所著《医学衷中参西录》对于"瘤"的理、法、方、药形成了自己的思想，其精髓可概括为"顾护脏腑气血，专攻病根结聚之处"，强调扶正固本。

近年来，中医药事业得到了长足发展，初步形成了中医药医疗、保健、教育、科研、产业、文化、对外交流与合作全面发展的新格局。中医药在肿瘤的防治、科研等方面取得了一定成就。中医在肿瘤基因调控、抗转移、提高免疫功能、中药合并放化疗增敏等方面均有突破性的成果。

二、中医对肿瘤病因病机的认识

（一）常见病因

肿瘤的病因虽尚未完全明确，但其发生一般为多因所致、日久而成。据肿瘤起病经过及临床表现，其发生与外感六淫邪毒，内伤七情怫郁、饮食失调、宿疾、久病伤正、年老体衰等有密切关系。

1. **六淫邪毒** 六淫之邪为四时不正之气。外感六淫之邪，或工业废气、石棉、矿石粉尘、煤焦烟炱、放射性物质等邪毒之气乘虚内侵，若正气不能抗邪，则致客邪久留，脏腑气血阴阳失调，而致气滞、血瘀、痰浊、热毒等病变，久则可形成结块。

2. **七情怫郁** 情志不遂，气机郁结，久则导致气滞血瘀，或气不布津；久则津凝为痰，血瘀、痰浊互结，渐而成块。正如《类证治裁·郁证》说："七情内起之郁，始而伤气，继必及血，终乃成劳。"

3. **饮食失调** 嗜好烟酒、辛辣、腌制、烧烤，损伤脾胃，脾失健运，正气亏虚，气虚血瘀，易感外邪或易致客邪久留。如《读医随笔·承制生化论》说："气虚不足以推血，则血必有瘀。"另一方面，脾失健运，不能升清降浊、敷布运化水湿，则痰湿内生。正如《医宗必读·痰饮》所说："脾土虚弱，清者难升，浊者难降，留中滞膈，瘀而成痰。"

4. **宿有旧疾** 机体脏腑阴阳偏胜偏衰，气血功能紊乱，如治不得法或失于调养，病邪久羁，损伤正气，或正气本虚，祛邪无力，将加重或诱发气、痰、食、湿、水、血等凝结阻滞体内，邪气壅结成块。

5. **久病伤正、年老体衰** 正气内虚、脏腑阴阳气血失调，是癌症的主要病理基础。正如《医宗必读·积聚》提到："积之成者，正气不足，而后邪气踞之。"久病体衰，正气亏虚，气虚血瘀；或生活失于调摄，劳累过度，气阴耗伤，外邪每易乘虚而入，客邪留滞不去，气机不畅，终致血行瘀滞，结而成块。

（二）常见病机

1. **气滞血瘀** 气血是构成人体和维持人体生命活动最基本的物质，气血之间存在着相互依赖、相互为用的密切关系。病理上相互影响，气病及血，血病及气。若某些原因导致气机不畅，血运失调，或气血不足，则出现气滞血瘀、气血两虚等多种病理变化。《医宗金鉴·外科心法要诀》曰："乳房结核坚硬……由肝脾二经，气郁结滞而成……轻成乳劳，重成乳岩。"《医林改错》亦曰："肚腹结块者，必有形之血。"说明气滞血瘀是肿瘤发生的基本病机之一。应注意，临床上不同的肿瘤、不同的病期，有偏于气滞和偏于血瘀的不同证型。

2. **痰凝湿聚**　饮食失节，湿邪浸淫，脏腑失调，导致水液代谢紊乱，形成湿聚痰凝。湿为阴邪，重浊而黏腻，留滞于机体，易阻遏气机运行而出现气滞、气郁、经络痹阻等证。湿蕴于内，可化热酿毒而成湿热、湿毒。痰既已成，随气流行，外而经络筋骨，内而脏腑，全身无处不至，从而导致多种病变。《丹溪心法·痰》曰："凡人身上、中、下有块者，多是痰"，指出了肿瘤与痰的关系。《外科正宗·失荣症》云："失荣者先得后失，始富终贫，亦有虽居富贵，其心或因六欲不遂，损伤中气，郁火相凝，隧痰失道停结而成。"说明失荣乃痰毒深痼所为也。

3. **热毒内蕴**　热毒内蕴，炼津灼液为痰，气血壅滞为瘀，阻塞经络脏腑，遂结成肿。《医宗金鉴·外科心法要诀》云："此证皆由心、脾毒火所致，其证最恶。"

4. **脏腑失调、正气虚弱**　脏腑禀赋不足或功能失调、正气虚弱，是肿瘤发生的内在因素。《诸病源候论·积聚病诸候》曰："积聚者，由阴阳不和，腑脏虚弱，受于风邪，搏于腑脏之气所为也。"

总之，肿瘤的发生、发展与致病邪气性质、人体禀赋强弱有密切关系，"痰、瘀、毒、虚"相互交结是恶性肿瘤常见病机，贯穿肿瘤发生、发展的各个阶段。

三、常见肿瘤及症状

良性肿瘤生长缓慢，不转移，除了有局部压迫症状外，一般无全身症状。而恶性肿瘤症状较为复杂，根据原发部位与侵犯部位不同，其症状也不尽相同，如食管癌患者常出现吞咽困难症状，肺癌有咳嗽、咳痰、咯血等症状。恶性肿瘤特点为易发生转移，晚期常伴随全身症状，如发热、食欲差、消瘦、贫血等。

（一）常见肿瘤

1. **鼻咽癌** 鼻咽癌为常见的恶性肿瘤之一，多见于广东、广西等南方地区，具有一定的地域和种族特点，具有家族聚集性。30～50岁为该肿瘤的高发年龄段，且男性发生率高于女性。鼻咽癌的主要临床表现为血涕、颈部淋巴结肿大，以及癌细胞侵犯颅神经后症状（神经痛、头痛、眼球麻痹、耳鸣、耳聋等）。经鼻咽镜检查可见鼻咽腔有菜花样肿物，色灰白，表面粗糙或有溃疡，触之易出血。由于鼻咽位置隐蔽，且鼻咽癌早期症状比较复杂，缺乏特征性，故容易被忽视，从而导致延误诊断和治疗，所以必须提高警惕。

2. **肺癌** 肺癌症状取决于肿瘤发生部位、病理类型、有无转移、有无并发症，以及患者的反应程度和耐受程度等。肺癌早期症状较轻微，甚至有患者诉无任何不适。中央型肺癌较为特殊，其症状出现早且重，而周围型肺癌症状出现晚且较轻，甚至无症状，常在体检时被发现。肺癌症状大致分为：局部症状、全身症状、肺外症状、浸润和转移症状。①局部症状：咳嗽、痰中带血或咯血、胸痛、胸闷、气急、声音嘶哑等；②全身症状：发热、消瘦、贫血等；③肺外症状：肺源性关节增生症（原因不明的四肢关节疼痛、指端疼痛、杵状指/趾等）、与肿瘤有关的异位激素综合征（如男性出现乳房发育异常、高血压、糖尿病、腹泻、消瘦、呕吐等）、其他表现（如皮肤色素沉着、顽固性皮疹等）；④浸润和转移症状：胸闷、气急、吞咽困难、腰背痛、上肢痛等，易被误诊为脑血管意外。

3. **肝癌** 肝癌常见症状为食欲减退、饭后上腹饱胀、嗳气、消化不良、腹泻、恶心等，其中以食欲减退、腹胀、腹泻最为常见。国内外研究表明，腹泻作为肝癌常见症状之一，发生率较高，易被误诊为慢性肠炎。门静脉或肝静脉癌栓导致的门静脉高压及肠功能紊乱可引起腹胀、大便次数增多，且腹胀亦可因腹水所致。胃肠功能紊乱还可导致消化不良、嗳气、恶心等症状。相当一部分肝癌患者会出现出汗、发热的症状，多数为中低度发热，少数患者可为高热（39℃以上），且一般不伴有寒战。肝癌引发的发热多为癌性发热，这是由于肿瘤组织坏死后释放致热原进入血液循环。

4. **宫颈癌** 宫颈癌是原发于子宫颈部位的恶性肿瘤，是最常见的妇科恶性肿瘤，高发年龄为50～55岁。阴道流血及白带增多是宫颈癌最早和最多出现的症状。宫颈癌早期无明显症状和特殊体征，随着疾病进展，患者可出现接触性出血、阴道异常排液等症状。宫颈癌晚期若出现其他脏器组织的浸润转移，可出现尿频、尿急、消瘦、乏力、贫血等症状。因此早期宫颈癌不易与慢性宫颈炎区分，可一旦出现相应症状者，其病程已发展到中晚期。

5. **恶性淋巴瘤** 恶性淋巴瘤是淋巴造血系统恶性肿瘤的总称，分为霍奇金淋巴瘤和非霍奇金淋巴瘤两大类，属于常见肿瘤。临床上，多数患者以浅表淋巴结肿大为首发症状。患者因疾病类型及所处的时期不同，其全身症状差异较大，其中以发热、消瘦、盗汗较为常见，其次会出现食欲减退、易疲劳、瘙痒等症状。并且全身症状与发病年龄、肿瘤范围、机体免疫力等有关。老年患者、免疫功能差或多灶性起病者，全身症状显著。无全身症状者存活率较有症状者高 3 倍。

6. **卵巢癌** 卵巢癌是女性生殖器官常见的恶性肿瘤之一，发病率仅次于子宫颈癌和子宫体癌。由于卵巢位于盆腔深部，故卵巢癌早期多无症状，妇科检查时偶有发现腹胀和下腹不适感。腹部包块为卵巢癌最常见症状之一，早期腹部包块较小，不易被察觉，随着肿瘤长大，患者可在腹部自觉肿块。当上腹腔触到浮球感的大包块时，说明已出现大网膜转移。

7. **乳腺癌** 乳腺癌是女性最常见的恶性肿瘤之一，其发病率占恶性肿瘤的 7% ~ 10%，以 40 ~ 60 岁、绝经期前后的妇女发病率较高，男性乳腺癌患者仅占患病人数 1% ~ 2%。乳腺癌的病因尚未完全明确，可能与家族史和乳腺癌相关基因、生殖因素、性激素、营养与饮食、环境因素等有关。因此乳腺癌的早期发现、早期诊断是提高疗效的关键。乳腺癌常见症状有乳腺肿块，乳腺疼痛，乳头溢液、糜烂，皮肤凹陷，腋窝淋巴结肿大等。其中乳腺肿块是乳腺癌最常见症状之一，约 90% 患者是因该症状来院就诊。

8. **胰腺癌** 胰腺癌是一种恶性程度很高，诊断和治疗都较困难的消化道恶性肿瘤，约 90% 为起源于腺管上皮的导管腺癌。胰腺癌发病率和死亡率近年来明显上升，5 年生存率 < 1%，是预后最差的恶性肿瘤之一。胰腺癌早期无特异症状，最多见上腹部饱胀不适、疼痛、黄疸、消瘦等症状。上述症状均需与消化道的其他疾病相鉴别，尤其是与慢性胰腺炎进行鉴别。

9. **结直肠癌** 结直肠癌是常见的消化道恶性肿瘤，发生率仅次于胃癌和食道癌。结直肠癌早期症状不明显，随着癌肿的增大而表现为排便习惯改变、便血、腹泻、腹泻与便秘交替、局部腹痛等症状。其中，血便为结肠癌的主要症状，也是直肠癌最先出现和最常见的症状。由于癌肿所在部位的不同，出血量和性状各不相同。晚期则表现为贫血、体重减轻等全身症状。若出现肝大、腹水、颈部及锁骨上窝淋巴结肿大等，常提示为肿瘤的晚期并发生转移。

10. 食管癌 食管癌是常见肿瘤之一。食管癌的症状与疾病的进程有一定关系。早期可无明显症状，主要表现为进食时有哽噎感、胸骨后异物感；中晚期则出现进行性吞咽困难、持续性胸骨后疼痛或背痛、明显消瘦等症状。手术治疗后，早期食管癌患者 5 年生存率约为 90%，而中晚期食管癌患者 5 年生存率降至 20%～30%。一般来说，食管上皮细胞从重度增生发展成癌细胞需数年，由早期癌发展到中晚期癌需一年左右。

（二）肿瘤常见症状

根据肿瘤所在器官、病变部位以及疾病发展程度等，肿瘤常见临床症状可分为以下四类：

1. 肿瘤局部表现

（1）肿块：多由癌细胞恶性繁殖形成，可在体表或深部触及。甲状腺癌、腮腺癌或乳腺癌可在皮下较浅部位触及肿块。肿瘤转移至淋巴结可导致淋巴结肿大，某些表浅淋巴结容易触及，如颈部淋巴结和腋窝淋巴结。而身体较深部位胃癌、胰腺癌等肿块，则要用力按压才可触及。

（2）疼痛：肿瘤膨胀性生长或破溃、感染等，可使末梢神经或神经干受刺激或压迫，出现局部疼痛。疼痛的出现往往提示肿瘤已进入中、晚期。癌性疼痛开始时多为隐痛或钝痛，而后逐渐加重，变得难以忍受，昼夜不停，尤以夜间明显，口服止痛药效果差。

（3）溃疡：多为体表或胃肠道肿瘤生长过快，出现供血不足而导致组织坏死或继发感染。如某些乳腺癌可在乳房处出现火山口样或菜花样溃疡，血性分泌物，感染时可有恶臭味。

（4）出血：多由癌细胞侵犯血管或癌组织小血管破裂而产生。如肺癌患者可出现咯血、痰中带血；胃癌、食管癌、结肠癌患者则易出现呕血、便血；泌尿系统肿瘤患者可出现血尿；子宫颈癌患者可有阴道流血；肝癌肿瘤破裂患者可引起腹腔内出血等。

（5）梗阻：多由癌细胞迅速生长而造成空腔脏器阻塞。呼吸道发生梗阻即可出现呼吸困难、肺不张等；食管癌梗阻可出现吞咽困难；胆道部位肿瘤可阻塞胆总管而发生黄疸；膀胱癌可阻塞尿道而出现排尿困难；胃癌伴幽门梗阻可引起餐后上腹饱胀、呕吐。

（6）其他症状：颅内肿瘤可引起视力障碍（压迫视神经）、面瘫（压迫面神经）等神经系统症状；骨肿瘤侵犯骨骼可导致骨折；肝癌易引起血浆白蛋白减少而致腹水；肿瘤转移可出现区域淋巴结肿大；肺癌胸膜转移引起癌性胸水。

2. **全身症状** 肿瘤疾病早期多无明显全身症状。部分患者可出现体重减轻、食欲缺乏、恶病质、大量出汗、贫血、乏力等非特异性症状。此外，10%～20% 的肿瘤患者发病前或发病时会产生肿瘤伴随综合征，表现为肿瘤热、恶病质、高钙血症、抗利尿激素分泌失调综合征、类癌综合征。

3. **肿瘤转移** 癌细胞可通过直接蔓延、淋巴转移、血行转移和种植性转移四种方式转移至邻近、远处组织器官。

（1）直接蔓延：随着肿瘤的不断长大，肿瘤细胞连续沿组织间隙、淋巴管、血管或神经束衣浸润，破坏邻近正常器官或组织，并继续生长。

（2）淋巴转移：多数先转移至邻近区域淋巴结，也可出现"跳跃式"，不经区域淋巴结而转移至远处。

（3）血行转移：肿瘤细胞侵入血管，随血流转移至远隔部位，如腹内肿瘤可经体循环静脉系统、门静脉系统、椎旁静脉系统等播散至其他组织器官。

（4）种植性转移：肿瘤细胞脱落后在体腔或空腔脏器内发生转移，最多见为胃癌种植至盆腔。

4. **系统功能紊乱** 肿瘤组织可引起所在器官的系统和生理功能出现紊乱。例如，颅内肿瘤除引起头痛外，还能引起视力障碍、面瘫、偏瘫等症状；肝癌除可引起肝肿大、肝区疼痛外，还可有食欲缺乏、腹胀等胃肠功能失调的表现；功能性内分泌瘤如胰岛瘤、嗜铬细胞瘤、甲状旁腺瘤，可引起内分泌异常症状。

四、肿瘤治疗原则

（一）肿瘤中医学治疗原则

1. **治疗原则** 肿瘤疾病具有难治愈、易转移和易复发等特点，治疗主要从治标与治本、扶正祛邪两方面入手。

（1）治标与治本：《素问·阴阳应象大论》曰："治病必求于本。"肿瘤疾病病程复杂多变，因而治疗过程中要注重先后缓急。如肿瘤治疗过程中出现发热、疼痛、肿块增大等症状，提示痰热瘀毒快速发展，因此必须先以清热解毒、凉血活血的治法祛瘀毒；待病情稳定后，以大补元气、滋阴补血、化痰软坚多法综合运用的缓治法以善其后。

（2）扶正与祛邪：肿瘤发生发展的过程是正气与邪气相互斗争的过程。邪正斗争胜负，决定肿瘤病邪的进退。"邪气盛则实，精气夺则虚"，因此"实则攻之，虚则补之"是治疗肿瘤疾病的基本原则。治疗肿瘤应将祛邪与扶正有机结合起来，正确处理好两者间的辩证关系。

一般早期肿瘤患者正气未伤，治应以祛邪为主，扶正为辅；肿瘤中期，正气已伤，癌肿逐渐增大，正邪力量相当，治疗上多采取攻补兼施，或补略重于攻，或攻略重于补，或先攻后补，或先补后攻的治疗方法；肿瘤晚期，正气大伤，癌肿迅速增长，呈邪盛正衰之势，此时应遵循"急则治其标，缓则治其本"的原则，根据患者个体情况，将扶正与祛邪有机结合，达到减轻患者痛苦的目的。

2. 中医护理技术

（1）八段锦功法能够促进肢体及关节肌群、呼吸肌群、韧带的伸展性及弹性，增强肌肉协调性。八段锦可通过改善神经 - 体液调节，加强血液循环，增强机体免疫水平，有利于脏器功能恢复，促进肿瘤康复。同时，八段锦还可有效促进和调节大脑中枢，调和阴阳，适度促进脑内神经递质、吗啡肽等物质的释放，消除不良情绪及认知的影响，修养心性，使身心处于一个比较自然状态，从而减少焦虑、抑郁不良心理。

（2）耳穴贴压疗法联合中药外敷可以有效缓解癌性疼痛，并可减少阿片类药物所致胃肠道不良反应（恶心呕吐、便秘等）的发生，从而提高肿瘤患者的生活质量。

（3）吴茱萸穴位敷贴（涌泉穴）联合耳穴贴压疗法，可有效改善肿瘤相关性失眠患者的睡眠质量。

（4）穴位按摩疗法联合情志护理可以改善患者生活质量，降低患者食欲丧失、睡眠障碍等情况发生概率。

（5）揿针联合腧穴疗法与口服艾司唑仑均能改善肺癌化疗患者睡眠状况。相较而言，揿针疗法具有疗效持久、不易复发、无不良反应等优势。

（6）引阳入阴推拿联合精油芳香疗法能改善失眠、抑郁症状，提高患者的生活质量。

（二）肿瘤现代医学治疗原则

1. **良性肿瘤治疗** 良性肿瘤以局部膨胀性生长为主，其边界清晰，多数有完整的包膜，不会发生淋巴和血行转移，治疗方式以手术为主，一般手术切除即可治愈。手术原则为：肿瘤包膜完整切除，必要时可切除包膜外少量正常组织，禁忌实施肿瘤挖除术。例如乳腺纤维腺瘤需做乳腺区段切除；甲状腺瘤要求切除肿瘤所在腺叶及峡部；卵巢囊肿则做单侧卵巢切除，并避免术中囊腔破裂。有些肿瘤部位特殊，不宜大范围切除，如神经纤维瘤、神经鞘瘤、脑膜瘤、垂体瘤等，建议剥离肿瘤或大部分切除。必须强调，良性肿瘤切除后一定要做病理检查，除可明确病理诊断外，还可避免将恶性肿瘤误诊为良性肿瘤切除后，不再进一步治疗，给患者带来严重后果。因此，一旦发现切除后的"良性肿瘤"实则是恶性肿瘤，应按恶性肿瘤重新处理。对一些良性肿瘤有可能发生恶性病变者或交界性肿瘤，切除范围亦应更广。

2. **恶性肿瘤治疗**

（1）手术治疗：对早期或较早期实体恶性肿瘤，手术切除仍然是首选的治疗方法。根据手术目的不同，可分为以下几种：

1）根治性手术：由于恶性肿瘤生长快，表面无包膜，和周围正常组织没有明显的界线，局部组织浸润明显，且可通过淋巴管转移，因此，要通过手术将肿瘤及其周围一定范围正常组织和可能受侵犯的淋巴结彻底切除。这种手术适用于肿瘤范围较局限、没有发生远处转移、体质好的患者。根据切除范围不同又将根治性手术分为瘤切除术、广泛切除术、根治术及扩大根治术。

2）姑息性手术：当肿瘤范围较广，已出现转移而不宜行根治性手术的晚期患者，为减轻痛苦，维持营养和延长生命，可以只切除部分肿瘤或行减轻症状手术，如造瘘术、消化道短路手术等。晚期肿瘤患者可以行肿瘤大部切除，以降低肿瘤负荷，并为以后放化疗及其他治疗奠定基础。如晚期卵巢癌患者可姑息性切除大部分卵巢肿瘤，化疗后进行二次手术，切除残留病灶，以达到显著延长患者生存期的目的。

3）诊断性手术：通过不同的手术方式获得肿瘤病理学检查标本，如穿刺取材或术中切取小块组织。对深部内脏肿物，需要开胸、开腹或开颅检查，术中病理检查证实后，立即进行治疗性手术。

4）预防性手术：常用于癌前病变，防止其发生恶变或发展成进展期癌症。如家族性结肠息肉患者，可以通过预防性结肠切除而获益，若这类患者不切除结肠，40岁后约有50%的概率发展为结肠癌，70岁后发展成结肠癌的概率约100%。子宫颈鳞状上皮严重异性增生时可行子宫颈锥切术，以预防宫颈癌发生。遗传性乳腺癌家族成员有BRCA1和BRCA2基因突变者，可行双侧乳腺预防性切除。

5）转移灶手术：对于单个肺、肝、骨等转移灶，行切除治疗，仍可争取5年生存率。如原发性肺癌可彻底切除且仅有骨单个转移病灶时，可同时或先后行原发灶加转移灶切除手术。

（2）化学药物治疗：简称化疗，是利用化学药物阻止癌细胞增殖、浸润、转移，直至最终杀灭癌细胞的一种治疗方式。多数化疗药物没有专一性，会同时杀死进行细胞分裂的正常组织细胞和癌细胞，因而会伤害需要通过分裂来维持正常功能的健康组织，例如肠黏膜细胞等。然而，被损伤的正常组织在化疗后多数能自行修复。临床实践发现，部分化疗药品合并使用可获得更好的效果，因此化疗常同时使用两种或两种以上的药物，称为"综合化学疗法"，大多数患者化疗都是采用这种方式进行。

（3）放疗：也称放疗、辐射疗法，是利用一种或多种电离辐射对恶性肿瘤及一些良性病进行的治疗方法。放疗大致为经由体外放疗和体内接近放疗。放疗的目标是尽可能地破坏所有癌细胞，同时尽量减少对邻近健康组织的影响。虽然放射线照射对癌细胞和正常细胞都会造成损伤，但大多数正常细胞可从放疗伤害中恢复。

（4）靶向治疗：是在细胞分子水平上，针对已经明确的致癌位点的治疗方式。靶向药物进入体内会特异地选择致癌位点并与其相结合发生作用，使肿瘤细胞特异性死亡，而不会波及肿瘤周围的正常组织细胞。与化疗一样，靶向治疗在一定程度上可有效治疗肿瘤，但与化疗相比，其副作用减少许多。目前，靶向治疗已成为一个表现非常活跃的研究领域。

（5）免疫治疗：是利用人体内免疫机制来对抗肿瘤细胞的治疗方法，现已有众多学者开展对抗癌症的免疫疗法研究。目前，免疫疗法在癌症疫苗疗法和单克隆抗体疗法中取得较好进展。同时，免疫治疗是近几年最新发展的治疗技术。

（6）中医中药治疗：常配合手术、放化疗等治疗手段，可以起到减轻毒副作用、促进患者恢复、增强患者耐受力的作用。相关资料表明，中医护理在肿瘤晚期具有一定的应用价值，中医护理干预可有效改善肿瘤患者相关症状、提高患者依从性、改善心理状态及生活质量，在一定程度上还能延缓病情恶化，减少护理不良事件发生率。

（7）基因治疗：是指将外源正常基因导入靶细胞，以纠正或补偿缺陷和异常基因引起的疾病，以达到直接或间接抑制或杀伤肿瘤细胞目的的方法。

（8）内分泌治疗：又称激素治疗，某些肿瘤的发生和生长与体内激素水平密切相关，因此可以通过改变患者内分泌状况来进行治疗。如性激素可用于乳腺癌、前列腺癌、子宫内膜癌等的姑息治疗。

（9）高温治疗：是指利用局部高温使癌细胞受热坏死，较少伤及正常组织，具有简便、安全的优点。近10年来，高温治疗中的微波热疗技术、超声聚焦及射频技术发展迅速。

（10）激光治疗：是一种应用物体受激光辐射所产生的光能来局部加热治疗肿瘤的方法。激光治疗具有密度高、平行性好、定位准确等优点。

（11）营养治疗：长期营养不良会导致肿瘤患者耐受力降低，生活质量下降，生存期缩短。因此，针对肿瘤患者应运用正确的营养诊断评价方法，并及时进行营养支持治疗。

（12）临终关怀：相关资料表明，临终关怀可有效改善肿瘤终末期患者及家属的消极情绪，提高舒适度和生命质量，此方法值得在临床中推广应用。

参考文献

[1] World Health Organization (WHO). World Cancer Report 2020,2020.

[2] 黄中立. 中西医结合肿瘤病学 [M]. 北京：中国中医药出版社，2020.

[3] 邓铁涛. 中西诊断学 [M]. 上海：上海科学技术出版社，2018.

[4] 黄燕羽，刘萍. 吴茱萸贴敷涌泉穴联合耳穴压豆治疗癌症不寐的疗效观察 [J]. 护理实践与研究，2020,17(19):146-148.

[5] 陈元. 中医穴位按摩与情志护理对中晚期癌症患者进食及睡眠障碍的干预效果 [J]. 中华肿瘤防治杂志，2019,26(S1):289-290.

[6] 李琼瑶，陈后良，田丹杏，等. 引阳入阴推拿联合芳香疗法改善乳腺癌围化疗患者失眠及生活质量的效果研究 [J]. 中华现代护理杂志，2020,26(28):3893-3898.

[7] 曾珊，周梅芳，方桂香，等. 中医护理对长期化疗肿瘤患者的干预效果研究 [J]. 中华

全科医学 ,2020,18(9):1591-1594.

[8] 秦秀媛 , 于海宁 , 沈生荣 . 肿瘤与营养 [J]. 现代医药卫生 ,2020,36(20):3210-3214.

[9] 乔成平 , 叶敏 , 冒雯雯 , 等 . 妇科肿瘤患者化疗所致恶心呕吐与心理状态、生活质量的相关性研究 [J]. 护理管理杂志 ,2017,17(7):469-471.

[10] 范耀华 , 王凯峰 , 潘宏铭 . 老年癌症病人爆发痛研究进展 [J]. 中国老年学杂志 ,2017,37(11):2853-2855.

[11] 王瑾 , 王淑娟 , 王军霞 . 中医情志护理提高癌痛患者服药依从性的效果观察 [J]. 西部中医药 ,2016,29(9):129-131.

[12] 方森 , 梁百慧 , 张洁 , 等 . 穴位电针刺激联合经皮透药法对恶性肿瘤患者化疗相关性恶心呕吐的干预效果观察 [J]. 北京中医药 ,2019,38(10):973-978.

[13] 焦俊云 . 穴位贴敷配合穴位注射护理对肺癌化疗后恶心呕吐的影响效果观察 [J]. 中国药物与临床 ,2019,19(12):2116-2117.

[14] 毛咏旻 , 王一红 , 谢腾 , 等 . 中西医防治顺铂引起化疗后恶心呕吐反应的研究进展 [J]. 中华全科医学 ,2017,15(2):321-324.

[15] 冯莉霞 , 冯丽娜 . 耳穴贴压联合认知行为疗法对化疗性恶心呕吐的干预效果 [J]. 中国实用护理杂志 ,2018,34(5):369-372.

[16] 曹燕华 , 侯黎莉 , 李玉梅 , 等 . 中医护理对铂类化疗药物致病人胃肠道反应的影响 [J]. 护理研究 ,2016,30(22):2802-2804.

[17] 吴仲华 , 林静 , 江火玉 . 八段锦对肠癌术后化疗过程中患者食欲及睡眠质量的影响 [J]. 世界睡眠医学杂志 ,2018,5(2):214-217.

[18] 王惠 . 醋调吴茱萸中药封包联合八段锦对癌症相关失眠合并心理痛苦的临床应用研究 [J]. 实用临床护理学电子杂志 ,2017,2(51):7-8.

[19] 齐莹 , 薛广伟 , 刘静 , 等 . 八段锦现代研究进展 [J]. 中医临床研究 ,2018,10(35):140-143.

[20] 周晓梅 , 刘杰 , 林洪生 . 国内外癌症康复研究现状 [J]. 中国肿瘤临床与康复 ,2017,24(9):1148-1149.

第三章　辨证施护方法

中医强调"天人合一"的整体观念，认为人体是有机的整体，人与自然界具有统一性，"辨证论治"是中医精神实质，"辨证施护"则是中医对疾病的一种特殊的护理方法。

辨证是指运用四诊（望、闻、问、切）收集患者资料、症状和体征，通过分析辨清病因、病位、病性及邪正关系，从而判断患者所患何病、何证。施护是根据辨证的结果确定相应护理措施的方法。辨证是确定护理措施的前提和依据，施护是护理疾病的手段和方法，通过施护的效果可以检验辨证正确与否。

辨证和施护在护理疾病过程中是相互联系、不可分割的两个方面，同时也是中医理论联系实际的具体体现。辨证施护注重人、病、证三者之间的关系，是中医护理的精华，更是指导中医临床护理的基本原则。

一、望诊

望诊是运用视觉对人体全身情况、局部表现、舌象及分泌物进行有目的的观察，以获知患者健康状况，了解病情的诊病方法。望诊主要包括望全身、望局部、望舌、望排泄物等。

中医认为人体是一个整体。《丹溪心法》云："有诸内者，形诸外。"机体内部发生病变必然会反映在体表上，往往会出现神、色、形、态等方面异常。因此通过望诊可以预知机体内脏腑、气血、阴阳的盛衰变化情况。

（一）望神

《难经》中有"望而知之谓之神"的说法，其认为人若目光奕奕、神情爽朗，是精力充沛的表现，谓之"有神"；若目光无彩、神情呆板或萎靡不振，谓之"失神"。对于肿瘤患者来说，望神非常重要。初次望诊时，若患者尚"有神"，病虽重，但只要医患密切配合、措施得当，仍有九死一生的机会；若望之"失神"，即便是肿瘤疾病的早期或中期也须千万小心，此为难治之症。而晚期肿瘤患者多缺乏信心，悲观失望，常可见神志淡漠，精神颓废，谓之"失神"，这时应以"心"治"神"为原则，激发患者强烈求生意愿，并配合医疗和护理措施，减轻其病痛，实属关键之举。若肿瘤已发展至极晚期，患者出现循衣摸床，两手撮空，两目呆视，此为神气将绝之兆，这时中医治疗及护理需非常谨慎，以免突发意外。

（二）望病灶

仔细检查肿瘤生长部位、数量、大小、形状，表面是否粗糙，周围界限是否清晰，皮肤有无充血发绀、血管曲张等。如出现溃疡时，须检查其部位、大小、边缘，溃疡底是否光滑，有无分泌物及其颜色、性质、气味等。

（三）望舌

舌诊是望诊中的一项重要内容，也是中医辨证施护中不可缺少的组成部分。《临证验舌法》曾记载："凡内外杂证，亦无一不呈其形，著其色于舌，……据舌以分虚实，而虚实不爽焉；据舌以分阴阳，而阴阳不谬焉；据舌以分脏腑、配主方，而脏腑不瘥，主方不误焉。危急疑难之顷，往往证无可参，脉无可按，而惟以舌为凭；妇女幼稚之病，往往闻之无息，问之无声，而惟有舌可验。"通过观察舌象的变化，能客观地反映正气盛衰、病邪深浅、邪气性质、病情进退，可以判断疾病转归和预后，指导护理措施正确执行。望舌分为四部分：望舌苔、望舌质、望舌体、望舌下络脉。

1. 望舌苔 舌苔由脱落的角化上皮、唾液、细菌、食物碎屑及渗出的白细胞等组成。而中医认为舌苔或为胃气所生，或由邪浊上升而成；或因饮食积滞所致。因此，舌苔主要反映胃肠道消化功能和邪浊深浅。

（1）正常舌苔：由胃气形成，其状薄白而清净，不干不湿，不满舌。

（2）厚腻苔：多见于肿瘤患者。早期肿瘤患者正气尚能抵抗邪气，患者病症较轻，气血未受影响，舌苔表现正常，变化不明显。随着肿瘤疾病发展到中晚期，患者正气不足，气血虚弱，脏腑功能失调，气血津液运行受阻，气滞、痰凝、瘀血内蕴不化，影响脾之运化，从而产生厚腻苔。晚期肿瘤患者中，剥脱苔比例增加。在胃肠道肿瘤中，因脾胃乃后天之本，水谷生化之源，故不论有无外邪、内伤，病证都能较早地反映在舌苔上。

（3）舌苔发黑：为热极化火所致。舌苔发黑有棕黑、灰黑、焦黑直到漆黑等。中医认为，此苔多见于病期较长，病性比较复杂严重的患者。肠胃疾病患者，易生寒湿，舌苔多厚腻，随着病情的变化颜色由白逐渐变成黄色或黑色。临床发现恶性肿瘤的患者病情恶化时，也会出现黑苔，这是病情危重的征象之一。

2. 望舌质　舌质指舌的肌肉脉络组织。薄薄的一层苔状物下有着丰富的肌肉、血管与神经组织等。望舌质主要观察舌的神、色、形、质等。常见的舌质包括淡红舌、红舌、青紫舌、淡白舌等。

（1）淡红舌：舌体颜色淡红润泽，白中透红，是多数健康人的常见舌质。早期肿瘤患者的舌质虽属淡红舌范畴，却常见舌质两边颜色晦暗，有淡淡的瘀斑、裂纹、齿痕等改变。病理性淡红舌的生成多数是肿瘤形成、精神抑郁、心火内炽等共同作用的结果。

（2）红舌：舌质鲜红，多为体内有热邪或阴虚生内热。舌质鲜红无苔多属阴虚火旺，舌红起刺多属阴分热盛。按部位区分：舌尖红为心肺热盛；舌边红为肝胆热盛；舌心干红为胃热阴伤；舌光红无苔（镜面舌）为津液大伤之象；舌红如紫，出现紫色斑块或斑点，是血热兼瘀的表现。

（3）青紫舌：舌体局部或全部呈青紫色的舌象。中医认为青紫舌多为气血瘀滞之象，中晚期恶性肿瘤患者舌质多为青紫、紫暗，或伴有瘀斑、瘀点。舌紫而肿大，为湿毒攻心之象；舌紫而晦暗，多属瘀血蓄积，常见于肝癌；舌紫而苔焦干，多是热毒伤阴；舌紫而暗淡滑润，多是虚寒之证。部分早期肝癌患者，舌两侧（肝胆区）常出现青紫色或少量瘀斑、瘀点，此特点可作为疾病敏感体征之一，可重点观察。

（4）淡白舌：舌色淡白，舌质胖嫩，主虚寒证，为阳气虚弱、气血不足之象。淡白舌以白血病最为常见，也常见于骨髓瘤或肿瘤晚期贫血。

（5）镜面舌：舌苔未经过人为擦拭而出现自然完全脱落，舌面光滑无苔，是剥苔中最严重的一种，又称为光剥舌、无苔舌。镜面舌在鼻咽癌、腮腺癌以及头颈部肿瘤进行局部放疗时多见。胃肠道肿瘤手术后，因有瘘管形成，使得大量消化液丢失，亦可见镜面舌。

3. 望舌形　舌形多指舌的形状。正常舌体大小适中。肿瘤患者以舌体胖大，齿痕舌多见。同时，随着肿瘤疾病病程的进展，患者身体阴液亏损，阴阳亏虚，出现裂纹舌。裂纹舌多见于中晚期肿瘤患者，尤其以胃癌最为多见。

（1）胖大舌：舌体虚浮胖大，或边有齿痕，色淡而嫩。舌胖而色淡，多为脾肾气虚；舌胖而色深红，多是心脾热盛，癌性发热可见此舌象；舌胖而青紫色暗，多见于中毒后、应用大剂量化疗药物制品后。

（2）瘦薄舌：舌体瘦小而薄。主气血两虚、阴虚火旺证。舌体瘦薄而色淡者，多见于气血两虚；舌体瘦薄而色红绛，舌干少苔或无苔，多是阴虚火旺。

（3）齿痕舌：舌边出现齿痕或齿印，不论舌体胖瘦或表现何种舌色，有齿痕者一般认为属虚证。如舌体胖、色淡、有齿痕，多见于脾气不足；舌体瘦、舌红、有齿痕，属气血两虚。

（4）裂纹舌：舌面见多少不等，深浅不一，形状各异的裂纹。舌面多裂纹为阴液亏损，不能荣润舌面所致，以胃癌最多见。若舌质红绛而有裂纹，多为热盛津伤，阴精亏损，是肿瘤放疗后常见舌象；舌色淡白而有裂纹，多属血虚不润。

（5）芒刺舌：舌乳头增生、肥大，高起如刺，摸之棘手者。多为邪热内盛。舌尖芒刺为心火亢盛，舌中芒刺为胃肠热盛，舌边芒刺为肝胆火盛。

4. **望舌下络脉** 舌下络脉是舌下位于舌系带两侧的纵行静脉，主要反映气血的运行状态。望舌下络脉主要观察其长度、形态、色泽、粗细和舌下的小血络等。舌下络脉异常，多指舌下络脉主干长度超过舌尖与舌下肉阜连线的3/5；或主干舌下络脉明显隆起，呈圆柱状伴有弯曲；或外带小静脉扩张。舌下络脉颜色若呈青紫、紫红、淡红、淡蓝、或见出血点、瘀血点等为异常。癌症患者舌下络脉异常比例显著高于正常人群。

舌质反映机体脏腑器质性变化，舌苔多反映其功能变化。舌质变化较慢，舌苔变化较快，因此二者相互影响，要统一观察，不可偏废。同时，连续动态地观察舌色，注重前后对比是舌诊观察重要方法。肿瘤治疗过程中，患者舌质由紫色转淡红或由晦暗转明润，舌苔由厚转薄或由无苔转为薄白苔，提示疾病好转；若相反，则应警惕肿瘤有无发生转移、扩散及出血等。

二、闻诊

闻诊是指运用听觉和嗅觉的手段，通过对患者发出的声音和体内排泄物发出的各种气味的诊查来推断疾病的诊法。其包括听声音和嗅气味两个方面。听声音是指诊查患者声音、语言、呼吸、咳嗽、呕吐、呃逆、嗳气、太息、肠鸣等各种声响；嗅气味是指嗅患者体内散发出的各种气味以及分泌物、排泄物及病房气味。肿瘤患者闻诊要注意以下内容：

（一）语音

听患者语音的大小、高低、强弱，可辨阴阳、寒热虚实、外感内伤。声音强弱，既能反映正气的盛衰，也与邪气的性质有关。一般而言，若患者发声高亢有力，声音连续而多言，多为阳证、实证、热证，是阳盛气实、功能亢奋的表现；而声音低微细弱，断续而懒言，为阴证、虚证、寒证，常反映患者禀赋不足、气血虚损。若患者声嘶渐起．逐日加重甚至失音，且消炎治疗不能改善，多为喉癌。这是肺癌或纵隔肿瘤侵犯、压迫喉返神经，引起声带麻痹所致。

（二）呼吸

主要观察患者呼吸的强弱、快慢、长短、有无哮鸣音和特殊气味等。其中，喘息多见于肺癌和纵隔肿瘤患者。其发病机制主要有两个方面：一是肺癌或纵隔肿瘤压迫或侵犯气管，致使气管阻塞，气流通过受阻；二是肺癌肺内扩散，侵犯肺泡，导致肺内有效换气面积减少。这种症状出现于肿瘤晚期，也可见于患者首诊时主诉症状。

（三）咳嗽

观察患者咳嗽性质、时间、音色及伴随症状。咳嗽往往是肺癌或肺内转移癌的主要症状之一，故必须予以重视。肺癌、食管癌或乳腺癌患者在进行放疗时常会由于热毒伤阴，阴虚肺燥，出现干咳、咳声嘶哑，这可能是放射性肺炎所致。

（四）呕吐

观察患者呕吐物的性质、量、颜色、呕吐次数、呕吐时间及伴随症状等。肿瘤相关性呕吐中，食入即吐或朝食暮吐多见于食管癌、贲门癌；暮食朝吐则多见于胃窦部癌。

（五）气味

嗅气味包括口气、汗气、鼻气、痰涕气、二便之气、经带之气及肿瘤分泌物之气等。气味恶臭者，多属实热证；略带腥味者，多属虚寒证；大便色黑气味腥臭者，多属上消化道出血；小便腥臭带血无痛者，多属泌尿系肿瘤。咳吐浊痰，带有脓血，气味腥臭异常者，多为热毒炽盛，肺内蕴毒所致。上颌窦癌、喉癌以及口腔肿瘤晚期破溃时，口中秽气，腐臭难闻，多为肿瘤溃烂合并感染所致。

三、问诊

问诊是了解病情、诊断疾病的重要方法。对肿瘤患者的问诊，可以根据《景岳全书·十问》来询问患者的主诉、现病史及既往史："一问寒热二问汗，三问头身四问便，五问饮食六问胸，七聋八渴俱当辨，九因脉色察阴阳，十从气味章神见。"《素问·疏五过论》提到："凡欲诊病者，必问饮食居处，暴乐暴苦，始乐后苦，皆伤精气……离绝菀结，忧恐喜怒，五脏空虚，血气离守。"精神类创伤与肿瘤的发生、发展有一定关系，故须询问清楚。

（一）发热

癌性发热是恶性肿瘤患者最常见症状之一。护理时应注意询问：

1. 了解发热出现的时间。
2. 监测体温、脉搏变化及发热特点，如恶寒、畏寒、寒战、低热、壮热、五心烦热、潮热、寒热往来等。

（二）疼痛

疼痛是肿瘤患者常见症状之一。它既是早期肿瘤患者首发症状或主诉，也是中晚期患者难以忍受的重要症状。因此，护理时应注意询问：

1. 疼痛部位、性质、程度及伴随症状。
2. 疼痛部位喜按或拒按，疼痛与温度的关系。

（三）胸腹

询问胸胁、脘腹部有无形态异常或不适，如胸闷、气喘、咳嗽、疼痛、腹胀等。脘腹疼痛胀满多为脾胃失调，若隐隐作痛，时作时止，喜温喜按者，属虚属寒；若痛而拒按，痞满，喜冷，便秘，则属实属热。

（四）饮食与口味

食欲缺乏是肿瘤患者常见症状之一，尤以消化系统肿瘤最为常见。因此，对于不明原因的食欲缺乏，需考虑恶性肿瘤的可能。进食不利或进食梗阻感均为食管癌、贲门癌的首发症状，并且根据进食异常部位可大体判断病变位置。护理时应注意：

1. 评估食欲和食量，以了解患者脾胃功能强弱，并判断疾病的轻重与预后。

2. 评估口渴与饮水，以了解患者津液盛衰和输布情况以及病性的寒热虚实。如渴不欲饮，提示轻度伤津液或津液输布障碍。

3. 评估口味情况，以了解患者脾胃功能及其他脏腑病变情况。

（1）口淡乏味——属脾胃气虚。

（2）口甜或黏腻——属脾胃湿热。

（3）口中泛酸——属肝胃蕴热。

（4）口苦——属热证。

（5）口咸——属肾病及寒证。

（五）二便

着重询问患者排便（尿）次数、性质、颜色、量，了解患者排便（尿）有无异常。

1. **小便**　间歇性无痛血尿是肾癌和膀胱癌常见症状之一，其中以膀胱癌最常见，且往往是首诊症状。排尿困难是前列腺癌的首诊症状；小便白浊是晚期肾癌患者肾实质被破坏引起的大量蛋白漏出所致。

2. **大便**　大便色黑者应及时做大便潜血检查，多为上消化道出血所致，但不排除胃癌、肠癌的可能性；大便见鲜血者若能排除其他情况如痔、息肉等，则应考虑直肠癌或乙状结肠肿瘤。此外，若发现大便变细或沿其纵向有凹沟，或附有血液，应引起重视，及时就医检查是否患有肠癌。

（六）妇女问经带胎产

1. **月经**　了解女性患者月经周期、颜色、量、持续时间及有无痛经情况。不规律的阴道出血，是妇科恶性肿瘤的常见症状之一。其中，绒毛膜癌多发于青年妇女；子宫内膜癌多发于女性绝经前；宫颈癌多发于绝经后的老年妇女。

2. **带下** 观察白带的颜色、量、性质及有无异常气味等。带下异常是子宫内膜癌和宫颈癌的常见症状或首发症状之一。子宫内膜癌初期可见少量白带，有时带血，晚期则为血色带，常伴恶臭。宫颈癌初期白带量较大，一般不带血，常伴有异味。

3. **胎产** 宫颈癌多见于早产、多产的妇女，乳腺癌多发于胎产少、无胎产或不哺乳者。妊娠期间若诊断为肿瘤者，应尽快终止妊娠，否则将影响肿瘤治疗和胎儿发育，对孕妇和胎儿极为不利。

四、切诊

切诊在肿瘤患者的辨证施护中具有重要意义。肿瘤属于全身性疾病，其病理变化必然会反映在脉象中。中医传统脉象有28种，其中肿瘤患者临床常见的脉象有：沉脉、细脉、弱脉、弦脉、浮脉、滑脉、数脉、涩脉、促脉、结脉、代脉等。若肿瘤患者出现弦滑数脉或弦数脉时，则表示此时病邪猖獗，是病情恶化的表现之一。肿瘤患者手术后或放化疗后，原发病灶已经切除或消失，邪毒已去，此时脉象理应表现为平和或沉细脉，但若患者的脉象为滑脉、弦数脉或细数脉时，应高度警惕，考虑是否有余邪未净；若患者同时出现低热、红细胞沉降率高等现象，则提示有肿瘤复发或转移的可能性。

（一）浮脉

浮脉，又称浅脉。浮脉搏动位于皮下浅表部位，即皮下浅层。《四言举要》描述其为"浮脉法天，轻手可得，泛泛在上，如水漂木"。《难经》也记载"浮者，脉在肉上行也"。浮脉手指轻按即可摸到搏动，重按稍减，但不空泛无力。

1. **脉象特征** 轻取即得，重按稍减而不空，举之有余，按之不足。

2. **临床意义** 一般见于表证，亦可见于虚阳浮越证。

（二）沉脉

沉脉，搏动部位较正常脉深，故可理解为"深脉"。《脉诀汇辨》记载"沉行筋骨，如水投石"。沉脉搏动的部位在皮肉之下，靠近筋骨之处，因此用轻指力按触不能察觉，用中度指力按触搏动也不明显，只有用重指力按到筋骨间才能感觉到脉搏明显的跳动。这是因为沉脉脉气沉，脉搏显现部位深。

1. **脉象特征** 轻取不应，重按始得，举之不足，按之有余。

2. **临床意义** 一般见于里证，有力为里实，无力为里虚。

（三）数脉

数脉脉率较正常为快，脉搏 90~120 次/min。《濒湖脉学》中描述其为"一息六至，脉流薄疾"，所以数脉是脉搏搏动速率过快的脉象。

1. **脉象特征** 脉来急促，一息五六至。

2. **临床意义** 一般见于热证，亦见于里虚证。

（四）细脉

细脉是指脉管在指下感觉细小，搏动小，或脉细如丝，但脉起落搏指明显，能分清次数。

1. **脉象特征** 脉细如线，应指明显。

2. **临床意义** 一般见于虚证或湿证。

（五）涩脉

涩脉的脉形较细，其搏动往来迟滞艰涩，极不流利，脉律与脉力不匀，呈三五不调之状。滑伯仁形容涩脉为"如轻刀刮竹"，可理解为不流利脉。

1. **脉象特征** 形细而行迟，往来艰涩不畅，脉势不匀。

2. **临床意义** 一般见于气滞、血瘀、痰湿内停和精伤、血少。

（六）弦脉

弦脉，脉形端直而形长，脉势较强，脉道较硬。切脉时，有挺然指下，直起直落的感觉，故称为"从中直过""挺然于指下"。弦脉的弦硬程度与病情轻重有关，病情轻则脉如按琴弦，重则如按弓弦，甚至如循刀刃。

1. **脉象特征** 端直以长，如按琴弦。

2. **临床意义** 一般见于肝胆病、疼痛、痰饮、胃气衰败等。

（七）结脉

结脉脉来迟缓，脉律不齐，有不规则的歇止。《脉经》将结脉描述为"往来缓，时一止复来"，《诊家正眼》称结脉为"迟滞中时见一止"。

    1. **脉象特征**   脉来缓慢，时有中止，止无定数。

    2. **临床意义**   多见于阴盛气结、寒痰血瘀，亦可见于气血虚衰等证。

五、常用中医护理适宜技术

（一）穴位敷贴疗法

    1. **原理**   穴位敷贴疗法属中医外治法的范畴，是指将膏药或用各种液体调和药粉而成的糊状制剂敷贴于穴位或患部，通过刺激穴位，激发经气，达到通经活络、清热解毒、活血化瘀、消肿止痛、行气消痞、扶正强身的目的。清代名医徐灵胎从中医角度对穴位敷贴的作用机制进行描述，认为"用膏贴之，闭塞其气，使药性从毛孔而入其腠理，通经贯络，或提而出之，或攻而散之，较之服药尤为有力"。《灵枢·经脉》曰："经脉者，所以能决生死，处百病，调虚实，不可不通。"以中医理论为基础，以整体观念和辨证论治为原则，根据药物各自的属性辨证用药，在相应的腧穴上进行敷贴。穴位敷贴疗法在现代药理学中称为经皮给药法，该疗法既可避免因服药剂量较大而产生毒副作用和耐药性，又可避免口服可能带来的首过效应和胃肠灭活，进而提高血药浓度。将药物敷于特定穴位时，可通过皮肤动脉通道、角质层转运、表皮深层及真皮层转运，而后被皮肤乳头层中的毛细血管网吸收，进入血液循环而达到治疗目的。因此用药部位皮肤应满足角质层屏障功能低，局部皮肤微循环丰富等特点，才能更好发挥药效。穴位敷贴疗法具有途径直接、药源广泛、作用迅速、使用简单、稳定性好、适用范围广、安全可靠、用药安全、价廉高效、便于推广等特点，在临床得到了广泛的应用。

    2. **应用**   穴位敷贴疗法可应用于肿瘤相关性咳嗽、咳痰，肿瘤相关性失眠，便秘，腹泻，肿瘤相关性厌食，骨髓抑制，淋巴水肿，癌性疼痛等。

（二）艾灸疗法

    1. **原理**   艾灸是一种用艾绒做成大小不同的艾炷或艾条，在穴位上或病痛部位进行烧灼、熏灸的疗法。艾灸是灸法的一种，以经络学说为原理，采用纯中药配方，借灸火的温和热力和药物的作用，通过经络传感，达到温经通络、调和气血、活血祛瘀、散寒化湿、消肿散结、扶正祛邪之功效。同时，艾灸还可激发和调畅机体组织器官气机。艾炷或艾条的主要成分为精油，燃烧生成物有清除自由基和抑制脂质过氧化的作用，可通过灸热由皮肤处渗透进入体内。艾叶具有芳香通窍、温经止血、散寒止痛、祛湿止痒的功效，灸时可以渗透皮下。灸法在临床应用中的独特作用是针、药等疗法所不可替代的，正如《灵枢·官能》中所述："针所不为，灸之所宜"，《扁鹊心书》则称其为"保命之法，灼灸第一"。灸法多适用于寒证、阳虚证，而实热证、阴虚有热证多不宜施灸，因灸火易助阳助火，耗损津血阴液。

2. **类别**　艾灸疗法种类很多，常用者有如下数种：

（1）艾炷灸疗法：艾炷灸施灸时所燃烧的锥形艾团称艾炷。常分为直接灸（又分化脓灸和非化脓灸）与间接灸两种。本疗法临床运用广泛，既可保健，亦可治病，尤其适用于虚寒证，如哮喘、胃肠疾病。

（2）艾条灸疗法：以艾条于穴位或病变部位上施灸。本疗法常分为温和灸、雀啄灸、回旋灸等。主要用以治疗寒湿痹证及其他多种虚寒性疾病。

（3）药卷灸疗法：药卷灸是在艾绒里掺进药末，用纸把艾绒裹成药卷，点燃其一端而施灸。适应证与艾炷灸和艾条灸疗法大致相同。

（4）温针灸疗法：先根据病性选穴施针，得气后留针，后将艾绒裹于针柄上点燃，直至燃尽，使热力通过针体传入机体，达到温经散寒等目的。

（5）隔姜灸疗法：取厚约 0.2~0.3cm 生姜片一块，用无菌针头在姜块上扎数个针孔，再置于选定的穴位上，将艾炷置姜片上，点燃施灸。艾炷燃尽后，更换艾炷反复施灸，一般灸至局部皮肤潮红为度。虚寒性疾病多可用此疗法治之。

此外，与隔姜灸疗法类似的有隔蒜灸、铺灸（以蒜泥铺于穴位上）、隔盐灸、附子灸、隔葱灸、花椒灸、黄土灸、黄蜡灸、硫黄灸、药锭灸、药捻灸等，其适应证与隔姜灸疗法基本相同。

（6）灯火灸疗法：以灯心草蘸香油，点燃，在小儿身上施灸。本疗法主要用于小儿惊风、昏迷等急性病症。

3. **应用**　艾灸疗法可应用于肿瘤相关性咳嗽、咳痰，肿瘤相关性失眠，抑郁，腹泻，肿瘤相关性厌食，鼓胀，淋巴水肿等。

（三）耳穴贴压疗法

1. **原理**　耳穴贴压疗法又称耳郭穴区压迫疗法，通常采用王不留行籽或小绿豆来刺激患者内耳郭腧穴及敏感反应部位，经过身体经络的传导作用达到治疗效果。该疗法是用胶布将王不留行籽准确地粘贴于耳穴处，给予适度的揉、按、捏、压，使其产生酸、麻、胀、痛等刺激感的一种中医外治疗法。中医认为，耳为人体经络、宗脉聚集之处，十二经脉皆于耳部交汇，而经脉内属脏腑。因此，耳部与经脉、脏腑均有密切联系，通过刺激耳部诸穴可有效起到镇静、止痛，疏通气血、经络的作用。通过耳穴贴压疗法按摩刺激穴位，产生一定的压力，从而兴奋相应神经感受器和感觉神经末梢，这些感受器和神经末梢接收并向上传递冲动，进而调节大脑皮质功能。现代医学认为，耳郭分布了丰富的神经和血管，且密切联系着内脏、大脑皮质。对患者耳部穴位进行按压，可产生良性刺激，使大脑皮质抑制和兴奋趋于平衡。该疗法操作简单，且治疗中无不良反应，患者易于接受。

2. **应用** 耳穴贴压疗法可应用于肿瘤相关性咳嗽、咳痰，肿瘤相关性失眠，恶心呕吐，便秘，肿瘤相关性厌食，癌性疲乏，口腔炎，癌性疼痛等。

（四）拔罐疗法

1. **原理** 拔罐疗法是一种以中医经络理论为基础的中医外治法，以人体经络腧穴为基础，根据患者证候分型，采取辨证施治，达到疏通经络和治疗疾病的效果。该疗法是利用罐内负压，通过对机体体表经络及穴位的吸附与刺激，开泄腠理，将阻滞经络的病邪散发于体表，使人体气血流畅、阴阳平衡。现代医学认为，拔罐是一种良性刺激性整体疗法，拔罐时使局部毛细血管充血或破裂，产生一种类组胺的物质，随体液流入全身，刺激各个器官并增强其功能活动。同时拔罐疗法的机械刺激，可以通过皮肤和血管感受器传到中枢神经系统，调节兴奋和抑制过程，使之趋于平衡。治疗时根据患者中医证候进行辨证施治，补其不足、泻其有余，调和五脏，达到平衡阴阳的目的。

2. **应用** 拔罐疗法可应用于抑郁等。

（五）平衡火罐疗法

1. **原理** 平衡火罐疗法是以王文远"平衡理论"为依据，在平衡针灸理论基础上发展而成，其主要作用为"平衡阴阳，调和脏腑"。平衡火罐以阴阳学说、脏腑学说为基础，结合现代神经交叉和神经反馈原理，运用《灵枢·官针》和《素问·缪刺论》中交叉取穴、远道取穴原则，以自身平衡调节为核心，运用闪罐、揉罐、走罐、抖罐、留罐的手法作用于人体。平衡火罐依据心神调控学说及中枢调控学说，以神经传导为途径，利用大脑中枢自我平衡系统，以自我修复、自我调节、自我完善为治疗目的达到治疗作用。平衡火罐对末梢神经的刺激作用，连续向大脑中枢神经系统反馈信息，激发机体自身修复功能，调理脏腑，温经通络，祛邪外出，改善血液循环，最终使机体阴阳平衡。与传统火罐相比，其操作更具系统性，对机体的刺激由轻到重，由浅入深逐渐渗透，既可治病防病，又可提高机体的免疫力。

2. 应用　平衡火罐疗法可应用于肿瘤相关性咳嗽、咳痰等。

（六）经穴推拿疗法

1. 原理

（1）穴位按摩疗法：是以中医学理论为指导，以经络腧穴学说为基础，运用按摩手法，或者借助于按摩工具在人体的特定部位（穴位、反射区、疼痛部位等）用来防病治病的一种手段。穴位按摩常用手法有按、摩、推、拿、揉、捏、颤、打等。人体是复杂的有机体，经络将五脏六腑、五官九窍、四肢百骸连为一个整体，它自身具备运行气血、协调阴阳的功能。在临床上刺激穴位，激发经络之气，以泻其有余，补其不足。《灵枢·经脉》言："脉道以通，血气乃行。"穴位按摩疗法通过刺激人体特定的穴位，激发人的经络之气，以达到通经活络、调整人体功能、祛邪扶正的目的。其作用机制为"外呼内应"，运用一定的按摩手法对穴位、经筋、皮部产生刺激，激发经络系统或神经系统的调节功能，以此达到疏经通络、平衡阴阳、调和脏腑、舒缓神经、缓解肌肉酸痛等作用。

（2）背部经穴推拿疗法：背部有丰富的经脉循行，施以一指禅推法、擦法和捏脊法，以达到振奋阳气于督脉与膀胱经，使其恢复正常的流注，"移气于不足，神气乃得复"的目的。背部经穴推拿疗法可平阴阳，理气血和脏腑，有助于提高动脉血流速度、改善微循环，促进代谢产物的清除，缓解骨骼肌和主观疲劳，调节精神心理状态，逐步改善生存质量。在治疗虚性病证时辅以安神法，通过调整睡眠，引阳入阴，以助正气恢复。临床实践表明，推拿按摩可以缓解疲劳和肌肉酸痛等不适，有助于调节精神和心理状态。推拿背部督脉、膀胱经等，调动机体阳气，在舒展腰背部的同时增强了肌肉、韧带的保护力量，通过相关推拿手法，以培补元气、益气固表，防治疾病。

通过系统的手法刺激可以保持经络气血循环通畅，保证气血循环能够正常进行升降出入等运动，达到疏肝解郁，振奋阳气之功。

（3）腹部按摩疗法：以中医脏腑经络学说为基础，结合手法自身特点，通过手法作用于腹部经穴，以促进经气循行流通。腹部按摩疗法通过施术于腹部的伏冲之脉以调节脾胃升降功能，进而影响五脏六腑及十二经脉的气血运行，疏通经脉，调理脏腑，以扶持患者正气，培植本元，增强免疫功能。同时辨证施术，配合背俞穴及四肢相应经穴的手法操作以调达全身气机，促进病理产物排出。腹部与全身脏腑经脉均有密切而广泛的联系，任脉、带脉、冲脉等分布于腹部，肝、胆、脾、胃、大小肠、三焦等脏腑均位于腹部，故把腹部喻为"五脏六腑之宫城，阴阳气血之发源"。且早在南北朝时期，《易筋经》中就有摩腹养生之述，称"摩腹三法"。《诸病源候论》记载的摩腹方法有"两手相摩令热，然后摩腹，以令气下""若摩脐上下并气海，不限次数，以多为佳"等。唐代孙思邈力主摩腹之术，使摩腹成为推拿一大流派。腹部按摩是通过按摩刺激，反射性地调节胃肠自主神经功能，使胃肠道副交感神经兴奋性增强，胃肠蠕动加快，腺体分泌增加，肠道润滑，促进粪便由结肠向直肠运动，并刺激直肠产生排空冲动而达到通便目的。

2. **应用** 经穴推拿疗法可应用于肿瘤相关性咳嗽、咳痰，抑郁，恶心呕吐，便秘，肿瘤相关性厌食，癌性疲乏，淋巴水肿等。

（七）五音疗法

1. **原理** 五音疗法是在中医的理论基础上，以五行学说为核心，将五音与五行、五脏、五志相对应来调节身体和心理的一种独特的音乐治疗方法。《黄帝内经》记载了"内有五脏，以应五音"。中医学认为五音包含角、徵、宫、商、羽5种调式，分别与五脏相对应，可用于指导脏腑辨证选乐。每种调式的音乐又根据其音阶分为阴韵和阳韵，音阶从低到高为阳韵，可用于补益脏腑虚损；音阶从高到低为阴韵，可用来清泻脏腑，以此为原则根据脏腑的虚实状态进行辨证选乐。《黄帝内经》中记载：宫音悠扬谐和，助脾健运，旺盛食欲；商音铿锵肃劲，善制躁怒，使人安宁；角音调畅平和，善消忧郁，助人入眠；徵音抑扬咏越，通调血脉，抖擞精神；羽音柔和透彻，发人遐思，启迪心灵。清代吴师机《理瀹骈文》提到"七情之病也，看花解闷，听曲消愁，有胜于服药者矣"，进一步说明了适当地选听乐曲，有利于精神舒畅、机体健康和疾病康复。中医情志即指"肝在志为怒；心在志为喜；脾在志为思；肺在志为忧；肾在志为恐。怒、喜、思、忧（悲）、恐（惊）为五志"，"七情，即喜、怒、忧、思、悲、恐、惊七种情志变化"，五志七情合称为情志。情志活动是由五脏之精化生，情志异常可导致脏腑精、气、血、神等方面异常。

2. **应用** 五音疗法可应用于肿瘤相关性失眠、抑郁、癌性疲乏等。

（八）中药沐足疗法

1. **原理** 中药沐足疗法是中药泡洗疗法的一种，其根据中药辨证论治原则，以归经学说、脏象学说、经络学说以及现代足部反射区理论为指导，对症下药，取其热水药液浸泡双足、沐浴，通过水的温热作用、中药处方的特定功效以及刺激人体足部反射区，使人体各组织、各脏腑的气血运行通畅，提高人体的新陈代谢和免疫功能，进而达到预防、治疗及促进康复的功效。《灵枢·终始》认为"病在上者，下取之，病在下者，高取之，病在头者，取之足，病在腰者取之腘"。足部穴位与五脏六腑有密切联系，中药沐足疗法通过中药的热力蒸腾和宣透作用进入肌肤腠理，可使毛孔开放，药液直接透皮入穴，进入全身组织，通过体循环输布全身，直接或间接发挥药物疗效，温通经脉，促进气血运行，调节脏腑功能，使脏腑气血阴阳协调，四肢百骸舒达。足部是足三阴经的起点、足三阳经的终点，奇经八脉的阴跷脉、阳跷脉、阳维脉皆起于足部，主宰人体先天和后天之本的肾脾二经亦源于足部，这些经络联通五脏六腑，贯通全身。而足掌分布着 300 多个穴位、67 个反射区，中药足浴能通过足部反射区尤其是大脑、小脑、脑干、额窦、腹腔神经丛等的刺激，促进足部血液循环，降低局部肌张力，疏通气血经络、改善新陈代谢。

2. **应用** 中药沐足疗法可应用于肿瘤相关性失眠、癌性疲乏、手足综合征等。

（九）穴位注射疗法

1. **原理** 穴位注射疗法兴起于 20 世纪 50 年代，是将小剂量的中药、中成药或西药注入相应穴位，从而治疗疾病的一种中医与西医相结合的治疗方法。它不仅具有中医针刺及穴位的作用，还有西医药物渗透压及药理的作用，三者结合，发挥综合作用。

2. **应用** 穴位注射疗法可应用于恶心呕吐、骨髓抑制等。

（十）针刺疗法

1. 原理

（1）揿针疗法：又名皮内针疗法、埋针法、皮下留针法，属针灸技术范畴的浅刺法，是一种将皮内针埋藏固定于人体腧穴或特定部位的皮内或皮下留针的针法。由于较长时间作用于肌肤局部，使其具有引动阳气，疏通经络，祛邪外出，抑制神经兴奋的作用。揿针源于《灵枢·官针》："浮刺者，傍入而浮之，以治肌急而寒者也。"其以经络皮部理论为基础，根据十二经脉循行规律，确定治疗方案。针对肿瘤疾病而言，揿针疗法能够增强机体正气，实现祛邪和补正相结合的功效，还可以降低肿瘤负荷、消胀止痛、化瘀温通、抑瘤消瘤、刺激机体免疫功能等。

（2）毫针针刺疗法：作为针灸疗法的一种，是中医的重要治疗手段之一。毫针针刺疗法以阴阳五行、脏腑气血、经络学说等为基本理论，借助四诊八纲以辨证为主导，针刺手法强调的是补泻。现代针灸以"神经 - 内分泌 - 免疫网络学说"及针灸效应的四大规律为该体系的理论核心，利用现代诊疗技术以辨病为主导，针刺手法注重的是强弱刺激与针刺效应的关系。传统针灸与现代针灸在主要内容、诊疗手段、治疗原理等方面均有不同之处，但二者相辅相成、互相促进、共同发展。毫针针刺疗法可疏通经络、调养脏腑、补益气血、纠正失衡。

（3）腕踝针疗法：是 20 世纪中叶兴起的治疗手段，是结合传统针灸及踝三针等基本理念，不断从临床经验总结出的一种创新的治疗技术。腕踝针是利用毫针沿肢体纵轴由真皮下刺入腕踝部特定进针点，针刺一定深度且无疼痛，用以治疗疾病的方法。腕踝针针刺区为十二皮部所在，是十二经脉功能活动反映于体表的相应部位，腕踝针通过刺激皮部，促进气血运行，达到止痛效果。腕踝针进针点位置表浅，位于皮下，通过刺激交感神经感受器，发挥镇痛作用，其镇痛原理主要有以下两方面：一是将针刺信号通过皮肤感受器传递到中枢神经系统，激活机体的镇痛系统，从而使内源性的镇痛物质分泌增加，作用到局部，产生镇痛作用；二是将针刺信号传递到中枢神经 - 体液调节系统，在一定的时间内使较多的离子转移到病灶处，从而使病灶处的离子通道加速运行，达到止痛的目的。腕踝针疗法具有镇痛范围广，操作简单，安全可靠的特点，并且腕踝针进针及留针全过程均要求无痛，无针感，对机体属非伤害性刺激，避免了患者接受传统针刺的痛苦和恐惧，易被患者接受。

2. **应用** 针刺疗法可应用于恶心呕吐、便秘、腹泻、肿瘤相关性厌食、骨髓抑制、癌性疼痛等。

（十一）中药灌肠疗法

1. **原理** 中药灌肠疗法是外治法的常用方法之一。早在东汉时期，张仲景就在《伤寒杂病论》中记载了蜜煎导法、猪胆汁导法。中药灌肠疗法发展至今技术成熟，临床应用十分广泛，可涤肠中秽浊、瘀滞之物，攻下邪毒。采用中药灌肠疗法能有效抑制或减少肠源性内毒素的产生和吸收；可以减少首过效应，避免胃肠道刺激和全身毒副反应。中药灌肠疗法常用的给药途径有两种：一是直接保留灌肠法，利用注射器或者专门的灌肠器，将药物直接、迅速地注入直肠，该法适用于灌肠次数不多、身体素质较好、容易耐受的年轻人及年龄较小好动的儿童。另一种方式为直肠点滴法，采用一次性灌肠袋，在灌肠袋内注入药物，连接灌肠袋与直肠之间的导管上有调节速度的控制开关，对于不同的人群可以根据实际情况及病情轻重随时调节灌肠速度，更适合多次反复灌肠、高龄、病重的患者。

2. **应用** 中药灌肠疗法可应用于便秘等。

（十二）中药热熨敷疗法

1. **原理** 中药热熨敷疗法即热敷治疗，是将加热好的中药包敷于患处，使腠理疏松、经脉调和、气血流畅的治疗方法。中药热熨敷疗法在古代医籍中并没有明确的记载，根据其作用方式，可以归纳为传统中医外治中的熨法，早在《灵枢·寿夭刚柔》中就有"药熨"的记载："用淳酒二十升，蜀椒一升……则用之生桑炭炙巾，以熨寒痹所刺之处。"其主要治疗原理为：①局部温度升高能够使毛孔扩张，刺激毛细血管扩张，加快血液循环和新陈代谢，使炎症消退；②热熨的热蒸汽能够使中药包中的药物离子渗透至患处，发挥药效；③热能、药力的共同作用能够加快机体组织对药物有效成分的吸收速度，提高药效；④通过适宜温度外敷提升患者的舒适感，缓解疲劳。中药热熨敷疗法治疗的目的是借助热蒸汽，促进毛细血管扩张，改善血液循环，从而将药物引入体内，达到调和血、舒经、通络、祛寒等功效。

2. **应用** 中药热熨敷疗法可应用于鼓胀、癌性疼痛等。

（十三）中药湿热敷疗法

1. 原理 将中药煎汤或用其他溶媒浸泡，根据治疗需要选择常温或加热，将中药浸泡的敷料敷于患处，药物经肌肤毛窍、孔穴腠理，作用于全身，而达到疏通气血、软坚散结、祛风除湿等治疗目的。现代医学研究表明其机制主要为低浓度组织液向高浓度药液的流动，使皮损渗液减少或停止渗出，炎症得以消退。湿敷与渗透压作用结合，使皮肤末梢血管收缩，促使皮损充血减轻，渗出减少。通过湿敷的传导与辐射作用，减轻局部因炎症引起的灼热感，并抑制末梢神经的病理性冲动，减轻自觉症状，发挥消炎、镇痛、止痒和抑制渗出的作用。在湿敷过程中，表皮角化层膨胀，有利于药物透入皮内，起到活血通络的作用。同时，湿热敷疗法通过湿热理疗作用，调节自主神经功能，改变局部血流和血管、淋巴管的通透性，同时作用于免疫系统，可提高机体细胞的免疫力，达到扶正祛邪的治疗目的。《理瀹骈文》说："外治之理即内治之理，外治之药亦即内治之药。所异者，法耳。"湿热敷疗法在中医学整体观念和辨证论治理论的指导下，通过辨证组方，药味少、药量大，药液直接作用于患处，使腠理开泄，药力直达病所，达到治疗目的。药液既能洗涤创面又不影响内服药的功效，既防止了注射或口服给药对肝肾损害，又避免了肝脏的首过效应，提高了生物利用度。

2. 应用 中药湿热敷疗法可应用于手足综合征、放射性皮炎等。

（十四）耳尖放血疗法

1. 原理 《素问·刺热》云："肺热病者，先淅然厥，起毫毛，恶风寒，舌上黄身热。热争，则喘咳，痛走胸膺背，不得太息，头痛不堪，汗出而寒……刺手太阴、阳明，出血如大豆，立已。"由此可见，经针刺放血后热退病除。张从正将刺络放血视为汗法，血与汗，同源异流，邪可从汗而散，亦可随血而泄，而且刺络出血之开玄府之功较发汗更为迅捷。耳尖放血疗法是利用三棱针、梅花针、毫针或其他工具刺破耳尖浅表小静脉，放出少量血液而治疗疾病的方法，是针灸的传统方法之一。耳尖穴是经外奇穴，位于耳郭的最高点，独居阳位；外来之邪，多犯阳经阳位。故在耳尖穴刺血可促进血液循环，改善组织供血供氧，调节脏腑功能，提高机体免疫力，具有抗炎、抗过敏、抗风湿、解热、镇静、止痛、降压、清脑、明目等作用及调节脏腑功能、传递生物信息、增强免疫力和促进细胞代谢的功能。由于耳尖疼痛感较低，而且血管分布稀少，没有重要器官，所以耳尖放血疗法为最常用的放血疗法之一。耳尖放血不会对身体造成太多负担，因此安全性较高。针刺放血可以退热，古代医籍有"泻热出血"的记载。引起发热的原因很多，一般来说，针刺放血对外感发热更具有针对性，疗效确切。

2. **应用** 耳尖放血疗法可应用于癌性发热等。

（十五）八段锦功法

1. **原理** 八段锦是我国传统养生功法，距今已经有上千年的历史，其理论体系独特，内容丰富。其名最早见于北宋洪迈《夷坚志》："政和七年……行所谓八段锦者"，其动作均立足于中医阴阳、脏腑等基础理论，能够同时调身、调息、调心，平衡人体脏腑阴阳，形神兼养，疏通经络和气血，调节全身气机，可有效增强患者各系统功能，防病治病的同时养生保健。八段锦功法遵从气功锻炼的固有规律，重视"意""气""形"的综合锻炼，体现"天人合一"的思想，其运动强度和动作编排次序符合运动学和生理学规律，属有氧运动，安全可靠。八段锦具有"柔和缓慢，圆活连贯；松紧结合，动静相兼；神与形合，气寓其中"的特点，既像行云流水连绵不断，又如春蚕吐丝相连无间，使人神清气爽，从而达到疏通经络、畅通气血和强身健体的效果。

2. **应用** 八段锦可应用于癌性疲乏等。

参考文献

[1] 周岱翰. 中医肿瘤学 [M]. 广州：广东高等教育出版社, 2007.

[2] 谌玉佳, 胡凯文. 肿瘤患者舌象特点及其影响因素 [J]. 中医学报, 2015,30(3):309-312.

[3] 曾令旨, 许家佗. 肿瘤舌象的研究进展 [J]. 时珍国医国药, 2018,29 (5):1200-1203.

[4] QIAN C N.The rationale for preventing cancer cachexia: targeting excessive fatty acid oxidation[J].Chinese Journal of Cancer,2016,35(7):337-338.

[5] 万朝霞, 胡嘉芮, 马龙飞, 等. 胃癌根治术前后舌象及中医证候的临床研究 [J]. 中国中医基础医学杂志, 2018,24(11):1558-1561.

[6] 徐硕, 向春婕, 朱振华, 等.GC-MS 分析不同舌苔胃癌患者的血清代谢组学差异 [J]. 南京中医药大学学报, 2019,35(2):194-198.

[7]　成颖，吴娟，章聪，等．新发胃癌患者舌苔类型与舌苔菌群的相关性分析 [J]. 南京中医药大学学报,2018,34(4):404-408.

[8]　王冰，丁璐，关徐涛，等．食管癌黄厚腻苔与舌苔微生态相关性研究 [J]. 中医学报,2016,31(2):167-170.

[9]　苏婉，许家佗，屠立平，等．207 例肺癌患者舌象在不同临床因素中分布规律研究 [J]. 中华中医药学刊,2015,33(11):2703-2706.

[10]　JACQUES F, ISABELLE S, RAJESH D, et al. Cancer incidence and mortality worldwide: sources, methods and major patterns in GLOBOCAN 2012[J]. International Journal of Cancer,2015,136(5):359-386.

[11]　SUNG H, FERLAY J, SIEGEL R L, et al. Global cancer statistics 2020: GLOBOCAN estimates of incidence and mortality worldwide for 36 cancers in 185 countries[J]. CA,2021,71(3):209-249.

[12]　程海波，王俊壹，李柳．癌毒病机分类及其在肿瘤临床治疗中的应用 [J]. 中医杂志,2019,60(2):119-122.

[13]　白洁，张光霁．从痰毒互结角度论肺癌与肺痿 [J]. 浙江中医药大学学报,2018,42(4): 255-258.

[14]　张添威，陈卫建，张蓉映，等．基于 " 痰毒 " 理论探讨化痰解毒法对中晚期非小细胞肺癌患者带瘤生存的临床意义 [J]. 中华全科医学,2019,17(12):2042-2045,2150.

[15]　FATEMEH S H, SEYED M H, AAIZALLAH D, et al. Effects of a *Plantago ovata*-based herbal compound in prevention and treatment of oral mucositis in patients with breast cancer receiving chemotherapy: a double-blind, randomized, controlled crossover trial[J]. Journal of Integrative Medicine,2020,18(3):214-221.

[16]　VALERY L P, ERICA M, VINCENT F V H, et al. Monocarboxylate transporters in cancer[J]. Molecular Metabolism,2020, 33(1):48-66.

[17]　KATHERINE B, ASYA O, DAVID W, et al. Outcomes in immunosuppressed anal cancer patients[J].The American Journal of Surgery,2020,219(1):88-92.

[18]　陈彦坤，刘琦，谢梦洲．脉诊仪的研发和脉象图分析方法的研究进展 [J]. 湖南中医杂志,2018,34(12):172-174.

[19]　周敏华，刘忠达，季兴祖，等．叶益平辨治鼻咽癌经验 [J]. 浙江中西医结合杂志,2018, 28(6):500.

[20]　吴驻林，谭婉君，彭立生．基于数据挖掘分析鼻咽癌放疗后中药内服方剂的用药规律 [J]. 中医药导报,2019,25(2):67.

第四章 肺癌相关性咳嗽、咳痰

肺癌，全称为原发性支气管肺癌，其发病率和病死率均位于恶性肿瘤前列，且发病率逐年增加。肺癌患者主要临床表现为咳嗽、咳痰、咯血、胸痛、发热、气急、胸闷等症状。其中，咳嗽、咳痰是肺癌病程中最主要症状之一。研究显示，57%肺癌患者经历过咳嗽、咳痰，其中62%的患者表示其咳嗽、咳痰达到需要治疗的程度。咳嗽、咳痰不仅是肺部症状，若任其进一步发展，可造成呼吸困难、疼痛、失眠、疲劳、抑郁、焦虑等，对患者的心理、生理方面造成不良影响。

一、中医病因病机

咳嗽、咳痰，属中医学"咳嗽"范畴，可由外感或内伤等因素引起。外感因素包括外感六淫之邪，而饮食不当、情志不畅及肺脏自病等均为内伤因素。二者皆可引起肺失宣发肃降，引发咳嗽。《仁斋直指方》曰："夫痰者，津液之异名"，指出痰是津液转化过程中的病理产物，是人体津液输布障碍所生，质浊而黏，随气流窜，致病广泛，见症多端。因而有"百病皆生于痰""怪病多痰"之说。肺癌相关性咳嗽、咳痰多为本虚标实。脾虚则津液转输不利，化成痰湿，上输于肺；同时，脾亦受痰湿之困，愈加重气困，两因相缠，脾越虚，痰越多。故有"脾为生痰之源，肺为贮痰之器"之说。《景岳全书》曰："若劳伤肺气，腠理不密，外邪所搏，而壅肿者……名曰气瘤……夫瘤者，留也，随气凝滞，皆因脏腑受伤，气血乖违。"《黄帝内经》《金匮要略》《难经》《圣济总录》等古代医著中均有肺癌相关性咳嗽的相关描述，并有"肺积""息贲"等称谓。《素问·奇病论》中"咳即胸中隐隐痛，脉反滑数，此为肺痈，咳唾脓血"提到的肺痈与肺癌咳嗽证候极为类似。《难经》："肺之积，名曰息贲……喘咳，发肺壅。"宋代《圣济总录》提到"肺积息贲气胀满，咳嗽涕唾脓血。"以上古籍的描述均与肺癌相关性咳嗽、咳痰的表现极为相似。

（一）正气虚损论

正气，指体内维持机体正常生理功能、抵御外邪的一类细微物质。正气虚损论认为脏腑阴阳失调，正气虚损是患病的主要内在原因，正如《医宗金鉴》所云"虚邪不能独伤人，必因身形之虚而后客之也"。《景岳全书》认为"凡脾肾不足及虚弱失调之人，多有积聚之病"。《外证医案汇编》中记载"正气虚则成岩"。这些都说明古人非常重视正气在疾病发病中的作用。肺、脾、肾三脏气虚均可导致肺气不足，加之嗜烟日久、热灼津液，或房事不节、精血内耗，均可导致肺阴不足，阴虚内热或气阴两虚；外在邪毒得以乘虚而入，客邪留滞，气机不畅，血行瘀滞，津液不布，聚津为痰，痰瘀交阻，日久形成积块。

（二）痰瘀内聚论

中医学较早就认识到痰瘀与肿瘤发生的关系。《黄帝内经》指出："温气不行，凝血蕴里而不散，津液涩渗，著而不去，而积皆成矣"。《丹溪心法》中提到"人上中下有结块者，多属痰"。中医有"五脏六腑俱能生痰"之论，肺失宣降、脾失运化、肝失条达、肾失开阖，三焦气化失常等均可使津液不化，聚而生痰，痰又加重脏腑功能失常，气血失和，气滞血瘀，痰瘀互结，肿块内生，形成肺癌。韩宗刚认为，痰浊阻肺为肺癌发病之根，是多种疾病的致病因素，同时也是致癌因素之一。由于痰浊阻肺，气血失和，导致痰瘀互结，久之则形成积聚肿块。可见，在肺癌的发病机制中，痰瘀既是病理产物，又是致病因素。

（三）邪毒侵肺论

脾虚运化失调，聚湿生痰，痰贮肺络，肺气抑郁，宣降失司，痰凝毒聚而形成肿块。《灵枢·刺节真邪》有云："虚邪之入于身也深，寒与热相搏，久留而内著……邪气居其间而不反，发于筋溜。"《儒门事亲》曰："且积之成也，或因暴怒、喜、悲、思、恐之气，或伤酸、苦、甘、辛、咸之食，或停温、凉、热、寒之饮，或受风、暑、燥、寒、火、湿之邪。"现代学者总结古籍，从邪毒方面论述肺癌的发病机制。其中，陈建梅认为肺癌形成主要由于邪毒留滞、饮食内伤、情志劳倦所致，正虚邪蕴是肺癌发病的基础，痰瘀蕴肺是肺癌的病理本质。

（四）其他

除上述三种病因病机外，有学者从伏气学说角度探讨肺癌的病因病机，认为伏气内蕴是肺癌发病关键致病条件，是癌瘤产生的特异病因，也是诱发正常细胞癌变的决定因素。还有学者从"络病"角度解释肺癌病因病机，认为"肺络痹阻"是肺癌形成和发展的关键病机，因肺脉、肺络渗灌周身血气，通行荣卫，是肺司呼吸主治节的结构与功能基础。若邪阻肺络，则结聚成块，而络脉遍布全身，无处不到，也给肺癌转移和扩散提供了条件。

二、现代医学认识

咳嗽、咳痰是肺癌最常见症状，该症状实际为一种清除气道阻塞性或有害物质的防御性反射。肺癌所致的咳嗽、咳痰与支气管黏液分泌改变、阻塞性肺炎、胸膜侵犯、肺不张及其他胸内合并症相关。若肿瘤生长于管径较大、对外来刺激敏感的段以上支气管黏膜时，可产生类似异物样刺激引起的咳嗽，典型的表现为阵发性、刺激性干咳，普通止咳药不易控制。若肿瘤生长在较细小支气管黏膜时，咳嗽多不明显，甚至无咳嗽。

目前主流观点认为咳嗽、咳痰的发生与神经系统有关。机体通过咳嗽对呼吸道内的有害物质和阻塞物进行机械清除，是一种复杂神经生理反射。

肺癌相关性咳嗽、咳痰主要与以下因素有关：

（一）机械刺激

当肿瘤病灶位于气道中央，导致气流与气道分泌物通过不畅，感受器接收到机械刺激后引发咳嗽行为。

（二）感受器敏感性增加

部分肿瘤能分泌炎症介质，如前列腺素类物质、缓激肽、组胺、神经肽等，刺激或使周围神经敏感性增加以进一步诱发咳嗽。

（三）感染后慢性咳嗽

肺部感染一旦发生可能会进一步诱发呼吸窘迫综合征，肺循环破坏进一步引起全身多器官功能衰竭，对机体造成不可逆损伤，最终将可能导致死亡。目前有观点认为，感染后慢性咳嗽的发病机制为感染引起的气道炎症、咳嗽反射敏感性增高和气道高反应性。

（四）解剖结构改变

当位于呼吸道黏膜的咳嗽感受器受到机械性或化学性刺激后，神经冲动经传入神经传入脑干，后经传出神经至效应器引发咳嗽。传入神经中的 C 纤维神经末梢对化学刺激十分敏感，能被柠檬酸、高渗盐水等激活。其末梢在肺内和肺外的气道均有分布，对咳嗽、咳痰具有促进作用。

（五）患者性别

部分肿瘤分泌的炎症介质可进一步诱发咳嗽，这可能与女性的激素水平、高内脏敏感性以及气道超敏反应有关。

（六）手术相关因素

手术麻醉持续时间超过 164min 会增加肺癌患者术后发生咳嗽风险，这可能与阿片类药物、麻醉气体或未清除的分泌物有关。下气管旁淋巴结切除、纵隔淋巴结切除的患者更易发生术后咳嗽，推测其与术中损失咳嗽受体敏感性、神经通路有关。

三、辨证思路

中医治疗恶性肿瘤以扶正为基础，由于肺癌多有阴虚或气阴两虚的特点，因此在辨证论治肺癌时，以养阴为大法。肺癌辨证分型如下：

（一）气阴两虚型

咳嗽，痰少，咳声无力，或伴血丝，自汗、盗汗，伴气促，走路无力，舌红，苔少，脉缓细数。

（二）痰热壅肺型

咳嗽，咳黄色黏稠痰，发热，面色红，口干喜饮，大便干结，睡眠差，舌红，苔黄腻，脉滑数。

（三）寒痰阻肺型

咳嗽，咳白色泡沫痰，伴胸闷、气喘，口渴，但不欲饮水，饮则吐，舌淡，苔白腻，脉濡滑。

（四）脾肾阳虚型

咳嗽无痰或有痰，咳白色泡沫痰，无力，四肢酸冷，腰膝酸软，胸闷，气促、喘息，小便清长，大便稀溏，舌淡红，苔白润，舌体胖大，脉细弱。

（五）肺脾气虚，痰瘀互结型

咳嗽无力，痰少，面色微黄，纳少，四肢无力，伴胸闷，大便稀溏，舌暗红，苔白腻，舌下脉络粗紫，脉弱细无力。

知识链接 ▶ **肺癌辨证分型**

对于肺癌的辨证论治，目前各医家均有不同的观点，大致分为正虚痰瘀、热毒阻肺、气阴两伤三个证型。

《中医内科学》（张伯礼、吴勉华主编，2017 年）中将肺癌分为 5 个证型：肺脾气虚证、瘀毒阻肺证、痰热阻肺证、阴虚毒热证、气阴两虚证。

《肿瘤科专病中医临床诊治》（吴万垠、刘伟胜主编，2013 年）将肺癌分为 5 个证型：气滞血瘀证、脾虚痰湿证、阴虚毒热证、气阴两虚证、肾阳亏虚证。

孙桂枝教授结合自己的临床经验，将肺癌分为 4 个证型：阴虚内热型，气虚痰阻型、气血瘀滞型、肺肾两虚型。

王永炎教授将肺癌分为 4 个证型：气滞血瘀证、痰湿蕴肺证、阴虚毒热证、气阴两虚证。

四、护理要点

1. 观察呼吸、咳嗽状况，有无咳痰，痰液性质、颜色、量，遵医嘱雾化吸入后观察有无咳痰以及痰液性质、颜色、量。

2. 保持病室空气新鲜、温湿度适宜，避免灰尘及刺激性气味。

3. 咳嗽伴胸闷者取半卧位或半坐卧位，少说话；痰液黏稠难咳出者，可稀释痰液。

4. 协助翻身拍背（咯血及胸腔积液者禁翻身拍背），教会患者有效咳嗽、咳痰、深呼吸的方法。

5. 保持口腔清洁，咳痰后以淡盐水或漱口液漱口。

6. 进食健脾益气补肺止咳食物，如山药、白果等。持续咳嗽时，可频饮温开水或薄荷叶泡水代茶饮，减轻咽喉部的刺激。

五、常用中医护理适宜技术

（一）穴位敷贴疗法

1. **药物选取**　穴位敷贴疗法治疗肺系疾病一般选用性温热，辛香走窜，兼有理气化痰功效的药物，以达到入经络、温散的作用。清代张璐《张氏医通》中有用白芥子、细辛、甘遂、延胡索、麝香、生姜等中药治疗冷哮的记载，后世医家多以此为基础随证加减。白芥子、细辛温化寒痰，甘遂逐饮化痰，麻黄宣肺平喘，生姜汁调药，丁香温中，杏仁平喘，延胡索理气，冰片、麝香芳香走窜，肉桂温补脾肾，生天南星化痰散结，生半夏化痰燥湿，斑蝥攻毒散结，附子温补肾阳。

2. **取穴**　根据不同穴位的不同作用，肺系疾病常用的穴位大多位于背部，其中最常选用的是背俞穴、督脉和任脉穴位，通过穴位进而调理脏腑气血，增强脏腑功能。背俞穴常选用双侧肺俞、心俞、脾俞、肾俞、膈俞等。任脉、督脉隶属奇经八脉，分别分布于腹部和背部，两者一阴一阳，互相搭配，可起到调节脏腑阴阳的作用。督脉常选的穴位有命门、大椎等。任脉源于小腹，沿腹部正中线上行，腹部属阴，为阴脉之海，任脉常选用的穴位有膻中、天突、神阙等。

3. **操作方法**（图 4-1）

（1）将所选药物打成极细粉末混匀，干燥后放置备用。

（2）综合评估患者，取适量药粉用赋形剂调成糊状，搓成丸，大小约 1cm×1cm，敷贴于相关穴位。

（3）每次敷贴 6～8 小时，每日 1 次。

4. 注意事项

（1）敷贴后局部皮肤出现发红、微痒及烧灼感，应揭去敷贴药物，无需特殊处理；如出现红疹、瘙痒、水疱等过敏现象，应暂停使用，报告医师，配合处理。

（2）敷贴期间饮食要清淡，避免烟酒、海味，少食辛辣刺激食品、冰冻食品、豆类及豆制品、黏滞性食物及温热易发食物（如羊肉、狗肉、鸡肉、鱼、黄鳝、螃蟹、虾等）。

（3）皮肤疾病、水肿者禁用。

（4）贴敷部位应交替使用，不宜单个部位连续敷贴。

（5）患处皮肤有红肿及溃烂时不宜贴药物，以免发生化脓性感染。

（6）对于残留在皮肤上的药物不宜使用肥皂或刺激性物品擦洗。

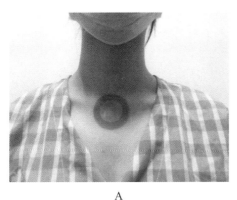 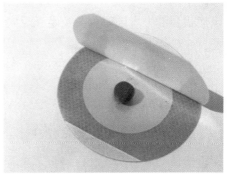

A B

图 4-1　穴位敷贴疗法

A.穴位敷贴（天突穴）；B.敷贴用药。

（二）艾灸疗法

1. **取穴**　多选用肺俞穴、风门穴、大椎穴、足三里穴等。

2. **操作方法**

（1）将艾条点燃对准患者肺俞、风门，距离穴位 3～4cm，温度以患者感觉舒适为度。

（2）及时弹掉艾灰，注意观察皮肤情况及咨询患者感受。

（3）每次治疗 30～45 分钟。每日治疗 1 次，10 次为 1 个疗程，1 个疗程结束后休息 3 天后再继续下一个疗程。

3. 注意事项

（1）艾灸后半小时内禁用冷水洗手或洗澡，多喝温开水。

（2）饭后1小时内不宜艾灸。脉搏每分钟超过90次以上者不宜艾灸；过饥或过饱者禁灸；身体发炎部位禁灸。

（3）大血管处，皮肤感染、溃疡、瘢痕处不宜施灸；有出血倾向者不宜施灸。

（4）施灸时防止艾灰脱落烧伤皮肤或衣物。

（5）注意观察皮肤情况，对伴有糖尿病、肢体麻木及感觉迟钝的患者，尤应注意防烧伤。

（6）有艾灸过敏史、不耐受、局部皮肤破损、长期服用精神类药物或镇静安眠药物、阻塞性睡眠呼吸暂停综合征等患者慎用艾灸疗法。

（7）施灸过程可能出现发热、口渴、上火、皮肤瘙痒、红疹、疲倦、便秘、尿黄、出汗、牙痛、耳鸣、全身不适等现象，一般无须惊慌，继续艾灸该症状会消失。同时可艾灸足三里穴引火下行，多饮水，必要时停灸或隔天灸，症状就会逐渐消失。

知识链接 ► **麦粒灸疗法**

麦粒灸自古以来是扶正祛邪要法，其特点为施灸时的短暂灼痛、灸后的持续慢性炎症，以较轻的损伤形成局部穿透感，并在施灸穴位上留下不同程度的炎症刺激。施灸时造成的瞬间灼痛、温热刺激和施灸部位的持续慢性炎症构成了麦粒灸的效应基础，保证了麦粒灸的近期及远期疗效。灸贵在灼，其热辐射和热传导作用都是温热刺激的表现，是灸法治疗疾病的关键因素。另一方面慢性炎症刺激可在施灸局部产生异体蛋白，激活机体的免疫防御机制，从而发挥其良好的温通、温补的灸疗作用。肺癌主病，责之于肺，与脾、肾相关。选取肺俞穴、足三里穴、大椎穴配伍，施以麦粒灸治疗，以补火助阳，益气补虚，祛寒化湿，消癖散结，进而温化隐匿痰癖之邪，消除肺癌为病之宿根，达到治病之目标。

（三）耳穴贴压疗法

1. **取穴**　主穴为：肺、气管、肝、交感、肾上腺。肺为水上之源，主气司呼吸，主行水，朝百脉，主治节；肝之经脉贯膈而上注于肺。二者有一定联系，肝主升发，肺主肃降，两者相结合，调节脏腑功能，减轻咳嗽。配穴为：脾、肾、肝等。

2. **操作方法**（图 4-2、图 4-3）

（1）用 75% 乙醇对耳郭皮肤进行消毒，待完全干燥后，用探针对穴位敏感点进行探知，压力应保持均匀，然后加压留印。

（2）应用胶布（0.5cm×0.5cm）对准并粘贴压印处，稍施压力，嘱咐家属及患者每日按压各穴 3~5 次，每次 1~3 分钟，临睡前按压 1 次，效果更佳。

（3）按压后耳郭发胀、发热，耳穴局部有麻、痛、酸感，以患者耐受度为限；交替按压患者两耳，每 3 天更换 1 次。

3. **注意事项**

（1）耳郭局部有炎症、冻疮或表面皮肤溃破者不宜施行。

（2）耳穴贴压每次选择一侧耳穴，双侧耳穴轮流使用。夏季易出汗，留置时间 1~3 天，冬季留置时间 3~7 天。

（3）观察患者耳部皮肤情况，留置期间应防止胶布脱落或污染。对普通胶布过敏者改用脱敏胶布。

（4）患者侧卧位耳部感觉不适时，可适当调整。

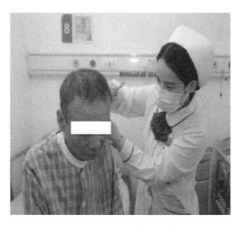

图 4-2　耳穴贴压疗法

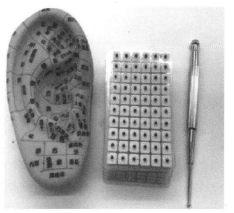

图 4-3　耳穴贴压疗法用物

（四）平衡火罐疗法

1. **循经**　多选用督脉和足太阳膀胱经。督脉为"阳脉之海"，主一身之阳，能统摄调理全身阳气，维系全身元阳。足太阳膀胱经为一身之巨阳，与五脏六腑皆相通。

2. **操作方法**（图 4-4）

（1）在背部两侧沿膀胱经闪罐 3 个来回，一侧持罐从上至下，另一侧持罐从下至上。

（2）背部涂适量甘油，沿背部两侧膀胱经、督脉循经走罐 3 个来回，沿背部两侧膀胱经抖罐，而后用小毛巾擦净背部甘油，留罐（大椎、肺俞、膈俞、脾俞、肾俞）5 分钟。

（3）盖毛巾，观察吸附及皮肤情况，起罐用毛巾擦干背部，协助患者穿衣，取舒适体位，盖被，整理用物。

3. **注意事项**

（1）注意保暖，勿使患者受凉，并注意遮挡患者，保护患者隐私。

（2）观察患者背部皮肤情况，皮肤溃疡及受损处避免拔罐。

（3）检查罐口是否光滑，以防损伤患者皮肤。

（4）酒精棉球不要过湿，止血钳要夹紧棉球，避免掉到患者背部烫伤患者。

（5）走罐、抖罐时以患者可耐受为度。

（6）拔罐时，动作稳、准、快，起罐时切勿强拉。

（7）吸附及推罐的力度要视患者皮肤情况而定，避免造成过度摩擦。

（8）起罐后，如局部出现小水疱，不必处理；若水疱较大，消毒局部皮肤后，用注射器吸出液体，覆盖消毒敷料。

（9）注意用火安全，拔罐时，切忌火在患者上方。

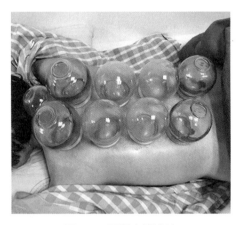

图 4-4　平衡火罐疗法

（五）经穴推拿疗法

1. **取穴**　丰隆穴位于人体的小腿前外侧，外踝尖上八寸，条口穴外一寸，距胫骨前缘二横指（中指）。《玉龙歌》说："伤风不解嗽频频，久不医时劳便成，咳嗽须针肺俞穴，痰多宜向丰隆寻。"《玉龙赋》："丰隆肺俞，痰嗽称奇。"丰隆穴是足阳明胃经络穴，联络脾与胃，有清胃热、涤痰浊、化湿降逆、升清降浊的功效。

2. **操作方法**（图4-5）　先用右手大拇指再换左手大拇指先后按揉丰隆穴，旋转1周为1拍，共做32拍。

3. **注意事项**

（1）注意为患者保暖及保护隐私。

（2）操作者应修剪指甲，以免损伤患者皮肤。

（3）用力要均匀、柔和、持久，禁用暴力。

（4）注意观察患者反应，密切观察患者有无特殊不适情况。

（5）局部感觉：酸、麻、胀、痛。

（6）操作过程中若有不适，应及时告诉护士调整手法或停止操作，以防发生意外。

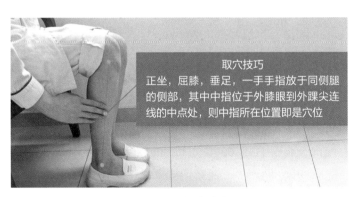

取穴技巧
正坐，屈膝，垂足，一手手指放于同侧腿的侧部，其中中指位于外膝眼到外踝尖连线的中点处，则中指所在位置即是穴位

图4-5　按揉丰隆穴

六、膳食指导

中医自古就有"药食同源"之说，药膳疗法，即以药物、食物做成药膳治疗疾病，亦可治疗咳嗽，针对肺癌相关性咳嗽、咳痰不同证型可以使用不同的药膳方。

（一）气阴两虚型

枸杞山药乌鸡汤

原料：乌鸡1只，山药1根，枸杞10g。

做法：乌鸡洗净，将乌鸡、枸杞放入锅中，加适量清水，大火煮开后转文火炖；后加入山药至山药软烂，调味后服用。

功效：益气养阴，清热化痰。

（二）痰热阻肺型

川贝炖雪梨汤

原料：雪梨1个，川贝10g，冰糖20g。

做法：梨洗净去皮，挖核，放入川贝，加冰糖上锅蒸10分钟，每次1个。

功效：清热化痰，润肺止咳。

（三）瘀毒阻肺型

蜂蜜萝卜汁

原料：白皮萝卜1个，蜂蜜100g。

做法：萝卜洗净，将蜂蜜倒入掏空中心的白萝卜里，加水蒸煮制成。

功效：润肺，止咳，化痰。

（四）阴虚毒热型

沙参玉竹瘦肉汤

原料：瘦肉800g，沙参60g，玉竹60g。

做法：先将瘦肉"飞水"，而后把所有材料放入煮开的水中同煲2小时，调味后服用。

功效：滋阴润肺，止咳化痰。

（五）肺脾气虚型

糯米山药粥

原料：糯米50g，山药1根。

做法：山药去皮切块，糯米洗净加水煲粥，至七成熟加入山药，煲煮至熟。

功效：益气健脾，肃肺化痰。

知识链接 ▶ **肺癌相关性咳嗽、咳痰食疗方**

1. 罗汉果猪肺汤

原料：罗汉果 1 个、猪肺适量。

做法：猪肺洗净血沫，切小块，再用手挤洗泡沫，与罗汉果同煮汤。3～5 日服用一次。

功效：滋补肺阴。用于肺热燥咳、肺阴虚久咳。

2. 百合杏仁赤豆汤

原料：百合 10g、杏仁 10g、赤小豆 60g、白糖适量。

做法：先用水煮赤小豆，做粥如常法，至半熟时放入百合、杏仁同煮，粥成放入适量白糖。可作早餐食用。

功效：润肺止咳，祛痰利湿。用于肺燥而湿痰内阻，气不化津所引起的咳嗽、喘息、口干痰多、小便不利等症。

3. 沙棘蜂蜜汁

原料：沙棘果、蜂蜜适量。

做法：沙棘果清洗晾干，榨汁，冻于冰箱，每日取 1 勺沙棘冻汁，加 1 勺蜂蜜（10ml），加水至 50ml 饮用。每日服用 3 次，半个月为 1 个疗程。

功效：止咳平喘，利肺化痰。用于咳嗽痰多、肺脓肿等。

4. 桔梗粥

原料：桔梗 10g、大米 200g。

做法：将桔梗择净，放入锅中，加清水适量，浸泡 5～10 分钟后，水煎取汁，加入大米煮粥。每日 1 剂。

功效：化痰止咳。用于肺热咳嗽、痰黄黏稠或干咳难咳。

七、健康教育

1. 维持规律的生活作息，保证充足睡眠，保持心情愉快。

2. 起居有时，及时通风，室内湿度适宜，避免刺激性气味。

3. 多饮水，建议每日饮水量 > 1 500ml，保持呼吸道黏膜湿润，可促进病变修复、痰液稀释和排出。

4. 指导患者有效咳嗽、咳痰。用鼻深吸气，上身稍前倾，挺胸、收腹，嘴唇慢呼气，用力咳嗽。痰液要尽量咳出，千万不要将痰液吞下，以防痰液堵塞气道。

5. 嘱患者进行运动锻炼，如散步，以增强呼吸功能，提高患者通气和换气能力。或进行养生太极拳锻炼，练拳、松、息、气合一意，练到意力足、气力用于内以运气血。

6. 做中医养生呼吸操——"呬"字诀缩唇 - 腹式呼吸法。两臂向腹前抬起，手心朝上，手指尖相对应如捧物到胸口膻中穴处，两臂内旋翻转手心向外成立掌，同时吸气，然后向左右展臂宽胸推掌如鸟之张翼，展臂推掌的同时开始呼气并读"si"字，呼气尽时两臂从两侧自然下落的基础上，加上肢体运动（摇臂运动、悬臂划圈运动、双臂开合运动、双手举鼎等），形体锻炼，拍打手太阴肺经，以疏通肺经、调节肺络。

八、病例讨论

（一）病例简介

患者郭某某，女，47 岁。

1. **入院日期**　2021 年 6 月 2 日。

2. **主诉**　乏力，咳嗽，咳少量白色黏痰，右侧胸痛。

3. **现病史**　2020 年 5 月确诊右肺腺癌并脑、骨等转移，行脑转移瘤手术治疗，腰椎放疗。EGFR19 外显子突变，一线服用奥希替尼。后出现进展，右下肺不张，来我院二次活检示小细胞肺癌，仍有 EGFR19 外显子突变，考虑合并肺腺癌，2020 年 11 月 20 日开始行 2 程依托泊苷 + 顺铂方案（EP 方案）化疗，均出现严重骨髓抑制伴感染。2021 年 1 月 9 日起予安罗替尼 12mg 联合卡瑞利珠单抗 200mg 抗肿瘤治疗。分别于 2021 年 1 月 14 日、2021 年 2 月 3 日、2021 年 2 月 25 日、2021 年 3 月 19 日予四周期卡瑞利珠单抗 200mg 免疫治疗，评估为 PD。2021 年 3 月 20 日予伊立替康 80mg d 1、8 化疗，2021 年 3 月 24 日加用埃克替尼 125mg/ 次，3 次 / 日，靶向治疗。2021 年 4 月 9 日停用埃克替尼，改用奥希替尼靶向治疗。但患者化疗后咳嗽、咳痰未见明显缓解，2021 年 4 月 12 日改用依托泊苷 10mg d 1 ~ 3 + 洛铂 20mg，2021 年 5 月 6 日予依托泊苷 10mg d 1 ~ 3 + 洛铂 30mg d 1。入院症见：患者神疲乏力，咳嗽、咳白色黏痰，量少，右侧胸部疼痛，数字分级评分法（NRS）评分为 2 ~ 4 分，二便调。舌暗红、苔薄白，脉细数。

4. **生命体征** T：36.5℃，P：82 次 /min，R：20 次 /min，BP：120/63mmHg。

5. **既往史** 慢性乙肝病史 10 年余。否认急性传染病史；幼年曾接种卡介苗、脊髓灰质炎疫苗、百白破混合疫苗，已多年未接受预防接种；否认重大外伤史；否认食物及药物过敏史；否认输血史及输注血制品史。

6. **相关实验室检查**

项目	正常值	6月2日
小细胞肺癌相关抗原 /(ng/ml)	0 ~ 3	10.97 ↑
血红蛋白 /(g/L)	110 ~ 150	62.2 ↓
白蛋白 /(g/L)	35 ~ 55	34.3 ↓

（二）诊断

1. **望诊** 患者神志清楚，神疲乏力，体形偏瘦，双目少神，病容面色。舌暗红，苔薄白。

2. **闻诊** 语言流畅，应答自如，未闻及异常气味。

3. **问诊** 化疗联合靶向药物治疗后 1 年余，咳嗽、咳痰未明显缓解。

4. **切诊** 脉细数。

5. **专科查体** 胸部：胸廓对称、无畸形，肋间隙未见异常，双侧乳房对称，无包块、触痛，胸骨无压痛。两侧呼吸运动平稳、有节律；右侧呼吸动度及语颤减弱，未触及胸膜摩擦感、皮下气肿感。胸 9 ~ 11 椎体压痛，叩击痛。肺脏：右下肺叩诊浊音，左肺叩诊呈清音，肺肝界位于右锁骨中线第 5 肋间，肺下界（肩胛线）位于左第 10 肋间，肺下界移动度（左）6cm；右下肺呼吸音消失，左肺呼吸音粗，双肺未闻及干、湿啰音及胸膜摩擦音。

6. **中医诊断** 肺癌（肺脾气虚证）。

7. **西医诊断** 右小细胞肺癌（混合腺癌）伴双肺、脑、骨、腹膜后淋巴结转移。

（三）辨病辨证

患者女性，确诊肺癌并多发转移 21 个月，多次治疗后，现有咳嗽、咳痰，右侧胸痛，NRS 评分为 2 ~ 4 分，偶有头痛头晕。年近五旬，素体劳累过度，损伤正气，正气消减，邪气侵浸范围广，有远处转移，诊断为肺癌晚期，中医属"肺积""癌症"范畴。肺脾气虚，不能化津，津聚成痰，痰阻结块于肺，肺气不能宣降，则咳嗽、气短、胸闷；脾气不能运化水湿，湿痰中阻，则神疲乏力、腹胀、纳呆、浮肿、便溏；舌暗红，苔薄白，脉细数，四诊合参，辨证为"肺脾气虚证"。

（四）中医护理

1. 中医特色技术

（1）穴位敷贴疗法：取天突穴、定喘穴，将所选药物（沉香＋肉桂）打碎成极细粉末混匀，干燥放置备用。取适量药粉用赋形剂调成糊状，搓成丸，大小约 1cm×1cm，敷贴于相关穴位，每次贴敷 6 ~ 8 小时，24 小时更换 1 次。通过刺激穴位，疏通经络、调理脏腑，减轻咳嗽、咳痰。

（2）耳穴贴压疗法：主穴为肺、气管、胸、交感、肾上腺，配穴为脾、肾、肝。通过调理肺脾，减轻咳嗽、缓解胸痛。

（3）经穴推拿疗法：取丰隆穴，用右手大拇指再换左手大拇指先后按揉丰隆穴，旋转一周为一拍，共做 32 拍。通过激发经络之气，达到通经活络、祛邪扶正、和胃气、涤痰浊、健脾降逆、升清降浊的功效。

2. 合理膳食

饮食宜清淡，避免辛辣、刺激食物，结合辨证分型，进食具有补益肺气、脾气及化痰功效的食品，如糯米、山药、乳鸽、牛肉、鱼肉、鸡肉、南瓜、蘑菇等。可食用糯米山药枸杞粥：圆粒糯米 50g，红枣 10 个，山药 300g，枸杞 20g。糯米洗净，加水 6 杯，将水烧开，改小火煮粥；红枣泡软，放入同煮；山药去皮，切丁，待粥成形后放入同煮至熟；最后加入洗净的枸杞，煮开即关火盛出。可按个人口味加糖调味。

3. 情志调护

日常保持情绪稳定乐观，积极面对病情，减轻焦虑，同时做好家属的思想工作，指导患者调整不良心理状态。

参考文献

[1] FERLAY J, COLOMBET M, SOERJOMATARAM I, et al. Cancer statistics for the year 2020: an overview[J]. International Journal of Cancer,2021,149(4):778-789.

[2] CORRIVEAU S, POND G R, TANG G H, et al. A population-based analysis of spirometry use and the prevalence of chronic obstructive pulmonary disease in lung cancer[J]. BMC Cancer,2021,21(1):14.

[3] HARLE A S M, BLACKHALL F H, MOLASSIOTIS A, et al.Cough in patients with lung cancer: a longitudinal observational study of characterization and clinical associations[J]. Chest,2019,155:103-113.

[4] 邹温园 , 王凯文 , 朱睿 , 等 . 敷贴中白芥子对肺癌脾虚痰湿型患者咳嗽临床疗效及皮肤不良反应 [J]. 中华中医药杂志 ,2020,35(10):5306-5309.

[5] 刘殿龙 , 侯炜 . 从痰、瘀辨证论治肺癌机制探讨 [J]. 中华中医药杂志 ,2020,35(2):783-785.

[6] 盛海燕 , 朱宜青 , 周婷婷 . 择时循经平衡火罐对慢性阻塞性肺疾病病人肺康复的影响 [J]. 护理研究 ,2020,34(16):2971-2973.

[7] 张星星 , 李泽庚 . 肺癌中医病因病机探讨 [J]. 中华中医药杂志 ,2015,30(10):3447-3449.

[8] 张伯礼 , 吴勉华 . 中医内科学 [M]. 北京 : 中国中医药出版社 ,2017.

[9] 吴万垠 , 刘伟胜 . 肿瘤科专病中医临床诊治 [M]. 北京 : 人民卫生出版社 ,2013.

[10] 赵瑞瑞 , 周帅 . 穴位贴敷疗法的临床应用进展 [J]. 国医论坛 ,2017,32(1):68-70.

[11] 王涵 . 中药穴位贴敷治疗肺癌咳嗽咳痰 [J]. 内蒙古中医药 ,2017,36(15):91-92.

[12] 朱明亭 . 中医耳穴压豆在呼吸系统疾病治疗中的疗效观察探讨 [J]. 中国农村卫生 , 2020,12(8):95.

[13] 梁国玲 . 穴位贴敷配合平衡火罐治疗难治性咳嗽 60 例 [J]. 河南中医 ,2010,30(12):1202-1203.

[14] 覃坚清 , 张晓丽 , 梁双萍 , 等 . 中医养生呼吸操对青年限制性通气功能障碍患者肺功能及生活质量的影响 [J]. 中西医结合护理 (中英文),2019,5(7):48-50.

[15] 罗东娟 , 张芳 , 康晓杰 , 等 . 肺康复训练对急性期中重度 COPD 患者肺功能的影响 [J]. 医学理论与实践 ,2019,32(7):1091-1093.

[16] 宋玛丽 , 岑慧红 , 罗俏玲 , 等 . 社区 COPD 患者家庭肺康复现状调查及影响因素分析 [J]. 中华现代护理杂志 , 2016, 22 (11) :1486-1493.

[17] 王静 , 李丽 , 韩辉 , 等 . 肺功能锻炼对阻塞性通气功能障碍肺癌患者肺功能及手术耐受性的影响 [J]. 中华物理医学与康复杂志 ,2017,39(3):202-206.

[18] 陈小良 , 程锦泉 , 曹勇 , 等 . 深圳市 40 岁以上常住居民肺通气功能减退情况及影响因素分析 [J]. 中国慢性病预防与控制 ,2017,25(1):21-25.

[19] PARK B S, NOH J W, KIM M Y, et al. The effects of aquatic trunk exercise on gait and

muscle activity in stroke patients: a randomized controlled pilot study[J].Journal of Physical Therapy Science,2015,27(11):3549-3553.

[20] GUO Q R, WEI D B, DU Y G. Predicted no-effect concentrations determination and ecological risk assessment for benzophenone-type UV filters in aquatic environment[J]. Environmental Pollution,2020,21(2):256.

第五章 肿瘤相关性失眠

肿瘤相关性失眠（cancer-related insomnia，CRI），又称肿瘤相关性睡眠障碍、癌因性失眠，是指肿瘤患者因睡眠时间缩短、睡眠质量缺乏，从而影响正常生活的一种主观性体验，其主要临床表现为入睡困难、睡着易醒、醒后难以入睡或多梦、醒后疲乏等。CRI 为肿瘤患者第二大常见症状，病程常迁延不愈，并且女性发病率为男性的 2 倍。新确诊疗肿瘤患者 CRI 发病率为 30%～50%，诊疗 2～5 年的 CRI 发病率为 23%～44%。CRI 诊断标准国际上尚未统一，目前多采用美国睡眠障碍联合会《睡眠障碍国际分类（第 3 版）》（ICSD-3）制定的诊断标准，主要为：入睡困难，入睡时间大于 30 分钟；睡眠维持时间短，夜间觉醒次数大于 3 次或凌晨早醒；睡眠质量下降，伴有日间功能障碍（如乏力、嗜睡等）；总睡眠时间少于 6 小时。

一、中医病因病机

根据 CRI 的临床表现，可将其归属于中医学的"不寐"，西医学的睡眠障碍。失眠记载最早见于殷商甲骨文，记为寐、寝或梦等；《足臂十一脉灸经》《阴阳十一脉灸经》《黄帝内经》《难经》中将其记录为"不得卧""目不瞑"等。《黄帝内经》最早对失眠病因进行论述，认为失眠的主要病因分为两大类：一是其他病症伴发，如咳嗽、呕吐、腹满等，使人不得安卧；二是自身气血阴阳失和，使人不能入寐。正常的睡眠依赖于人体"阴平阳秘"，失眠的病因错综复杂，核心病机在于阴阳失调。

（一）气血阴阳失调

《灵枢·营卫生会》中提到"其营气衰少而卫气内伐，故昼不精，夜不瞑"。《景岳全书·不寐》指出："凡人以劳倦思虑太过者，必致血液耗亡，神魂无主，所以不寐"，思致气结，中焦气机升降不利，脾胃运化失常，气血乏源，心神失养而致失眠。《医林改错》指出失眠与气滞血瘀有关。《灵枢·邪客》："今厥气客于五脏六腑，则卫气独卫其外，行于阳不得入于阴。

行于阳则阳气盛，阳气盛则阳跷陷，不得入于阴，阴虚故目不瞑"，指出机体外感，卫阳不能入阴，阳盛阴虚而不得眠。恶性肿瘤患者多会出现脏腑功能受损的表现，肿瘤的相关治疗手段，如手术、化疗、放疗等，亦可耗气伤血，损阴伤阳，故气血阴阳失调属失眠与肿瘤共有的病因病机。

（二）脏腑功能失调

《中藏经》最早提出从脏腑论治失眠，其中《水法有六论》就曾提到从六腑论治失眠的理念。《普济本事方》云："平人肝不受邪，故卧则魂归于肝，神静而得寐。"《太平圣惠方》提到"夫胆虚不得睡者，是五脏虚邪之气，干淫于心"，指出心病是失眠的重要病因。《辨证录》中提到"人有昼夜不能寐，心甚躁烦，此心肾不交也。盖日不能寐者，乃肾不交于心；夜不能寐者，乃心不交于肾也。今日夜俱不寐，乃心肾两不相交耳"。《素问·逆调论》记载"胃不和则卧不安"。《类证治裁·不寐》有云："思虑伤脾，脾血亏损，经年不寐"，即过于忧思疲倦，可损及心脾，心血不足，则必神失守于内；伤脾则失于运化水谷，可出现食纳减少，气血化生乏源，无法上奉于心，而心神不安。由此可见，失眠与五脏六腑的关系极为密切。现代医家张其慧认为肝脾失调为失眠的病因病机之一。肝藏血，魂归于肝；心主血，藏神，木火相生，若肝血亏虚或肝气不疏，则心神失所，肝魂不安而失眠。脾主思，藏意，思虑过多，气结不畅，脾运失常，不仅致气血生化乏源，心神失于奉养，还可致水湿失于运化，聚而生痰，积久化热，痰热扰乱心神而不得眠。

二、现代医学认识

现代医学认为 CRI 主要发病机制为下丘脑 - 垂体 - 肾上腺轴（HPA）失衡。HPA 轴过度活跃，可引起神经内分泌系统紊乱，影响昼夜节律和正常睡眠。控制昼夜节律的关键生物学调节器是下丘脑视交叉上核，其通过影响多种神经递质及内分泌激素，调控昼夜节律及神经兴奋 - 抑制平衡。神经递质及内分泌激素共同控制，以产生一个整体睡眠压力，当睡眠压力系统受到人体内在稳态需求和外部环境因素的影响失衡，将会产生失眠或嗜睡等睡眠障碍。同时，肿瘤疾病可导致多巴胺、γ- 氨基丁酸、去甲肾上腺素、肾上腺素、5- 羟色胺、组胺等神经递质与内分泌激素水平紊乱，影响睡眠与觉醒中枢，导致失眠与肿瘤疾病进展。

CRI 发生主要相关因素如下：

（一）肿瘤本身

肿瘤疾病发病根源在于正气虚衰。脏腑功能减退，机体防御能力下降，遭受外邪侵袭后易集聚内毒，从而形成癌瘤。肿瘤患者全身正气虚弱，而局部邪毒积聚成实，呈正虚邪实之势。"阳化气，阴成形"，肿瘤夺人气血，炼阴以养己身，耗阳以损脏腑。而"瘀"常与"毒"相伴而生，两者具有同源互生的关系。且由于形成环境类似，在血瘀的状态下，癌毒更易形成，当癌毒与血瘀共同作用，癌瘤更易发生，癌毒和癌瘤又可进一步加重血瘀的发展和变化。总之，癌毒、瘀血等病理因素使得脏腑、经络功能失调，机体气血阴阳失衡，影响全身机体功能，遂生失眠；机体"本虚"，气血受损，生化失源，亦可导致血虚，心神失养而失眠。

（二）肿瘤治疗

现代肿瘤治疗手段虽然对肿瘤有一定治疗作用，但在治疗疾病同时会耗伤人体正气，导致机体失衡，诱发失眠，而失眠又会加重患者病情，影响治疗效果，形成恶性循环。

（三）肿瘤并发症

肿瘤细胞会侵袭人体各器官系统，因此患者常会产生一系列并发症，如疼痛、呼吸困难、恶心、呕吐、腹泻、尿频、心悸、水肿等，这些症状也将不同程度地影响患者睡眠。美国国立卫生研究院在症状管理科学会议上指出：疼痛、抑郁及失眠是肿瘤患者最常见三大症状。Barsevick 和 Given 也在研究中指出：疼痛、乏力、失眠和情绪紊乱为肿瘤患者疾病发展和治疗过程中最常见、最困扰患者的症状。这些症状常常以症状群的形式影响患者生存质量，且症状之间相互影响，互为因果。

（四）心理因素

肿瘤患者由于长期的治疗，易引发众多不良情绪，患者忧虑过度易导致失眠。一项关于肿瘤患者失眠原因的调查显示，担心疾病预后及经济问题是肿瘤患者失眠的主要原因，且女性因担心疾病预后引起失眠概率高于男性。

Kim 在调查中发现，肿瘤患者对疾病的恐惧、担忧及苦恼是造成失眠的主要原因。肿瘤患者常有明显的抑郁情绪，更易导致抑郁症的发生。研究表明，肿瘤患者抑郁症的发病率为 20%～50%，较正常人高 2～4 倍，而睡眠障碍与抑郁症的发生又密切相关。Peppard 在调查中发现，睡眠紊乱导致了抑郁发生，睡眠障碍可作为精神疾病的预测因子之一，尤其是抑郁状态。同时，睡眠障碍可作为精神疾病的先兆症状或临床唯一症状。因此，失眠与抑郁常常伴发，最终会导致患者生存质量下降，影响疾病预后。

（五）环境因素

不良的睡眠环境会直接或间接导致患者失眠，尤其是病房环境，更是造成失眠发生的重要因素。肿瘤患者对陌生环境适应性一般较差，对环境改变非常敏感，容易产生不安和恐惧心理；且嘈杂的病房环境、频繁治疗、护理干扰以及其他各种不良因素，可能刺激患者交感神经，出现血压升高、心率加快等生理状态变化和疼痛加剧、焦虑加重等病理状态改变，直接影响患者入睡和睡眠质量。国外研究表明，患有脑部肿瘤的儿童，居家睡眠质量较医院睡眠质量高，不良的医源性环境是导致患者睡眠困难或睡眠中断的重要因素。

（六）其他因素

认知缺乏也可引起肿瘤患者失眠，表现为缺乏对睡眠的正确认识和态度。同时，疲乏也是导致肿瘤患者失眠的原因之一，有研究表明，主诉疲乏患者与无主诉疲乏者相比，更易发生失眠。此外，其他因素如年龄、性别、由肿瘤引起的伴随症状等也可导致失眠。有报道指出，女性和老年患者比其他人群更容易发生失眠。

三、辨证思路

肿瘤相关性失眠治疗时需将辨病与辨证相结合。临床治疗既要重视癌毒的治疗，同时要兼顾心神紊乱，形神失调的辨治。CRI 首辨病性虚实，再辨病变脏腑及病理因素，总体治则为补虚泻实，调和阴阳，形神兼顾。通过不同治法，最终恢复阴阳平衡，形神调和。通过辨证选方，重镇安神或养心安神。CRI 的辨证分型为：

（一）心火上炎型

心烦不寐，躁扰不宁，怔忡，口干舌燥，小便短赤，口舌生疮，舌尖红，苔薄黄，脉细数。

（二）肝郁化火型

忧怒伤肝，肝失条达，气郁化火，上扰心神则不寐；肝气犯胃则不思饮食；肝郁化火则急躁易怒；肝火乘胃，胃热则口渴喜饮；火热上扰，故目赤口苦；小便黄赤，大便秘结；舌红，苔黄，脉弦数。

（三）痰热内扰型

宿食停滞，积湿成痰，因痰生热，痰热上扰则心烦不寐；痰湿壅遏于中，气机不畅，胃失和降，故见胸闷，恶食，嗳气或呕恶；清阳被蒙，故头重目眩；苔黄腻，脉滑数为痰热、宿食内停之征。

（四）胃气不和型

不寐，脘腹胀满，胸闷嗳气，嗳腐吞酸，或见恶心呕吐，大便不爽，舌苔腻，脉滑。

（五）心脾两虚型

心脾亏虚，血不养心，神不守舍，故多梦易醒，健忘，心悸；气血亏虚，不能上奉于脑，清阳不升，故头晕目眩；血虚不荣，故面色少华，舌淡；脾失健运，则饮食无味；血少气虚，故肢倦神疲，脉虚弱。

（六）阴虚火热型

肾阴不足，不能上交于心，心肝火旺，虚热扰神，故心烦不寐，心悸不安；肾精亏耗，髓海空虚，故头晕，耳鸣，健忘；腰府失养则腰酸；精关不固，故而梦遗；口干津少，五心烦热；舌红，脉细数均为阴虚火旺之象。

（七）心胆气虚型

心虚则心神不安，胆虚则善惊易恐，故多梦易醒，心悸善惊；气短倦怠，小便清长为气虚之象；舌淡，脉弦细均为气血不足之表现。

知识链接 **肿瘤相关性失眠辨证分型**

1. 施今墨根据临床常见症状，以病因而论，将不寐辨证分为 10 种证型，分别为：心肾不交型、血不上荣型、脑肾不足型、心阳亢盛型、阴虚失养型、阳虚阴抑型、胃气失和型、胆虚邪扰型、肝经受病型、瘀血内阻型。

2. 邓铁涛依据临床经验，将不寐辨证分为 3 种证型：痰湿阻滞证、心脾两虚证、瘀血内阻证。

3. 颜德馨认为不寐病机在于阴阳失调，气属阳，血属阴，表现为气血失调，进而提出调和气血之法，具体辨证分为 4 种证型：肝郁气结型、气郁化火型、气滞血瘀型、气血两虚型。

4. 裘昌林论治失眠强调从整体着手，找出病因，准确定性，辨清虚实，将失眠划分为 9 种证型，分别为：心胆气虚型、心脾两虚型为虚证，食积胃气不和型、心火亢盛型、痰热扰心型、肝郁气滞型、肝胆湿热型为实证，心肾不交型、阴虚火旺型为虚实夹杂证。

5. 滕晶等根据多年临床研究，认为失眠的主要病因是情志内伤，从心肝来论治失眠，并将失眠分为：心肝气滞证、肝火扰心证、心肝血瘀证、阴虚火旺证、心肝血虚证。

6. 袁拯忠等认为失眠证型有：肝郁化火证、阴虚火旺证、心脾两虚证、心胆气虚证以及痰热内扰证等，其中，肝郁化火证、阴虚火旺证、心脾两虚证及心胆气虚证女性患者多于男性患者。

四、护理要点

1. 提供良好的睡眠环境，保持病室清洁、安静、空气流通；合理控制病房的温度、湿度和光线。

2. 制订科学的作息计划，帮助患者养成良好的生活习惯。

3. 做好症状管理（如疼痛），帮助患者放松身心，尽可能转移其注意力，缓解患者疼痛感；必要时可遵医嘱用药，以达到镇痛效果。

4. 对于伴有严重失眠障碍者，护理人员可遵医嘱给予催眠药物，做好药物的相关护理。

5. 对于因负性情绪而难以入睡者，做好心理护理，及时了解患者存在的心理问题和担忧情绪等，可通过听音乐、聊天等方式缓解患者情绪，帮助患者入睡。

6. 做好知识宣教，增加患者对疾病的了解，包括疾病原因和治疗方法等，改善患者因缺乏对疾病的了解而引发的恐惧情绪，逐渐提高患者的治疗信心和依从性。

五、常用中医护理适宜技术

（一）艾灸疗法（包括温和灸、雀啄灸）

1. **取穴** 主穴选取百会穴和涌泉穴，配穴辨证而取，如心脾两虚者加心俞（双）、脾俞（双）、肾俞（双）；气阴两虚者可选取小肠俞、脾俞（双）、肾俞（双）。

2. **操作方法**（图 5-1） 将艾条点燃对准患者百会穴及双侧涌泉穴，距离穴位 3～4cm，温度以患者感觉舒适为宜，及时弹掉艾灰，注意观察皮肤情况，询问患者感受，每次治疗 30～45分钟。每日治疗 1 次，10 次为 1 个疗程，1 个疗程结束后休息 3 天再继续下一疗程。

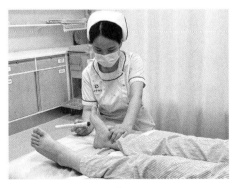 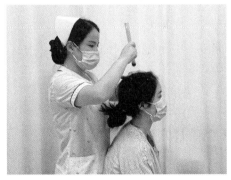

A   B

图 5-1 艾灸疗法

A.艾灸涌泉穴；B.艾灸百会穴。

3. **注意事项**

（1）大血管处，皮肤感染、溃疡、瘢痕处及有出血倾向者不宜施灸。空腹或餐后一小时以内不宜施灸。

（2）一般情况下，施灸顺序自上而下，先头身，后四肢。

（3）施灸时防止艾灰脱落烧伤皮肤或衣物。

（4）注意观察皮肤情况，对糖尿病、肢体麻木及感觉迟钝的患者，尤应注意防止烧伤。

（5）如局部出现小水疱，无须处理，自行吸收；出现较大水疱时，可用无菌注射器抽吸疱液，再用无菌纱布覆盖。

（6）对艾灸有严重过敏史，不能耐受者，头部肿瘤患者，局部皮肤破损者，长期服用精神类药物、镇静安眠药物的患者或患有阻塞性睡眠呼吸暂停综合征等患者慎用灸法。

知识链接 ➤ **艾灸疗法应用**

一般认为，灸法只适用于寒证、阳虚证，对于实热证、阴虚有热证患者不应施灸，因灸火易助阳助火，耗损津血阴液。《医学入门》："虚者灸之，使火气以助元气也；实者灸之，使实部随火气而发散也；寒者灸之，使其气复温也；热者灸之，引郁热之气外发，火就燥之义也。"

虽历代医籍有"热证禁灸"的记载，但更有大量"热证用灸"的记载。《灵枢·背腧》中提到"以火补者，毋吹其火，须自灭也；以火泻之，疾吹其火，传其艾，须其火灭也"，指出艾灸也有补泻，其差异在于操作方面的不同。孙思邈根据阴阳学说，认为艾灸可促进阳生阴长，达到阴平阳秘。其在《备急千金要方》曰："虚热闭塞，灸第二十一椎，两边相去各一寸五分"，提出虚热证可灸背部膀胱经。

（二）耳穴贴压疗法

1. **取穴** 主穴取神门、皮质下、心、肾、内分泌。依选穴原则、辨证分型进行治疗，配穴选取原则为：肝郁化火加肝、三焦；心火亢盛加耳尖放血；痰火扰心加脾、大肠；心虚胆怯加胆；心肾不交加肾、肝；心脾两虚加脾、小肠。

2. **操作方法**（图 5-2）

（1）用 75% 乙醇对耳郭皮肤进行消毒，待完全干燥后，用探针对穴位敏感点进行探知，压力应保持适中，然后加压留印。

（2）应用胶布（0.5cm×0.5cm）对准并粘贴压印处，稍施压力，嘱咐家属及患者每日按压各穴 3~5 次，每次 1~3 分钟，临睡前按压 1 次，效果更佳。

（3）按压后耳郭发胀、发热，耳穴局部有麻、痛、酸感，以患者耐受度为限；交替按压患者两耳，3 天更换 1 次。

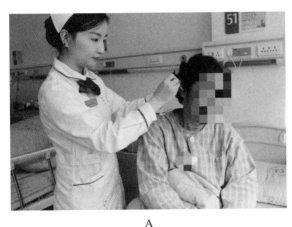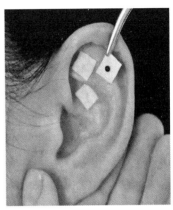

A

B

图 5-2　耳穴贴压疗法

A. 耳穴贴压操作；B. 耳穴贴压。

3. 注意事项

（1）耳郭局部有炎症、冻疮或表面皮肤有溃破者，有习惯性流产史的孕妇等不宜施行。

（2）选择一侧耳穴，双侧耳穴轮流使用。夏季易出汗，留置时间 1~3 天；冬季留置时间 3~7天。

（3）观察患者耳部皮肤情况，留置期间应防止胶布脱落或污染；对普通胶布过敏者改用脱敏胶布。

（4）患者侧卧位耳部感觉不适时，可适当调整。

（5）对糖尿病、肢体麻木及感觉迟钝的患者注意观察耳部皮肤情况。

（6）皮肤疾病、淋巴水肿患者慎用。

（三）穴位敷贴疗法

1. 选药

穴位敷贴方药多根据传统治疗失眠方药组方原则，注重选择具有养心安神解郁功能的药物。

2. **取穴** 多选归心、肺、肝、肾经穴位，常选择神阙穴、涌泉穴等。

3. **操作方法**（图 5-3）

（1）把所选药物打成极细粉末，混匀，干燥放置备用。

（2）综合评估患者，取适量药粉用赋形剂调成糊状，搓成丸，大小约 1cm×1cm，敷贴于相关穴位，每次敷贴 6～8 小时，每日 1 次。

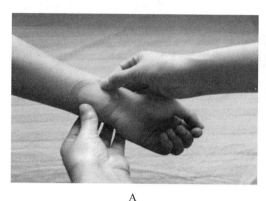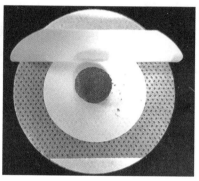

A   B

图 5-3　穴位敷贴疗法

A. 穴位敷贴（内关穴）；B. 敷贴用药。

4. **注意事项**

（1）孕妇的脐部、腹部、腰骶部及某些敏感穴位，如合谷、三阴交等处都不宜敷贴，以免局部刺激引起流产。

（2）皮肤疾病、水肿者禁用。

（3）敷贴部位应交替使用，不宜单个部位连续敷贴。

（4）患处有红肿及溃烂时不宜敷贴药物，以免发生化脓性感染。

（5）皮肤上残留药物不宜使用肥皂或刺激性物品擦洗。

（6）敷药后，如出现红疹、瘙痒、水疱等过敏现象，应暂停使用，报告医师，配合处理。

知识链接 ▶ **穴位敷贴疗法**

1. 吴茱萸研磨成细粉，取 9g 添加白醋，调制成糊状，药物放在油纸上并推开，做成药饼状备用，厚度 1cm 即可。每日晚上，温水泡脚 20 分钟，随后将药饼贴在双侧涌泉穴，每晚8时至次日晨8时为贴敷时间，留置6~8小时。此方适合所有证型的轻度失眠。

2. 炒酸枣仁20g、黄连10g、肉桂10g、牡丹皮10g、首乌藤10g、合欢皮10g。以上药物研细末过60目筛，用姜汁调和制成1cm×1cm药饼，贴于手部神门穴、下肢部三阴交穴，贴敷后顺时针轻轻点按揉穴贴处。贴敷时间为6~8小时，每日1次。此方适合阴虚火旺型失眠。

3. 丹参15g、首乌藤20g、丁香15g，研成粉末，用蜂蜜调匀，夜间入睡时贴敷于双侧三阴交穴。此方适合肝火扰心型失眠。

4. 黄连5g、山药20g、茯神15g、肉桂5g，研磨成末后用食醋调成糊，贴敷前用热水将脚洗净，睡前贴敷到涌泉、心俞、肾俞等穴位，于次日晨起时取下。此方适合心肾不交型失眠。

（四）五音疗法

1. **选曲** 在《中国传统五行音乐正调式》中，按照失眠的分型从宫商角徵羽5种曲调中选择。根据失眠症患者中医辨证的病位和病证虚实来确定乐曲的调式及其阴韵、阳韵。以痰热内扰型失眠症为例，根据脏腑辨证，定位于脾和肺，分别对应宫调式和商调式乐曲；每种调式乐曲有阳韵和阴韵之分，阳韵乐曲补益脏虚，阴韵乐曲清泄脏实，根据虚实辨证，痰热内扰型失眠多为实证，应选取阴韵乐曲，故最终选取宫调式阴韵和商调式阴韵乐曲。因而，痰热内扰型失眠症患者的治疗曲目多采用宫调式阴韵乐曲《玉液还丹》和商调式阴韵乐曲《秋风清露》。同理，心脾两虚型失眠症患者选用徵调式阳韵乐曲和宫调式阳韵乐曲《荷花映日》和《黄庭骄阳》；阴虚火旺型则选用徵调式阴韵乐曲《雨后彩虹》和羽调式阳韵乐曲《伏阳朗照》；肝郁化火型则选用角调式阴韵乐曲《碧叶烟云》；心胆气虚型则选用徵调式阳韵乐曲和角调式阳韵乐曲《荷花映日》和《玄天暖风》。

2. **操作方法**（图5-4）

（1）将音乐设备中医养生音乐MP3下载到光盘或手机等辅助设备。

（2）保持环境清静、空气流通。

（3）音量调至50~60dB，具体以患者舒适为度。

（4）根据子午流注播放音乐：遵循一日之中的时辰与五行相应理论，角调式曲目于寅时（3：00—5：00）与卯时（5：00—7：00）施乐；徵调式曲目于巳时（9：00—11：00）与午时（11：00—13：00）施乐；宫调式曲目于丑时（1：00—3：00）与辰时（7：00—9：00）施乐；商调式曲目于申时（15：00—17：00）与酉时（17：00—19：00）施乐；羽调式曲目于子时（23：00—1：00）与亥时（21：00—23：00）施乐，每次30分钟。

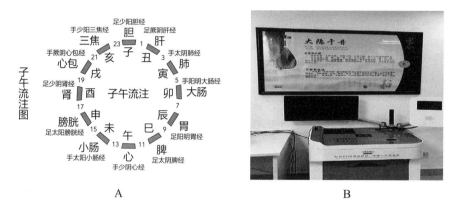

图 5-4　五音疗法

A. 子午流注图；B. 五音疗法。

3. 注意事项

（1）环境安静，音乐设备齐全。

（2）严重肿瘤并发症者、合并有严重危及生命的原发性疾病者、精神疾病者、妊娠或哺乳期妇女禁用此疗法。

（五）中药沐足疗法

1. **沐足药物**　选用安眠沐足方，药物组成：黄连 9g，肉桂 16g，夜交藤 20g，合欢皮 20g，茯神 10g，酸枣仁 20g，丹参 30g，依据失眠辨证及其他症状加减。

2. **操作方法**（图 5-5）

（1）配制中药处方，将中药材磨粉、装包，而后浸泡于热水中或将煎好的药液放至约 40℃。

（2）沐足时，保持热水或药液平面高于踝关节，水温调整并保持约 40℃，每日睡前 1 小时足浴 1 次，每次 20 分钟。

（3）以患者后背微微出汗或是额头出汗为度，严禁大汗。

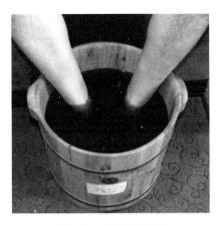

图 5-5 中药沐足疗法

3. 注意事项

（1）心脏病患者、严重高血压患者、妇女妊娠和月经期间慎用。有肢体动脉闭塞性疾病、糖尿病足、肢体干性坏疽等疾病患者，沐足时药液温度不可超过 38℃，应注意防止烫伤。

（2）沐足过程中密切观察患者有无胸闷、心慌等症状，注意避风，冬季注意保暖，洗毕应及时擦干药液和汗液，暴露部位尽量加盖衣被。

（3）足部患有皮肤病、局部皮肤破损及对沐足药物过敏者禁用。

（4）所用物品需清洁消毒，用具一人一份一消毒，避免交叉感染。

知识链接 **失眠辨证施药**

1. 心火上炎型

（1）症状：心烦不寐，躁扰不宁，怔忡，口干舌燥，小便短赤，口舌生疮，舌尖红，苔薄黄，脉细数。

（2）选药：可选朱砂安神汤沐足，以清心泻火，宁心安神。方中朱砂重镇安神；黄连清心泻火除烦；生地、当归滋阴养血。炙甘草调和诸药，防朱砂伤胃。

2. 肝郁化火型

（1）症状：急躁易怒，不寐多梦，甚至彻夜不眠，伴有头晕头涨，目赤耳鸣，口干而苦，便秘溲赤，舌红苔黄，脉弦而数。

（2）选药：可选龙胆泻肝汤沐足，以清肝泻火，镇心安神。龙胆草、黄芩、栀子清肝泻火；泽泻、木通、车前子利小便而清热；柴胡疏肝解郁；当归、生地黄养血滋阴柔肝；甘草和中。

3. 痰热内扰型

（1）症状：不寐，胸闷心烦，恶心，嗳气，伴有头重目眩，口苦，舌红苔黄腻，脉滑数。

（2）选药：可选黄连温胆汤，以和中安神。若心悸动甚，惊惕不安，加珍珠母、朱砂以镇惊安神定志。若实热顽痰内扰，经久不寐，或彻夜不寐，大便秘结者，可用礞石滚痰丸降火泄热，逐痰安神。

4. 阴虚火旺型

（1）症状：心烦不寐，心悸不安，腰酸足软，伴头晕，耳鸣，健忘，遗精，口干津少，五心烦热，舌红少苔，脉细而数。

（2）选药：可选黄连、黄芩、熟地黄、茯苓等药物煎成汤剂沐足，以滋阴降火，清心安神。熟地黄、茯苓滋补肾阴；黄连、黄芩直折心火。

5. 心脾两虚型

（1）症状：多梦易醒，心悸健忘，神疲食少，头晕目眩，伴有四肢倦怠，面色少华，舌淡苔薄，脉细无力。

（2）选药：可选归脾汤，以补益心脾，养心安神。人参、白术、黄芪、甘草益气健脾；当归、龙眼肉补血养心；酸枣仁、茯苓、远志宁心安神；木香理气醒脾。

6. 心胆气虚型

（1）症状：心烦不寐，多梦易醒，胆怯心悸，触事易惊，伴有气短自汗，倦怠乏力，舌淡，脉弦细。

（2）选药：可选酸枣仁汤，以养血安神、清热除烦。酸枣仁养血补肝，宁心安神；茯苓宁心安神；知母滋阴清热；川芎理气疏肝；生甘草清热和中。

知识链接 ► **失眠综合疗法**

1. 马文慧等运用针刺结合艾灸的方法治疗失眠。针刺取穴：安眠、上脘、关元等，配合火龙灸。操作：在患者的背部平铺灸疗药物羌活、川芎、威灵仙、延胡索、牛膝等，将艾绒铺在药物上点燃。经过一个月的治疗，患者的睡眠质量提高，总有效率为 92.3%。

2. 刘利采取中药浴足配合耳穴治疗失眠。沐足方：柏子仁、熟地黄、远志等，将中药加入热水，温度为40度，每次1天。耳穴取穴：交感、脾、肾、神门等，将做好的耳穴贴按压在穴位上，并进行按摩。治疗结束后患者的睡眠情况好转，总有效率为94%。

3. 王华兰等采用艾灸双侧涌泉穴和足三里穴配合捏脊治疗失眠。每次每穴各灸20分钟。施灸后，令患者俯卧，用捏脊法操作。每次捏3~5遍，每日1次，10次为1疗程。总有效率为96.7%。

4. 吴狄采用针刺联合中药和推拿的方法治疗失眠。针刺取穴：百会、阴郄、申脉等，中药方为党参、陈皮、炙甘草等。推拿手法为一指禅手法，在头面部进行放松治疗。治疗结果显示，联合疗法的临床疗效好于单纯针刺组，联合疗法的有效率明显高于单纯针刺组。

六、膳食指导

中医自古就有"药食同源"之说，药膳疗法以药物、食物做成药膳治疗疾病，亦可治疗失眠，针对失眠的不同证型可以使用不同的药膳方。

（一）心脾两虚型

参龙炖猪心

原料：党参15g，龙眼肉12g，猪心1个。

做法：将猪心洗净切块，与党参、龙眼肉同放炖盅内，水适量，隔水炖熟，调味后服用。

功效：益气，养血，安神。

（二）阴虚火热型

麦冬饮

原料：麦冬5g，茯苓5g，人参3g。

做法：麦冬去心，与人参、茯苓切薄片，混匀备用。每日一剂，分次取适量用开水泡饮。

功效：益气，生津。

（三）肝郁化火型

柴胡决明子粥

原料：柴胡 15g，决明子 20g，菊花 15g，冰糖 15g，大米 100g。

做法：柴胡、决明子、菊花三味水煎，去渣取汁，与大米同煮粥，趁热加入冰糖煮至融化。每日一剂，分两次服用。

功效：清热平肝，降压通便。

（四）痰热内扰型

樟茶鸭子

原料：鸭子 1 只，樟木屑 100g，茶叶 50g，川贝母 10g。

做法：樟木屑、茶叶、葱混合铺于锅底，鸭子放置木架上，离樟木屑等混合物寸许，加盖、熏蒸，蒸制八分熟取出，放入油中煎炸。

功效：健脾化湿，宽胸理气。

（五）心火上炎型

百合粳米粥

原料：生百合 30g，粳米 100g。

做法：上述材料洗净后共煮，粥成后加入白糖或冰糖调味。每日一次。

功效：养阴润肺，宁心安神。

（六）心胆气虚型

酸枣仁粥

原料：酸枣仁 15g，粳米 100g。

做法：先以粳米煮粥，临熟，下酸枣仁末再煮。

功效：宁心安神，敛汗生津。

（七）胃气不和型

半夏秫米汤

原料：半夏 10g，秫米 30g。

做法：上述材料洗净，加水 800ml，煮沸后小火煮 20 分钟，睡前半小时服。

功效：和胃化浊、养心安神。

同时，牛奶和蜂蜜水可有效促进睡眠，睡前饮适量热牛奶或蜂蜜水，但量不应太多，以免患者夜尿增多而影响睡眠。

七、健康教育

1. 顺应四时变化，合理安排睡眠及活动时间。《素问·四气调神大论》中提到"春三月……夜卧早起……以使志生；夏三月……夜卧早起……使志无怒；秋三月……早卧早起……使志安宁；冬三月……早卧晚起……使志若伏若匿。"因此，春夏季应顺应阴消阳长的趋势，晚睡早起，秋冬季顺应阳消阴长的趋势，秋季早睡早起，冬季早睡晚起，顺应四时变化调节睡眠周期养神安神，使形神调和。

2. 适当运动可提高肿瘤患者的免疫功能，调节神经内分泌水平，如瑜伽、气功、八段锦、太极拳等运动可使肌肉放松，减少平均睡眠潜伏期，调节神经和体液因子，使意念集中，形神协调。

3. 创造优雅宁静、光线柔和、空气流通、温度适中的环境，对于息梦安眠有重要的作用。

4. 保持正确的睡姿，多取右侧卧位，身体自然屈曲。

5. 睡眠的方位，以东西向为好。唐代著名医家孙思邈曰："凡人卧，春夏（头）向东，秋冬（头）向西。"现代医学也认为，东西向方位睡眠能够减少地球磁场对人体的影响。

八、病例讨论

（一）病例简介

患者李某，男，56岁。

1. **入院日期**　2020年3月4日。

2. **主诉**　失眠4天。

3. **现病史**　2019年7月2日，患者因肝脏肿瘤于外院行"腹腔镜探查＋肝部分切除术＋腹腔引流术"，术后病理提示"中分化肝细胞癌"。患者2020年3月1日无明显诱因出现频繁恶心、干呕。2020年3月3日于某医院就诊，诉 1 天前出现呕血，为鲜红色血液，量约 200ml；至 23 点，再次出现多次呕血，总量约 800ml，伴头晕、心悸、出冷汗。入院见患者神疲乏力，食欲、睡眠欠佳，二便调。舌质偏暗，或有瘀点、瘀斑，苔薄，脉弦细或涩。

4. **生命体征**　T：36.7℃，P：76 次 /min，R：18 次 /min，BP：128/64mmHg。

5. **既往史**　慢性乙型肝炎病史 10 年余。否认急性传染病史，幼年曾接种卡介苗、脊髓灰质炎疫苗、百白破混合疫苗，已多年未接受预防接种。否认重大外伤史，否认食物及药物过敏史，否认输血史、输注血制品史。

6. **相关实验室检查**

项目	正常值	3月4日	3月6日	3月7日	3月14日
白细胞总数 /（×10⁹/L）	4 ~ 10	8.09	8.04	8.09	12.86 ↑
血红蛋白 /（g/L）	110 ~ 150	75 ↓	68 ↓	75 ↓	70 ↓
血小板 /（×10⁹/L）	100 ~ 300	112	99 ↓	112	185
白蛋白 /（G/L）	35 ~ 55	—	27.2 ↓	—	27.7 ↓
谷丙转氨酶 /（U/L）	5 ~ 40	—	75 ↑↑	—	36.1
谷草转氨酶 /（U/L）	8 ~ 40	—	772.8 ↑↑	—	183.6 ↑

（二）诊断

1. **望诊**　患者神志清楚，神疲乏力，舌暗，苔薄。
2. **闻诊**　语言流畅，应答自如，未闻及异常气味。
3. **问诊**　肝癌综合治疗后 1 年余，呕血 2 天，难入睡。
4. **切诊**　脉沉细。
5. **专科查体**　左下腹轻压痛，手足皮肤、臀部皮肤可见大片结痂。
6. **中医诊断**　肝积（肝郁化火证）。
7. **西医诊断**　肝癌（肝癌切除术后免疫治疗后）。

（三）辨病辨证

肝脏气滞血瘀，络脉阻滞，则右胁下癌块，质硬拒按，胁痛引背，入夜更甚，脘腹胀满，纳呆乏力，大便溏或干。舌质偏暗，或有瘀点、瘀斑，苔薄，脉弦细或涩，四诊合参，辨证为肝郁化火证。

（四）中医护理

1. 中医特色技术

（1）耳穴贴压疗法：取神门、交感、心、肝、脾、肾、胃、皮质下，临睡前按压1次，效果更佳。有调理脾肾，养心安神，改善患者睡眠的作用。

（2）中药沐足疗法：选龙胆泻肝汤沐足，有清肝泻火，镇心安神功效。将龙胆草、黄芩、栀子、木通、车前子、柴胡、当归、生地、甘草等中药材打粉装包浸泡于热水中，或将煎好的药液放置到40℃左右为患者施行沐足，在足浴时，保持水平面高于踝关节，水温调整和保持在40℃左右，每日睡前1小时足浴1次，每次20分钟。以患者后背微出汗或额头出汗为度，严禁大汗。

2. 合理膳食

以优质蛋白、高维生素、易消化食物为宜，避食生冷、辛辣刺激性食品；多食益气养阴之品。可食用柴胡决明子粥：柴胡15g，决明子20g，菊花15g，冰糖15g，大米100g。柴胡、决明子、菊花三味水煎，去渣取汁，与大米煮粥，趁热加入冰糖至融化。每日一剂，分2次服用。

3. 情志调护

日常保持情绪稳定乐观，可看书、听有疏肝功效的音乐，如于寅时（3：00—5：00）与卯时（5：00—7：00）选用角调式阴韵曲目《碧叶烟云》，减轻焦虑。同时做好家属的思想工作，指导患者调整不良心理状态。

参考文献

[1] 林汉瑜，林海波，张毅敏，等.肿瘤相关性失眠的中医治疗[J].中医临床研究，2018，10(2):27-29.

[2] HEILA N G, WHITNEY E, SARAH S, et al. Factors that shape preference for acupuncture or cognitive behavioral therapy for the treatment of insomnia in cancer patients[J]. Supportive Care in Cancer,2018,26(7):2407-2415.

[3] 程国良，李静，姜兴伟，等.肿瘤相关性失眠的中医药干预研究[J].世界睡眠医学杂志，2016,3(6):363-367.

[4] ANN M B. Update on the state of the science: sleep-wake disturbances in adult patients with cancer[J]. Oncology Nursing Forum,2009,36(4):165-177.

[5] 朱德霞，游林艳，林标声．肿瘤患者化疗期间失眠原因及护理干预 [J]．福建医药杂志，2014,36(3):157-158.

[6] 陈艳，汪苗，张伟．癌症患者睡眠障碍的研究进展 [J]．护理学报，2011,18(9):26-29.

[7] 陈璐，康琳，江锦平，等．妇科肿瘤放疗患者睡眠障碍和疲乏的相关性研究 [J]．护理实践与研究，2010,7(4):16-18.

[8] PALESH O G, R J A, MUSTIAN K M, et al. Prevalence, demographics, and psychological associations of sleep disruption in patients with cancer: University of Rochester Cancer Center-Community Clinical Oncology Program[J]. Journal of Clinical Oncology, 2010,28(2):292-298.

[9] 李德珍，裴蓉，王抗战．施今墨论治失眠探析 [J]．中医研究，2013,26(6):63-65.

[10] 姚憬．裘昌林治疗不寐证临床经验 [J]．实用中医内科杂志，2001,15(3):15-16.

[11] 滕晶，张继香．谈失眠从心肝论治 [J]．山东中医杂志，2005(1):6-7.

[12] 袁拯忠，戴春秀，叶人，等．913 例失眠患者中医证型分布的影响因素分析 [J]．中华中医药杂志，2011,26(7):1587-1590.

[13] 刘波．揿针治疗心肾不交型失眠症疗效观察 [J]．现代中西医结合杂志，2020,29(6):629-632.

[14] 魏秀玲，张莘．耳穴埋豆对恶性肿瘤失眠患者影响研究 [J]．华南预防医学，2019,45(6):562-564.

[15] 李俏梅，段红梅，刘文文．耳穴埋豆治疗失眠的临床观察 [J]．中医临床研究，2016,8(2):37-38.

[16] 廉永红，马玉娟，秦晓君，等．中医五音疗法因时治疗原发性失眠症疗效观察 [J]．亚太传统医药，2018,14(5):146-148.

[17] 吴狄．中医针灸配合中药、按摩等方法综合治疗失眠的效果 [J]．临床医药文献电子杂志，2018,5(61):173.

[18] 马文慧，周钰，马新磊，等．针刺联合火龙灸治疗失眠症 [J]．吉林中医药，2017,37(11):1158-1160.

[19] 刘利．耳穴埋豆结合中药足浴治疗失眠症 50 例效果观察 [J]．深圳中西医结合杂志，2014,24(10):49-50.

第六章　肿瘤相关性抑郁

抑郁症（depression）是一种常见的精神疾病，其临床症状主要表现为长期、明显的情绪悲观、失眠、兴趣下降、食欲下降、情绪失控等，部分患者还会出现焦虑甚至精神沮丧等症状，更有甚者出现典型性悲观厌世和自杀心理。肿瘤相关性抑郁（cancer-related depression）是指由肿瘤诊断、治疗及其合并症等导致患者失去个人精神常态的情绪病理反应。这些症状都将影响患者及亲属的生存品质，降低其生活满意度，并对社会造成严重的压力。抑郁症的发病率逐年上升，目前我国已有超过 2 600 万人患该疾病，抑郁症已成为一种严重影响社会人群健康的多发性疾病。同时，由于民众对抑郁症缺乏正确的认知，使得患者就诊率低，病情更易恶化。临床研究证实，抑郁症是导致自杀发生率最高的一种疾病，有 10% ~ 15% 的抑郁症患者有自杀倾向。因此，明确抑郁症的发病机制及治疗措施，对抑郁症的治疗及预后有着重要意义。

一、中医病因病机

中医称肿瘤相关性抑郁为"郁证"，是指情志不畅、气血瘀滞所引起的以心情抑郁、胁肋胀痛、胸部满闷、情绪不宁、易怒善哭，或咽如有异物感等症状为主的一类病症。在古代，众多医家习惯将郁证概括为"脏躁""百合病"，也有医家称其为"癫证"或"梅核气"。

（一）情志失调

《黄帝内经》指出"郁证"的根源主要为情志失调、运化系统紊乱，最终令气机不能正常地运化，津液留滞造成郁结，故而得出了"木郁""土郁""火郁""金郁"以及"水郁"的典型五郁理论。《金匮要略·妇人杂病脉证并治》同样对该疾病症状及其形成机制作了深入的阐明，而梅核气又称为"咽中如有炙脔"或"百合病"，半夏厚朴汤以及甘麦大枣汤为代表性治郁方。明代医家虞抟在《医学正传》中首次提出了"郁病"的概念。张景岳在此基础上对各家观点做了总结，并对"情志之郁"作出解释："凡五气之郁，则诸病皆有，此因病而郁也。至若情志之郁，则总由乎心，此因郁而病也"，强调情志致郁，并重点对怒郁、思郁以及忧郁作了详细的证治阐述。张景岳还主张"因病致郁"，也就是之前疾病能够最终衍变为郁证。以肿瘤疾病为例，患者往往受病痛折磨，精神较常人更为脆弱，故更易发此病。

（二）脏腑失调

脏腑失调乃为郁证结果，脑主神明，五脏协调，相互制约、相互为用，可对脏腑功能起到较好的平衡作用。《云笈七签·元气论》中提到"脑实则神全，神全则气全，气全则形全，形全则百关调于内，八邪消于外"。患者过于担心疾病，气机极易失调，体内肝气郁结，若久不解除，肝脏也会疏泄失调，影响五脏正常的气血功能。患者若肝脏气机郁结，长期忧思必定会对脾脏造成损伤，导致脾气虚弱，气血失去生化之源，机体得不到补养，出现纳呆、身体消瘦等症状；劳神过度，机体心血过少，神形得不到补养，则会出现心悸、失眠多梦等症状；长时间患病，机体虚弱，肾脏亏耗，津液无法化血，将导致肝阴不足。肝脏肾脏都已经亏虚，患者就会出现头晕目眩、四肢麻木、腰腿疼痛的表现。

二、现代医学认识

（一）心理、社会因素

现代医学研究在抑郁产生的心理因素方面存在着不同的理论解释，包括精神分析、行为学、认知、自控等学说。有研究学者认为，重大应激性生活事件是导致抑郁症产生的主要原因之一，遗传学因素次之。有调查发现，抑郁症具有一定的遗传倾向，且血缘关系越亲近，患病率越高。通过深入研究得出以下结论：情感疾病的产生，主要是通过遗传、环境等因素共同作用的结果，属于异源性疾病。

（二）单胺类递质

有研究表明，抑郁的产生是由于患者脑内中枢、外周 5-羟色胺（5-HT）含量下降或缺乏。也有学者提出抑郁症去甲肾上腺素（NE）功能降低假说，该症状的产生主要是由于脑中缺乏 NE，中枢神经系统中 NE 含量下降，从而导致抑郁症，甚至躁狂症。

（三）神经内分泌因素

研究发现神经内分泌系统异常也会导致抑郁，尤其是下丘脑 - 垂体 - 肾上腺（HPA）轴、下丘脑 - 垂体 - 甲状腺（HPT）轴均与抑郁症有相关联系。若机体对甲状腺激素释放激素反应迟钝则产生重度抑郁。

（四）肠道微生物菌群失调

肠道微生物菌群是包括细菌在内的微生物集合体，它们栖息在人类宿主体内并与宿主相互作用，其作用范围广泛，既有对人体有益的细菌，又存在对人体有害的细菌。除了分解其他不可消化的食物和产生微量营养素外，肠道微生物菌群还可影响下丘脑 - 垂体 - 肾上腺轴，产生神经活性物质，如 γ- 氨基丁酸（GABA）以及短链脂肪酸（SCFA），影响免疫系统和肠道屏障。众多研究支持肠 - 脑轴，描述了肠道微生物菌群功能障碍在重度抑郁症中的可能作用，其与抑郁症之间的联系已经在炎症状态和肠道屏障健康的研究中得到证实。将患者肠道微生物群移植到无菌或缺乏微生物群的啮齿类动物身上，会导致抑郁样表现，包括快感缺乏和焦虑样行为，而在接受健康对照组微生物菌群移植的小鼠中没有出现此类表现。因此，肠道微生物菌群已经成为重度抑郁症病理生理学研究的一个新领域。

三、辨证思路

中医认为"郁证"多由气机郁滞、情志不舒所致，《黄帝内经》中提到"人有五脏，化五气，以生喜、怒、悲、忧、恐"，五气由五脏化生而成，过度忧思导致气结，最终引发抑郁。因此，郁证主要病因为情志所伤，病机为气机郁滞。脑为神之府，具有调节四肢百骸、脏腑阴阳的功能，故"脑"为该病的病位。郁病过久，易引起肝、肾、心、脾等脏腑出现亏虚的临床症状。由于因情发病，忧郁伤神，肝气不舒，情志过极，因此发病之初多表现为气滞，随后转化为火郁、血瘀、食滞、痰结等证，是由实证转化为虚证的慢性过程，故临床上在治疗时应以解郁、疏肝、理气为治疗原则。

《中医内科学》将本病分为 8 个证型：肝气郁结证、气郁化火证、血行郁滞证、痰气郁结证、心阴亏虚证、心脾两虚证、肝肾阴虚证、心神惑乱证。中医历代"郁"的概念以《黄帝内经》中五郁理论为纲领。自然界有五运之变，五郁之发；同样，人体有五脏之病，五郁之生。五脏气机郁滞不畅时，则可导致气郁、湿郁。病理情况下，肾阴不足，水不涵木，最易引起肝阴不足，从而导致肝阳上亢或肝肾阴虚并见，因此治疗策略上常采用"滋水涵木"的方法。疏泄肝气之余，亦不能忽视肾脏的功能维持，一方面可以补肝阴之不足，另一方面可以使气血调和，进而避免肝阳上亢及其他症状发生。不少医家认为，本病的形成和肝肾等多脏腑之间有紧密的关联。《丹溪心法》同样提出气、火、食、血、痰、湿的六郁之说，以调理气血为着眼点，疏畅情志。

四、护理要点

1. 保持室内安静，禁止喧哗，避免打扰、人多嘈杂，病室光线宜暗，避免强烈光线刺激。

2. 注意劳逸结合，夜间看书学习时间不宜太迟，保证充足的睡眠，消除加重患者病情的不良环境和刺激。

3. 起居有常，劳逸有度，适当运动，增强体质。

4. 注意加强巡视患者的情绪变化，注意有无自杀倾向。

5. 不易入睡、易醒、早醒的患者，应鼓励或陪伴患者白天多活动，不要长时间卧床，入睡前放松情绪，必要时使用药物助眠。

五、常用中医护理适宜技术

（一）艾灸疗法

1. **取穴** 主穴取百会、心俞、脾俞。太冲为足厥阴肝经输穴、原穴，能疏理肝气、清肝泻火、镇肝息风、平肝潜阳、清头目、降血压。

2. **操作方法**

（1）将点燃的艾条对准患者百会、心俞、脾俞及太冲。

（2）艾灸时艾条距离穴位约 3~4cm，温度以患者感觉舒适为度，及时弹掉艾灰，注意观察皮肤情况并询问患者感受，每次治疗 30~45 分钟。

（3）每日治疗 1 次，10 次为 1 个疗程，1 个疗程结束后休息 3 天再进行下一疗程。

3. 注意事项

（1）大血管处，皮肤感染、溃疡、瘢痕处，有出血倾向者不宜施灸。空腹或餐后一小时以内不宜施灸。

（2）一般情况施灸顺序自上而下，先头身，后四肢。

（3）施灸时防止艾灰脱落烧伤皮肤或衣物。

（4）注意观察皮肤情况，对糖尿病、肢体麻木及感觉迟钝的患者，尤应注意防止烧伤。

（5）如局部出现小水疱，无需处理，可自行吸收；若水疱较大，可用无菌注射器抽吸疱液，用无菌纱布覆盖。

（6）对艾灸有严重过敏史、不耐受、头部肿瘤患者，局部皮肤破损者，长期服用精神类药物或镇静安眠药物、患有阻塞性睡眠呼吸暂停综合征的患者慎用艾灸疗法。

知识链接 抑郁综合疗法

1. 王亚丽等针刺治疗抑郁症患者 23 例。针刺选取主要穴位为巨阙、内关、足三里、膻中等，并自创百笑灸法进行对照治疗。与单纯的针刺法比较，合并使用灸法治疗时明显得到更优的汉密尔顿抑郁量表（HAMD）评分，治疗有效性更高。此研究表明百笑灸对治疗抑郁症有显著疗效。

2. 邓艳莉等运用温和灸疗法对肝气郁结型抑郁症患者进行治疗，主要选取的穴位为百会、内关、太冲、合谷。通过对照试验发现，病患抑郁情况得到明显改善，与口服盐酸氟西汀治疗相比，温和灸治疗有效率明显增加。温和灸疗法治疗肝气郁结型抑郁症有显著疗效，温和灸疗法明显优于口服盐酸氟西汀疗法。

3. 邹生燕等对 54 例心脾两虚型抑郁症患者进行治疗，对患者进行随机分组，对照组进行常规治疗和护理，试验组进行艾灸治疗，治疗后，试验组患者抑郁评分明显低于对照组。

（二）经穴推拿疗法

1. **取穴** 选取百会、外关、合谷、太冲、肝俞、胆俞等。

2. **操作方法** 选取穴位，运用揉法、按法进行经穴推拿，每穴按摩 5 分钟，每日早、晚 2 次。

3. 注意事项

（1）肿瘤患者、感染患者及女性经期腰腹部慎用，妊娠期腰腹部禁用经穴推拿技术。

（2）操作前应修剪指甲。

（3）在操作时需要辅助推拿介质，以保护皮肤。

（4）操作时用力要适度。

（5）操作过程中，注意保暖。保护患者隐私。

（6）严重心血管疾病患者禁用，心脏搭桥患者慎用叩击法。

（三）耳穴贴压疗法

1. 取穴 选取心、脾、肝、肾、神门、交感、皮质下。

2. 操作方法

（1）用 75% 乙醇对耳郭皮肤进行消毒，待完全干燥后，用探针对穴位敏感点进行探知，压力应保持适中，然后加压留印。

（2）应用胶布（0.5cm×0.5cm）对准并粘贴压印处，稍施压力，嘱咐家属及患者每日按压各穴 3～5 次，每次 1～3 分钟，临睡前按压 1 次，效果更佳。

（3）按压后耳郭发胀、发热，耳穴局部有麻、痛、酸感，以患者耐受为限；交替按压患者两耳，3 天更换 1 次。

3. 注意事项

（1）耳郭局部有炎症、冻疮、表面皮肤溃破者及有习惯性流产史的孕妇不宜施行。

（2）耳穴贴压疗法每次选择一侧耳穴，双侧耳穴轮流使用。夏季易出汗，留置时间 1～3 天，冬季留置时间 3～7 天。

（3）观察患者耳部皮肤情况，留置期间应防止胶布脱落或污染；对普通胶布过敏者改用脱敏胶布。

（4）患者侧卧位耳部感觉不适时，可适当调整。

（5）对糖尿病、肢体麻木及感觉迟钝的患者，应注意观察其耳部皮肤情况。

知识链接 ▶ **耳穴贴压综合疗法**

1. 陈俊玲等对 60 例卒中后抑郁症患者进行耳穴贴压联合中药治疗，结果表明耳穴贴压联合中药治疗效果明显优于西药联合中药的效果。

2. 朱永刚等选取 60 名抑郁症患者，分为耳压组、头针 + 耳压组及对照组（服用帕罗西汀片），结果显示头针 + 耳压组疗效显著高于其他两组。

3. 岳琳选取 113 名抑郁症患者进行随机分组治疗，其中头针治疗组和耳穴压豆治疗组为对照组，联合治疗组为观察组，在连续进行 4 周的治疗后发现，观察组 HAMD 评分明显低于其余两组。

（四）拔罐疗法

1. **取穴** 本病主要症结在肝、心、脾三脏，选取内关和太冲为主穴，有理气开郁、调畅气机的功效。肝气郁结型抑郁，可配肝俞、期门和膻中以疏肝解郁；气郁化火型抑郁，配肝俞清肝泻火，足三里、脾俞以健脾和胃、安神；忧思过重，久则伤心神，导致气血不足，心失所养，故心脾两虚型抑郁配足三里、脾俞和心俞，以健脾养心、补血益气；气滞血瘀型抑郁加配丰隆、膻中、血海，以活血散瘀，化痰散结。

2. **操作方法** 利用燃烧、抽吸、蒸汽等方法使罐内形成负压，将罐体吸附在相应穴位上。留罐 5 ~ 10 分钟，以不出水疱为度。每周干预 2 次，15 次为 1 个疗程（图 6-1）。

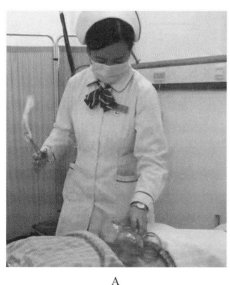
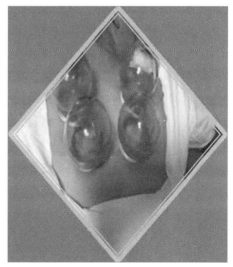

A   B

图 6-1 拔罐疗法

A. 拔罐疗法（操作中）；B. 拔罐疗法（留罐）。

3. 注意事项

（1）凝血机制障碍、呼吸衰竭、严重心脏病、严重消瘦、孕妇等人群的腹部、腰骶部及严重水肿部位不宜拔罐。

（2）拔罐时，选择适当体位和肌肉丰满的部位，骨骼凹凸不平及毛发较多的部位均不适宜。

（3）面部，儿童、年老体弱者拔罐的吸附力不宜过大。

（4）拔罐时要根据不同部位选择大小适宜的罐，检查罐口周围是否光滑，罐体有无裂痕。

（5）拔罐和留罐中要注意观察患者的反应，患者如有不适感，应立即起罐；有严重不适感时可让患者平卧，保暖并饮热水或糖水，还可揉内关、合谷、太阳、足三里等穴缓解。

（6）起罐后，皮肤会出现与罐口相当大小的紫红色瘀斑，为正常表现，数日方消除；如出现小水疱，不必处理，可自行吸收；若水疱较大，消毒局部皮肤后，用注射器吸出液体，覆盖消毒敷料。

（五）五音疗法

1. 选乐

（1）肝气郁结型：选用角调式乐曲《江南丝竹乐》，以调节肝胆疏泄功能，促进人体气机的升发条畅。

（2）气郁化火型：肝之实证应选其所不胜之脏的商音，即选择商调式乐曲《寒江残雪》，以宣悲消气。

（3）痰气郁结型：脾之虚证选用其本脏音，即选用宫调式乐曲《秋湖月夜》，以调节脾胃的升降功能，促进痰气消散。

（4）心脾两虚型：脾之虚证可用其本脏音，即选用宫调式乐曲《良宵》，以健脾养心，补益气血。

（5）心肾阴虚型：肾之虚证可用其本脏音，即选用羽调式乐曲《江河水》，以滋养阴精，补益肝肾。

（6）心神失养型：心之实证选择其所不胜之脏的羽音，即选择羽调式的乐曲《江河水》，甘润缓急，养心安神。

2. 操作方法
保持安静休息 15 分钟后，进行治疗。根据不同的证型予以相应调式音乐。每日 1 次，每次 24 分钟，3 周为 1 个疗程。

3. 注意事项

（1）环境安静，音乐设备齐全。

（2）有严重肿瘤并发症与合并症者，或合并有严重危及生命的原发性疾病、精神疾病者，妊娠或哺乳期妇女禁用此疗法。

知识链接 ▶ 抑郁症五音联合疗法

1. 潘燕军等发现五音疗法结合药物在改善抑郁症睡眠障碍中具有明显增效作用。

2. 张海兰等研究发现五音疗法联合针刺治疗可明显减轻肝气郁结型抑郁症患者的抑郁症状。

3. 多项研究显示，五音疗法联合行为认知疗法、心理疗法或针刺疗法可以显著减轻产妇的产后抑郁症。

4. 有研究报道单纯五音疗法或联合针刺疗法能有效改善卒中后患者抑郁症状。

可见，五音疗法对各类抑郁症治疗效果较佳。

（六）综合干预

目前临床上更多开展两种或多种中医疗法联合进行干预，取长补短，以期达到更好效果。

知识链接 ▶ 抑郁症中医联合疗法

1. 吕士琦采用针刺联合走罐疗法，针刺百会、神庭、印堂、太冲等，走罐取腰背部督脉、足太阳膀胱经及其背俞穴。结果显示针刺联合走罐治疗郁证的总有效率（84.4%）优于单纯针刺组（71.9%）。

2. 张耀敏对30例抑郁患者采用隔玉灸联合音乐疗法。主要选取穴位为膻中、神阙、命门，对照组30例予盐酸氟西汀口服治疗。结果显示治疗组总有效率为82.76%，优于对照组。

3. 朱炜等提出的中医安神护理，包括足部熏洗、穴位按摩及安神贴敷眼罩等，取得了较好的治疗效果。

4. 有文献报道口服柴胡疏肝汤加味、刺血拔罐配合心理治疗的总有效率（97.06%）明显优于口服盐酸帕洛西汀片配合心理治疗（82.35%）。

5. 曹柏龙等对比养心开郁汤联合八段锦运动疗法和西医基础治疗的效果，结果显示前者总有效率（87.5%）明显优于后者（60.71%）。

六、膳食指导

中医药膳食疗法可以治未病，调理机体，亦可依据不同病症配合药物治疗，进行辨证施膳，促进疾病痊愈，已在抑郁症等慢病管理中体现出独特优势。

（一）肝气郁结型

香附川芎焖肉

原料：川芎 10g，香附、茶叶各 5g，瘦猪肉 100g。

做法：川芎、香附、茶叶用纱布包好，与瘦猪肉一起放入砂锅，加水焖熟后，去纱布包放盐、料酒、味精调味，放温服用。

功效：疏肝解郁，理气和中。

（二）气郁化火型

玫瑰花粥

原料：玫瑰花 10g，粳米 50g。

做法：粳米洗净加水适量，煮沸后改文火，至快熟时加入玫瑰花煮 3 分钟，放温服用。

功效：疏肝解郁，行气和血，清热解忧。

（三）痰气郁结型

佛手姜汤

原料：佛手 10g，生姜 2 片，白砂糖适量。

做法：生姜去皮切片，佛手洗净，一齐放入锅内，加水适量，煮 1 小时，去渣留汁，加入适量白糖。

功效：行气开郁，化痰散结。

（四）心脾两虚型

柏子仁煨花生

原料：柏子仁 15g，花生 50g。

做法：柏子仁晒干、去壳，花生温水泡 1 小时，捞出与柏子仁一同入锅，加水用小火煨至熟烂。

功效：健脾养心，补益气血。

（五）心肾阴虚型

芝麻粥

原料：黑芝麻 30g，粳米 100g。

做法：黑芝麻晒干后炒熟研碎，再与粳米同煮作粥。

功效：滋补肝肾。

（六）心神失养型

百合鸡子汤

原料：鲜鸡蛋 3 个，百合 60g，蜂蜜适量。

做法：百合清水浸泡，鸡蛋去蛋清留蛋黄，百合放入锅中加清水适量，煮沸后小火煲 2 小时，放入蛋黄搅拌，加入适量蜂蜜。

功效：滋阴安神，润养心肺。

七、健康教育

1. 顺应四时变化，合理安排睡眠及活动时间。春夏季应顺应阴消阳长的趋势，晚睡早起，秋冬季顺应阳消阴长的趋势，秋季早睡早起，冬季早睡晚起，顺应四时变化调节睡眠周期以养神安神，使形神调和。

2. 适当的运动可放松肌肉，提高肿瘤患者免疫功能，调节神经内分泌水平，如瑜伽、气功、八段锦、太极拳等运动。八段锦通过"以心行气"的活动，使心神有所托，转移抑郁、焦虑情绪，抵制不良思想意识侵入，有助于调节焦虑和失眠。

3. 创造优雅宁静、光线柔和、空气流通、温度适中的环境，对于宁心安神有重要的作用。

4. 指导患者撰写积极心理日志，通过关注和记录生活中美好、幸福的事情，减少抑郁情绪。

5. 医护人员及家属多与患者沟通交流，使之树立战胜疾病的信心，并感受家人的关爱，舒缓情绪，积极配合治疗。

八、病例讨论

（一）病例简介

患者张某，男，36 岁。

1. **入院日期**　2020 年 3 月 20 日。

2. **主诉**　情绪低落，容易犯困。

3. **现病史**　患者近 2 周容易困倦，情绪不高，1 个月前无明显诱因下出现吞咽不畅，吞咽硬食物有哽塞感。2020 年 3 月 20 日于某医院就诊，抑郁量表评分 66 分。入院症见：神清，精神疲倦，食欲欠佳，二便调。舌淡、苔薄白，脉浮紧。

4. **生命体征**　T：36.5℃，P：76 次 /min，R：18 次 /min，BP：118/66mmHg。

5. **既往史**　否认糖尿病病史，否认重大外伤史，否认食物及药物过敏史，否认输血史、输注血制品史。

6. **相关实验室检查**

项目	正常值	3 月 20 日	3 月 21 日	3 月 22 日	3 月 29 日
白细胞总数 /（×10⁹/L）	4 ~ 10	10.61 ↑	11.72 ↑	11.98 ↑	12.86 ↑
红细胞沉降率 /（mm/L）	< 20	26.1 ↑	—	—	6.8
淋巴细胞百分比 /%	20 ~ 40	27.8 ↑	10 ↓	18 ↓	21

（二）诊断

1. **望诊**　神志清楚，形体适中，舌淡，少苔。

2. **闻诊**　语言流畅，应答自如，未闻及异常气味。

3. **问诊**　神疲乏力，睡眠欠佳（难入睡）。

4. **切诊**　脉浮紧。

5. **专科查体**　吞咽不畅。

6. **中医诊断**　噎膈（痰气郁结证）。

7. **西医诊断**　胸中下段食管癌。

（三）辨病辨证

患者因平素饮食不节，忧思伤脾，脾伤则气结，运化失司，水湿内停，故见食欲欠佳，恼怒伤肝，致肝郁气滞，瘀血、痰气交阻，阻于食管、胃，痰气郁结，抑郁加重，中医属"噎膈"范畴。舌淡，少苔，脉浮紧，四诊合参，辨证为痰气郁结。

（四）中医护理

1. 中医特色技术

（1）艾灸疗法：取百会、心俞、脾俞、太冲，以振奋督脉之气、静心安神、补肾健脾、疏肝理气，改善患者抑郁症状。

（2）经穴推拿疗法：取百会、合谷、太冲、肝俞、胆俞，运用揉法、按法进行经穴推拿，每穴按摩 5 分钟，每日早晚 2 次。百会、合谷安神醒脑、开窍定志；太冲能理气安神；肝俞、胆俞能宽胸行气，疏肝解郁。

2. 合理膳食　宜清淡饮食，进食疏肝理气之品，可采用荔枝香附桔梗饮、梅橘汤等药膳方行气开郁、化痰散结。

3. 情志调护　嘱家属多与患者沟通交流，使之树立战胜疾病的信心及感受家人的关爱。属脾之虚证选用其本脏音，可选用宫调式乐曲《秋湖月夜》，以调节脾胃的升降功能，促进痰气消散。可让患者安静休息 15 分钟后，聆听乐曲。每日 1 次，每次 24 分钟。

参考文献

[1]　瞿伟,谷珊珊.抑郁症治疗研究新进展 [J].第三军医大学学报,2014,36(11):1113-1117.

[2]　王旭东,乔明琦,张樟进,等.中医药治疗抑郁症的研究进展 [J].南京中医药大学学报,2016,32(1):93-96.

[3]　户丽,梁佳,金树英,等.针刺治疗抑郁症作用机制近 5 年研究进展 [J].针刺研究,2013,38(3):253-258.

[4]　李蕾蕾,刘芝修,刘静,等.耳穴埋豆疗法对卒中后抑郁患者失眠的影响 [J].中医药临床杂志,2013,25(11):1001-1002.

[5] 汤娟娟，王俊杰，桑丽清 . 芳香中药药枕联合耳穴贴压对卒中后抑郁患者的效果观察 [J]. 中华护理杂 ,2015,50(7):848-851.

[6] 陈慧敏，高敏，余婷 . 加味四逆散联合腹针治疗脑卒中后抑郁临床疗效观察 [J]. 卒中与神经疾病 ,2016,23(5):347-349.

[7] 中国中医科学院 . 中医循证临床实践指南 [M]. 北京 : 中国中医药出版社 ,2011.

[8] 邓艳莉，徒成云，刘巧，等 . 温和灸治疗卒中后抑郁肝气郁结证 40 例临床观察 [J]. 内蒙古中医药 ,2014(35):94-95.

[9] 邹生燕，刘泓 . 中医辨证施护结合艾灸疗法对卒中后抑郁心脾两虚型疗效观察 [J]. 辽宁中医药大学学报 ,2014(4):196-198.

[10] 黄良峰，陈洋洋，赵炳功，等 . 抑郁症的成因及其新药治疗研究进展 [J]. 现代生物医学进展 ,2018,18(1):180-185.

[11] 袁志鹰，资源，谢梦洲 . 中医药膳食疗对抑郁症的防治作用研究进展 [J]. 中国中医药现代远程教育 ,2020,18(16):146-149.

[12] 温微微，刘东波，殷德科 . 五音疗法联合中药治疗恶性肿瘤抑郁症临床观察 [J]. 河南中医 ,2017,37(8):1409-1411.

[13] 许鹏，章程鹏 . 基于抑郁症发病机制的中药防治规律 [J]. 中国实验方剂学杂志 ,2020,26(7):232-238.

[14] 王招玲，王黎玲，彭莉云，等 . 刺络拔罐联合刮痧治疗抑郁症的临床疗效观察 [J]. 中国现代医生 ,2016,54(34):122-124.

[15] 岳琳 . 头针配合耳穴贴压治疗脑卒中后抑郁疗效观察 [J]. 上海针灸杂志 ,2016,35(7):796-798.

[16] 陈俊玲，吴晗芳，邵一萍，等 . 耳穴埋豆联合中药改善脑卒中后抑郁患者失眠的疗效观察 [J]. 辽宁中医杂志 ,2015,42(5):1025-1027.

[17] 潘燕军，张雅捷，谢静涛 . 基于心肺耦合 (CPC) 分析研究五行音乐对抑郁症患者睡眠质量的影响 [J]. 湖南中医药大学学报 ,2016,36(8):63-65.

[18] 张耀敏 . 隔玉灸联合音乐疗法治疗中风后抑郁的临床疗效观察 [D]. 广州 : 广州中医药大学 ,2015.

[19] 朱炜，杨玉英，姜赞英，等 . 中医安神护理对血液透析患者抑郁失眠状况的影响 [J]. 解放军护理杂志 ,2014,31(9):39-42.

[20] 曹柏龙，苗桂珍，杜启明，等 . 养心开郁汤联合八段锦运动疗法治疗糖尿病合并抑郁 [J]. 吉林中医药 ,2015,35(10):1009-1011,1015.

[21] 吕士琦 . 针刺配合走罐治疗抑郁症临床观察 [J]. 上海针灸杂志 , 2011, 30(11):735-737.

第七章　化疗所致恶心呕吐

恶心（nausea）是一种患者胃部不适、想吐的主观感觉，可伴有呕吐的冲动，是呕吐的前驱症状。呕吐（vomiting）是胃内容物或部分小肠容物逆流经贲门、食管和咽部排出体外的现象。随着癌症发病率的逐年升高，化疗是肿瘤治疗的重要手段，化疗药物在对肿瘤细胞产生作用的同时也会对人体的正常细胞产生影响，引发机体诸多不良反应，其中恶心、呕吐是化疗药物最常见的不良反应之一。化疗所致恶心呕吐（chemotherapy-induced nausea and vomiting，CINV）是指化疗过程中由化疗药诱导的恶心、呕吐，是多数抗肿瘤药物常见的副反应之一。有关调查显示如果不辅助止吐治疗，恶心呕吐的发生率将高达 70%～80%。反复发作的恶心呕吐不仅极大地降低了患者的生活质量，造成营养不良，严重者甚至可能会引起脱水乃至危及生命。部分患者被迫因此改变化疗方案或放弃化疗。

一、中医病因病机

中医学将恶心呕吐归属"呕吐"范畴。呕吐是由于胃失和降、胃气上逆所致的以饮食、痰涎等胃内之物从胃中上涌，自口而出为临床特征的一种病证。对呕吐的释名，前人有两种观点：一种观点认为有物有声谓之呕，有物无声谓之吐，无物有声谓之干呕；另一种观点认为呕以声响名，吐以吐物言，有声无物为呕，有物无声为吐，有声有物为呕吐。呕与吐常同时发生，很难截然分开，因此无细分的必要，故近世多并称为呕吐。古代医家认为外邪、火热、食滞及气逆犯胃等皆可导致呕吐的发生。早在《黄帝内经》就有关于呕吐的记载，从《素问》到《伤寒论》《诸病源候论》《圣济总录》《临证指南医案》等，诸多医学名家都对呕吐的病因病机及辨证论治进行了记载及探讨。

恶心呕吐的记载最早可见于《素问·举痛论》"寒气客于肠胃，厥逆上出，故痛而呕也"。《灵枢·经脉》曰："脾足太阴之脉……挟咽，连舌本，散舌下；其支者，复从胃，别上膈，注心中。是动则病舌本强，食则呕，胃脘痛，腹胀善噫。"《圣济总录·呕吐》曰："呕吐者，胃气上而不下也。"《诸病源候论·呕吐候》曰："呕吐者，皆由脾胃虚弱，受于风邪所为也。若风邪在胃，则呕；膈间有停饮，胃内有久寒，则呕而吐。"这些医籍均认为呕吐发生与脾胃关系密切，脾胃虚弱，水饮停聚中焦，胃气上逆，气机升降失调，气血生化乏源。宋代陈无择亦云："呕吐虽本于胃，然所因亦多端，故有寒、热、饮食、血、气之不同，皆使人呕吐。"同时，中医认为人是一个整体，呕吐虽然病位在脾胃，但五脏六腑皆能对呕吐产生影响。《灵枢·经脉》记载"肝足厥阴之脉……是主肝所生病者，胸满，呕逆"，《灵枢·邪气脏腑病形》曰："胆病者，善太息，口苦，呕宿汁"，《素问·刺热》曰："心热病者……烦闷善呕"，《素问·厥论》提到"少阴厥逆，虚满呕变……手太阴厥逆，虚满而咳，善呕沫"，这些都为临床依据症状辨脏腑、针对性用药提供了依据。

现代中医学经过进一步的研究及临床辨证实践，认为呕吐是在多种外因和内因（外邪犯胃、胃虚不降、饮食失调、情志不和等）的作用下损伤脾胃，导致运化功能紊乱，浊阴不降，正气耗伤，寒热虚实相杂，故脾气不升，胃失和降，胃气上逆，最终导致恶心呕吐。同时，中医学认为化疗药品在抗肿瘤的过程中也在某些层面耗损了患者正气，属于"药邪"范畴。肿瘤化疗患者因久病体弱，正气虚耗，化疗药物的药毒加之情绪不畅等进一步扰乱机体气血，损伤脾胃功能，导致脾胃气虚、健运失调等，提示化疗可能损伤脾胃正气。正气不足，中焦通调失职，脾升胃降的气机枢纽失衡，继而气反冲，故上逆，发生呕吐。肾为先天之本，脾为后天之源，脾气不升，精微水谷无法荣养，卫气不足，腠理不固，易受到外来之邪侵犯，如此反复，正气日渐虚弱，并随着化疗周期的增加而逐渐加重。

二、现代医学认识

恶心主要表现为上腹部不适，可伴有头晕、皮肤苍白、出汗、反酸、流涎、血压降低等迷走神经兴奋症状。呕吐是内脏与躯体的协调反射运动，首先胃窦及幽门收缩，胃体与胃底张力减小，胃逆蠕动，贲门开放，最后膈肌、肋间肌及腹肌突然收缩，腹压骤增，迫使胃内容物通过食管、咽部而排出体外。呕吐时常伴有呕吐前心动过速，呕吐时血压下降、面色苍白、乏力、眩晕、心动过缓等症状。

（一）发病机制

恶心呕吐发生的确切机制仍不完全清楚，目前对恶心呕吐机制的研究多集中于化疗所致恶心呕吐。

1. **受位于延髓的呕吐中枢**（vomiting center，VC）**和化学感受器触发区**（chemoreceptor trigger zone，CTZ）**控制**　呕吐中枢接受内脏、躯体、大脑皮质、前庭器官及化学感受器触发区的传入冲动，产生呕吐反射。化学感受器触发区可接受多种药物、化学物的刺激，产生神经冲动并传入呕吐中枢产生呕吐反射，引起呕吐动作，其本身不能产生呕吐反射。化疗药物可以直接刺激胃肠道引起呕吐，也可以通过刺激胃肠道黏膜，促进神经递质的释放来刺激肠壁上迷走神经及内脏神经，将呕吐信号传递至呕吐中枢，或者经过化学感受器触发区引发呕吐反射。

2. **神经递质**　神经递质在呕吐反射中发挥着重要的作用，而与化疗所致恶心呕吐关系最密切的是 5- 羟色胺（5-HT）、P 物质、多巴胺、组胺、乙酰胆碱等。

5-HT 是一种吲哚烷基胺类神经递质，80% 存在于肠嗜铬细胞中。5-HT 受体有多个亚型，与呕吐密切相关的是 5-HT3 受体，其主要存在于外周组织和中枢神经系统，尤其是外周迷走神经及内脏神经、延髓化学受体触发区。多年来研究认为，化疗药物致吐能力的强弱，与其促使肠嗜铬细胞释放 5-HT 的能力相关。胃肠道受化疗药物刺激，肠嗜铬细胞释放 5-HT，激活位于迷走神经和内脏神经的 5-HT3 受体，将呕吐信号传递到呕吐中枢产生呕吐。5-HT 水平越高，急性呕吐程度越强，但与迟发性呕吐关系不大。使用 5-HT3 受体拮抗剂可以拮抗 5-HT 对神经末梢的刺激，从而预防或减轻急性呕吐。

P 物质由神经细胞和胃肠道中内分泌细胞产生，存在于胃肠道迷走神经及脑干的神经元中，通过结合神经激肽 -1（neurokinin-1，NK-1）受体产生生物学效应，导致急性与延迟性恶心呕吐。

（二）发病因素

1. **疾病因素**

（1）消化系统疾病：如胃癌、胰腺癌、腹膜后恶性肿瘤等及部分消化系统并发症如幽门梗阻、肠梗阻、便秘、腹水均都可能影响消化道，引起恶心呕吐反射。

（2）颅脑肿瘤：引起颅内压升高或者直接压迫、刺激呕吐中枢，导致喷射性呕吐，常无恶心先兆，呕吐后不感轻松，还常伴头痛、视神经乳头水肿等颅内压增高等临床表现。

（3）其他：肾功能障碍、电解质紊乱如低钠血症、高钙血症等。

2. **一般因素** 患者个体情况的差异在很大程度上影响CINV的发生。年龄、性别、烟草、酒精摄入程度、既往病史等因素均可影响CINV的发生。6～50岁、女性、酒精摄入大于100mg/d及吸烟者更容易发生CINV，曾患晕动症、焦虑症及有妊娠呕吐史、化疗呕吐史的患者CINV的发生率更高。此外，便秘、呃逆等消化道反应及失眠等症状的前驱因素亦可能增加CINV发生概率。

3. **神经生化因素**

（1）消化道黏膜受化疗药物及代谢产物损伤后，刺激胃肠壁上的嗜铬细胞、5-HT等神经递质释放增加，与受体结合后将信号经传入神经传入脑干并投射到呕吐中枢，随后唾液分泌增加、呼吸加快，同时刺激咽部、膈、腹部以及胃肠道肌肉引发收缩，进而产生呕吐，如急性CINV发生即与5-HT3受体信号通路有关。

（2）NK-1与NK-1受体结合后激活NK-1通路，可以引起平滑肌收缩，从而产生呕吐。

（3）多巴胺、组胺、乙酰胆碱等其他神经递质或媒介也可能单独或联合引起呕吐。

4. **化疗方案** 不同的化疗药物、使用方法和剂量不同所导致的恶心呕吐程度也不同，不同方案的联合治疗及止吐药物的使用也会影响呕吐的发生。化疗药物本身致吐风险是影响CINV发生的主要因素。美国国家综合癌症网络根据化疗后出现急性CINV的患者比例对化疗药物致吐风险进行分级，将化疗药物按致吐风险分为4级，为临床治疗及护理提供了参考。

5. **放疗** 放疗引起的恶心呕吐主要与放疗的位置、剂量、方案与范围等有关，照射腹部、胸、盆腔、背、全身及颅脑都可能引起恶心呕吐，其中，对全腹、上腹的照射具有中度致吐风险，而对全身放疗、全淋巴系统放疗具有高度致吐风险。

6. **阿片类药物治疗** 恶心呕吐是阿片类药物治疗的常见不良反应。阿片类药物可以通过直接影响化学感受器触发区、增加前庭敏感性引起恶心呕吐，同时可以刺激胃肠道相关受体兴奋，导致胃肠运动减少、食管下段括约肌肌张力降低，促发恶心呕吐。

7. 精神及心理因素 国外有学者认为，CINV 的发生与情绪有关，情绪波动可以直接刺激大脑皮质及边缘区产生呕吐。研究表明恶心呕吐的发生与心理因素有较大关系，化疗前患者常出现对化疗的焦虑或抵触以及抑郁等不良情绪，可能促进患者条件反射，是诱发预期性 CINV 以及提高其发生率的重要因素。此外，患者在社会支持方面的不足，如职业环境不遂、家庭关系紧张、因健康教育缺失和对疾病认知欠缺皆可诱发消极情绪，促使 CINV 的发生。

知识链接 **化疗相关性恶心呕吐风险分级**

1. 高度致吐风险（呕吐发生率 > 90%） 常见化疗药物有顺铂、氮芥、达卡巴嗪，以及大剂量的环磷酰胺、卡莫司汀、阿霉素、表柔比星、异环磷酰胺等，常见的口服化疗药如六甲蜜胺、丙卡巴肼等。

2. 中度致吐风险（呕吐发生率 30% ~ 90%） 常见化疗药物有卡铂、奥沙利铂、伊立替康、柔红霉素，剂量限制性药物如阿米福汀、环磷酰胺、卡莫司汀、阿糖胞苷、甲氨蝶呤、阿霉素、表柔比星、异环磷酰胺等，常见的口服化疗药物如环磷酰胺、替莫唑胺等。

3. 低度致吐风险（呕吐发生率 10% ~ 30%） 常见化疗药物如多西他赛、依托泊苷、5-氟尿嘧啶、吉西他滨、紫杉醇、培美曲塞、拓扑替康等，常见的口服化疗药物如卡培他滨、替加氟、沙利度胺等。

4. 轻微致吐风险（呕吐发生率 < 10%） 常见化疗药物如博来霉素、长春瑞滨、氟达拉滨等，常见的口服化疗药物如苯丁酸氮芥、羟基脲、甲氨蝶呤等。

三、辨证思路

恶心呕吐病因各异，当辨明虚实。实证多因外邪、饮食、七情犯胃所致，发病急骤，病程较短，护治法则以祛邪化浊，降逆止呕为急。虚证常为脾胃虚弱，或胃阴不足，失其和降而成，发病缓慢，病程较长，护治法则以温中健脾，滋养胃阴，扶正降逆为主。恶心呕吐分型如下：

（一）实证

1. **外邪犯胃型** 外感风寒之邪，或夏令暑湿秽浊之气，内扰胃腑，胃失和降，浊气上逆，故突发呕吐。邪束肌表，营卫失和，故发热恶寒，头身疼痛。湿浊中阻，气机失宣，故胸脘满闷。苔白腻，脉濡缓为湿浊蕴阻之征。

2. **饮食停滞型** 食滞内阻，浊气上逆，故呕吐酸腐。积滞内阻，气机不利，故脘腹胀满，嗳气厌食，得食愈甚，吐后反快。食滞于中，传导失常，故大便秽臭或溏或秘。苔厚腻，脉滑实为食滞内停之征。

3. **痰饮内阻型** 中阳不运，聚湿内生，痰饮留聚，胃气不降，故胸脘痞闷，呕吐痰涎清水。水饮上犯，清阳之水不展，故头眩。水气凌心则心悸。苔白腻，脉滑为痰饮内停之征。

4. **肝气犯胃型** 肝气不舒，横逆犯胃，胃失和降，故恶心呕吐，胸胁闷痛。舌边红，脉弦为肝气郁滞之征。

（二）虚证

1. **脾胃虚寒型** 脾胃虚寒，中阳不振，腐熟与运化不及，故饮食稍有不慎即吐，时作时止。脾胃阳虚，不能温布，故面色㿠白，倦怠乏力，四肢不温。中焦虚寒，气不化津，故口干不欲饮。脾胃运化失常，故大便溏薄。舌质淡，脉濡弱为脾胃虚寒之征。

2. **胃阴亏虚型** 热病之后，或肝郁化火，或反复呕吐，则耗伤胃阴，胃失濡养，气失和降，而见呕吐反复发作，或时作干呕，似饥而不欲饮。津液不能上承，故口燥咽干。舌红津少，脉细数为津液耗伤，阴虚有热之征。

知识链接 ▶ **化疗所致恶心呕吐分类**

化疗所致恶心呕吐（CINV）是最常见的恶心呕吐类型，可根据发生时间分为以下五类：

1. **急性恶心呕吐** 化疗 24 小时内发生的呕吐，常开始于化疗后 1~2 小时，4~6 小时达高峰。

2. **延迟性恶心呕吐** 在化疗 24 小时之后发生，可持续数天。

3. **预期性恶心呕吐** 指患者在下一次化疗开始前即发生的条件反射性

恶心呕吐。

4. 爆发性呕吐 指即使进行了预防处理但仍出现的呕吐，并需要进行解救性治疗。

5. 难治性呕吐 指以往的化疗中使用预防性和／或解救性止吐治疗失败，在下一次化疗中仍然出现的呕吐。

四、护理要点

1. 保持病室整洁，光线色调柔和，无异味刺激，提前备好密闭、不透明容器用以装呕吐物，呕吐后及时处理并开窗通风换气，避免残余气味刺激。

2. 观察呕吐物的量、色、性质，及时记录并报告医生。

3. 呕吐后，遵医嘱以温开水或中药漱口液漱口。

4. 遵医嘱及时、准确给予止吐药物，必要时记录出入量。

5. 保持口腔及床单位清洁，协助淡盐水或漱口水漱口。

6. 体质虚弱或神志不清者呕吐时应将头偏向一侧，以免呕吐物误入气管，引起窒息。

7. 选择易消化食物，如蔬菜、水果、山药、小米、百合等；少食多餐，每日 4～6 餐；避免进食易产气、油腻或辛辣的食物；呕吐后不要立即进食，休息片刻后进清淡流食或半流食；频繁呕吐时，宜进食水果和富含电解质的饮料，以补充水分和钾离子。

8. 因呕吐不能进食或服药者，可在进食或服药前先滴姜汁数滴于舌面，稍等片刻再进食，以缓解呕吐。

9. 采用放松术，如聆听舒缓的音乐、做渐进式的肌肉放松等。

10. 详细向患者解释疾病相关信息、治疗及药物的作用，强调恶心呕吐的治疗、调护方法，为患者建立正确认知。

五、常用中医护理适宜技术

（一）穴位注射疗法

1. **药物和取穴** 足三里穴注射甲氧氯普胺。甲氧氯普胺（胃复安）是一种多巴胺受体拮抗剂，并可以轻度抑制 5-HT3 受体，具有中枢性镇吐作用及外周性镇吐作用，可以促进胃部及上段肠道运动，提高胃肠道括约肌张力，促进胃肠蠕动。穴位注射疗法将药物效应与穴位刺激作用结合为一体，一方面刺激足三里穴位、调节胃肠道功能，另一方面药物本身可抑制呕吐反射。

2. **操作方法**（图 7-1）

（1）遵医嘱取穴，通过询问患者感受确定穴位的准确位置，一手绷紧皮肤，另一手持注射器。

（2）对准穴位快速刺入皮下，然后用针刺手法将针身推至一定深度，上下提插至患者有酸、胀等得气感后，回抽无回血，即可将甲氧氯普胺（胃复安）10mg/ml 缓慢注入双侧足三里，每日 1 次。

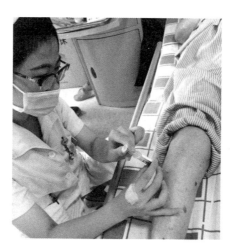

图 7-1　穴位注射

3. **注意事项**

（1）局部皮肤有感染、瘢痕，有出血倾向及高度水肿者不宜进行注射。

（2）孕妇下腹部及腰骶部不宜进行注射。

（3）严格执行三查九对及无菌操作规程。

（4）遵医嘱配制药物，注意配伍禁忌。

（5）注意针刺角度，观察有无回血。避开血管丰富部位，避免药液注入血管内，患者有触电感时针体往外退出少许后再进行注射。

（6）注射药物时如患者出现不适症状时，应立即停止注射并观察病情变化。

（二）姜夏脐疗法

1. **原理** 姜夏脐疗属于脐疗。药物脐疗法是从古代药熨、敷贴疗法的基础上发展而来的，由于其安全有效，简便易行，故备受历代医家的推崇。如《备急千金要方》记载"治虚寒腹痛、上吐、下泻，以吴茱萸纳脐，帛布封之"。《千金翼方》提到"治霍乱吐泻，筋脉挛急……此病朝发夕死，以急救暖脐散填脐"。现代医学研究表明，姜夏脐疗法具有提高机体免疫力、抗衰老、抗肿瘤、抗过敏、调节自主神经功能、改善微循环等作用。脐是神元通行出入门户，脐中之穴为神阙穴，神阙穴是任脉的要穴。任脉主一身之阴，有充养和总调阴经脉气的功能，对诸阴经有主导统率作用。神阙穴通过任脉与五脏六腑及十二经相通，是人体神气通行门户，有培补元阳、回阳救逆、养生延年之效。现代医学研究表明，脐在人体发育中为腹部最后闭合处，其表面角质层最薄。脐的皮肤经筋膜和腹膜直接相连，使用药物敷脐后，药物有效成分通过脐部皮肤的角质层进入细胞间质，迅速进入血液通达全身。《名医别录》言："生姜微温，辛，归五脏……去痰，下气，止呕吐。"生姜有解表散寒、温中止呕之效，可以保护胃黏膜、刺激胃肠蠕动并有镇静镇吐作用；法半夏味辛，性温，有燥湿化痰、降逆止呕功效；半夏生姜合用，药物经脐透入经脉，随气血输布全身，药物与穴位刺激一起发挥效用，疏通经络，调理脏腑，起到理气和胃、降逆止呕之效（图7-2）。

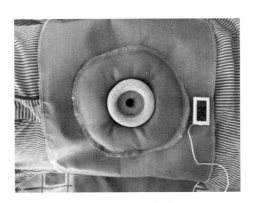

图7-2 姜夏脐疗

2. **操作方法** 将新鲜生姜压榨取汁，将法半夏10g磨粉，取适量姜汁调匀法半夏粉为泥状，以穴位贴纸辅助敷于神阙穴，每次敷4~6小时，从化疗当日敷至化疗结束。

3. **注意事项**

（1）新鲜生姜汁宜现榨现用，余液24小时内有效。

（2）过敏者、脐部皮肤破损者禁用。

（三）隔姜灸疗法

1. **原理**　隔姜灸属灸法之一。隔姜灸疗法通过穴位的配伍选择、热力渗透加上生姜的药物作用共同发挥扶正祛邪、补虚止呕功效。此外，由于癌毒的长期盘踞，加之肿瘤患者多情志不遂，容易出现气血凝滞，灸法还有一定的消瘤散结、行气活血之效。因此，隔姜灸疗法通过其补虚泻实的作用，有改善患者体质进而减轻化疗毒副作用的功效。生姜片外敷于穴位，在发挥药物治疗作用的同时，通过刺激局部穴位，激发经络之气，从而达到通经络、行气血的目的。

2. **选穴**　多选用足三里（双侧）、中脘、神阙。

3. **操作方法**

（1）患者仰卧，充分暴露已标识的腧穴部位，于化疗前20分钟取直径约3cm、厚约0.3cm的鲜生姜数片。

（2）用针在生姜片中间刺3~5个小孔，将姜片置于穴位上，将艾炷放置于姜片上，并点燃，3~5壮为一个疗程；或将带孔姜片置于穴位上，将艾条一端点燃后，火头朝下放进灸盒内卡紧，将单孔灸盒置于姜片上，使艾条距皮肤2~3cm。

（3）足三里穴处的艾灸盒用松紧带固定，每个穴位分别灸20分钟。

（4）灸毕取下燃尽艾炷或艾灸盒，用透气的纸胶布将姜片固定于穴位上，保留6个小时。

4. **注意事项**

（1）大血管处，皮肤感染、溃疡、瘢痕处，有出血倾向者不宜施灸。空腹或餐后1小时左右不宜施灸。

（2）一般情况下，施灸顺序自上而下，先头身，后四肢。

（3）施灸时防止艾灰脱落烧伤皮肤或衣物。

（4）注意观察皮肤情况，对糖尿病、肢体麻木及感觉迟钝的患者，尤应注意防止烧伤。

（5）施灸过程中可将艾条上下移动以调节其点燃端与皮肤的距离，使局部感觉温热而不至于灼痛。

（6）如局部出现小水疱，无须处理，可自行吸收；若水疱较大，可用无菌注射器抽吸疱液，用无菌纱布覆盖。

（四）经穴推拿疗法

1. **选穴** 多选用内关和足三里。

2. **操作方法** 定位穴位，患者有酸麻胀感为得气，操作者通过连续伸屈拇指按压内关穴，同时配合揉法，每次 10 分钟，每日 3~4 次。

3. **注意事项**

（1）定穴需准确。

（2）按压力度视患者感觉及耐受力灵活调节。

（3）操作者拇指指甲剪平，以指腹按压。

（4）操作时用力要均匀、柔和、持久，禁用暴力，以防组织损伤。

（5）操作中仔细观察患者对治疗手法的反应，如有不适，应及时调整手法或停止操作并做相应处理。

（6）可配合放松法转移注意力，以增加疗效。

（五）耳穴贴压疗法

1. **选穴** 主穴取胃（贲门）、脾、皮质下、肝、小肠、神门、内分泌。

2. **操作方法**（图 7-3）

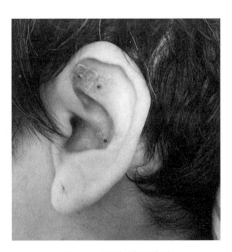

图 7-3 耳穴贴压疗法

（1）用 75% 乙醇对耳郭皮肤进行消毒，待完全干燥后，用探针对穴位敏感点进行探查，压力应保持均匀，然后加压留印。

（2）应用胶布（0.5cm×0.5cm）对准并粘贴压印处，稍施压力，嘱咐家属及患者每日按压各穴 3~5 次，每次 1~3 分钟，临睡前按压 1 次，效果更佳。

（3）按压后耳郭发胀、发热，耳穴局部有麻、痛、酸感，以患者耐受度为限；交替按压患者两耳，每 3 天更换 1 次。

3. 注意事项

（1）耳郭局部有炎症、冻疮或表面皮肤有溃破者，有习惯性流产史的孕妇不宜施行。

（2）耳穴贴压每次选择一侧耳穴，双侧耳穴轮流使用。夏季易出汗，留置时间 1~3 天，冬季留置时间 3~7 天。

（3）观察患者耳部皮肤情况，留置期间应防止胶布脱落或污染；对普通胶布过敏者改用脱敏胶布。

（4）患者侧卧位耳部感觉不适时，可适当调整。

（5）对糖尿病、肢体麻木及感觉迟钝的患者注意观察耳部皮肤情况。

（6）皮肤疾病、淋巴水肿患者慎用。

（六）揿针 / 皮内针疗法

1. 取穴 主穴取内关、足三里、三阴交。

2. 操作方法

（1）治疗前选择合适的体位，选取穴位并定位。

（2）用 75% 乙醇消毒选穴部位皮肤，使用一次性无菌揿针，用镊子夹持揿针尾部的胶布，将针尖对准相应穴位按下揿针并固定胶布。

3. 注意事项

（1）观察患者施针处皮肤情况，注意有无过敏、破溃等。

（2）年龄在 18 岁以下或 80 岁以上者慎用；妊娠和哺乳期、月经期妇女；患有严重器质性病变及免疫系统疾病者，精神疾病者，存在全身性疾病者如疼痛、发热、咳嗽等，酗酒者，精神活性物质、镇静催眠类药物滥用者和依赖者禁用。

（3）若出现晕针、晕血应立即停止治疗，让患者平卧，注意保暖，室内注意通风，给予患者温糖水，如果症状不缓解，针刺人中、内关等急救穴位。对于晕车或者饥饿患者，嘱咐患者休息片刻，进食之后进行针刺。

六、膳食指导

（一）外邪犯胃型

1. 陈皮梅茶

原料：陈皮梅 5 粒。

做法：陈皮梅切小块，加开水冲泡，闷盖 10 分钟后代茶饮。

功效：开胃止吐。

2. 柠檬姜茶

原料：柠檬汁、生姜适量。

做法：取适量生姜切片后加入适量水，大火煮开，小火煮 10 分钟，加入适量白糖，待温凉后加入适量柠檬汁，当茶饮用。

功效：和胃止吐。

（二）饮食停滞型

山药鸡内金粥

原料：山药 20g，粳米 50g，鸡内金 5g。

做法：将山药去皮切小块，加粳米、鸡内金，加入适量水煮粥，焖煮 30 分钟后加入适量食盐调味即可。

功效：健脾开胃。

（三）痰饮内阻型

1. 鲜藕姜汁粥

原料：鲜藕 200g，粳米 50g，生姜汁 5g。

做法：将鲜藕切小块，加粳米、适量水以小火焖煮 1 小时，粥成后加入生姜汁及适量盐调味后食用。

功效：养胃止呕。

2. 橘皮竹茹汤

原料：橘皮 20g，竹茹 15g，生姜 5g，大枣 3 颗。

做法：上述材料加适量水，大火煮开，小火焖煮 30 分钟，加入适量糖调味后食用。

功效：降逆止呕。

（四）肝气犯胃型

佛手粥

原料：干佛手 10g，粳米 50g。

做法：干佛手加适量水煎取汁液，加入粳米和适量水煮粥，粥成后加入适量糖或盐调味后食用。

功效：理气和胃。

（五）脾胃虚寒型

红枣籼米粥

原料：红枣 10 枚，籼米 150g，红糖 20g。

做法：红枣浸泡，将红枣与籼米共同于清水中以文火煮至熟透，加入适量红糖。

功效：温中健脾，祛寒健胃。

（六）胃阴亏虚型

麦冬生地粥

原料：鲜麦冬汁、鲜生地汁各 50g，薏苡仁 15g，粳米 100g。

做法：将薏苡仁、粳米煮粥，再加入麦冬与生地汁，调匀煮成稀粥。干呕者入生姜。

功效：养阴润燥，降逆止呕。

七、健康教育

1. 饮食要有节，定时定量。勿酗酒，暴饮暴食。勿过食生冷、油腻及辛辣伤胃之品。

2. 起居有时，顺应季节变化，"虚邪贼风，避之有时"。防寒保暖，尤应注意胃部保暖。久病体虚者，充分休息，劳逸结合。

3. 锻炼身体，如散步、太极拳、气功等，或用手掌自上脘穴向下脘穴按摩胃脘部，反复按 20 次，每日数次，增强脾胃功能。

4. 调摄情志。保持心情舒畅，避免情志刺激，诱发呕吐。

5. 进行放松训练。取平卧舒适体位，可以同时播放轻柔音乐，思维集中于身体，自然深呼吸，放松身体，根据指引语逐步进行交替的肌肉收缩和放松。

6. 可采用芳香疗法。较适用的精油有生姜精油、薰衣草精油、欧薄荷精油、佛手柑精油等，选择患者喜好的芳香气味。

八、病例讨论

（一）病例简介

患者黄某，男，27 岁。

1. **入院日期**　2020 年 7 月 6 日。

2. **主诉**　恶心、呕吐，持续腹胀、腹痛 3 天。

3. **现病史**　患者于 2019 年 9 月无明显诱因出现上腹疼痛不适，间断发作，于 2019 年 12 月确诊为胃腺癌，2019 年 12 月 29 日开始行 2 程替吉奥 + 奥沙利铂（SOX）方案化疗，2 程多西他赛 + 奥沙利铂 + 卡培他滨（DOX）方案化疗。2020 年 4 月 1 日行胃癌切除术，术后恢复可，术后行 3 程"伊立替康 + 信迪利单抗"化疗方案。2020 年 6 月 21 日患者腹胀腹痛，持续不缓解，行腹部 CT 示结肠肝曲改变，考虑黏膜性狭窄并梗阻。在结直肠外科行对症治疗，症状可减轻，7 月 6 日患者因恶心，呕吐每日 5 次，每日量约 500ml，持续 3 天，存在持续腹胀、腹痛，为行进一步治疗，以"确诊胃腺癌 6 月余，术后 3 月余"收入院。入院症见：患者神志清，精神疲倦，表情淡漠，食欲、睡眠欠佳，自觉腹部胀痛，肠鸣音亢进，恶心呕吐，小便可，大便 3 日未解。舌淡、苔厚白，脉沉。

4. **生命体征**　T：36.2℃，P：73 次 /min，R：18 次 /min，BP：112/67mmHg。

5. **既往史**　否认高血压、心脏病、糖尿病等内科病史；否认肝炎、肺结核等传染病史；否认重大外伤史及输血史。

6. **相关实验室检查**

项目	正常值	7 月 6 日	7 月 13 日	7 月 21 日
白细胞总数 /（×10⁹/L）	4 ~ 10	7.21	8.12	8.35
血红蛋白 /（g/L）	110 ~ 150	100 ↓	90 ↓	85 ↓
血小板 /（×10⁹/L）	100 ~ 300	555 ↑	464 ↑	392 ↑
白蛋白 /（G/L）	35 ~ 55	36.2	25.2 ↓	—

项目	正常值	7月6日	7月13日	7月21日
超敏C反应蛋白/mg	0～6	—	98.67 ↑	47.09 ↑
降钙素原/(ng/ml)	0～0.05	—	0.23 ↑	—

（二）诊断

1. **望诊**　神志清，精神疲倦，表情淡漠；面色苍白无华。
2. **闻诊**　言语流畅，呼吸正常，未闻及呃逆、哮鸣音，偶有呻吟声。
3. **问诊**　神志清，精神疲倦，自觉腹部胀痛，肠鸣音亢进，乏力，恶心呕吐。
4. **切诊**　脉沉。
5. **专科查体**　腹部拒按、腹部膨隆，疼痛。腹部胀痛，呈持续性，夜间加重，严重影响睡眠。NRS评分：最轻7分，最重8分；恶心：有恶心感并影响进食及日常生活，分级为Ⅱ级；呕吐，每日5次，每次量约500ml，呕吐评估分级为：Ⅲ级。
6. **中医诊断**　胃癌（脾胃虚弱证）。
7. **西医诊断**　胃腺癌、肠梗阻。

（三）辨病辨证

青年男性，平素饮食不节，加之久居岭南湿地，损伤脾胃，水湿运化失常，寒湿困脾，湿阻气机，气血运行不畅，发为本病。舌淡，苔厚白，脉沉均为脾胃虚弱之象。本病属"胃癌"范畴，结合四诊合参，证属脾胃虚弱。

（四）中医护理

1. 中医特色技术

（1）穴位敷贴疗法：用吴茱萸6g，敷贴于涌泉穴（双侧），每次贴6小时，每日1次，具有到消炎、镇痛之功效。

（2）中药湿热敷疗法：予四黄水蜜（黄连、黄柏、大黄、黄芩，按1:1混合，取125g蜂蜜，用60～70℃热水调成糊状），每次敷4小时，每日2次。

（3）经穴推拿疗法：选取足三里、合谷进行按摩，每日2次，每次5分钟。足三里可健脾通胃，调理气血。合谷可消积化滞，通经活络。

2. **合理膳食** 嘱患者少食多餐，宜清淡易消化饮食。每餐可进食少量温热的白米粥、米油。忌生冷、油腻、辛辣刺激饮食。患者于 2020 年 7 月 18 日肠梗阻症状加重，遵医嘱给予患者胃肠减压，禁饮食。向患者及家属讲解胃肠加压的必要性和重要性，取得其理解并给予鼓励和支持。

3. **情志调护** 鼓励患者进行感兴趣的活动，如唱歌、读书、听舒缓的音乐等。中医治疗时配合五音疗法，让患者于 7：00—11：00 播放"宫调"曲目（如《春江花月夜》《花好月圆》等）调畅情志。

参考文献

[1] RITCHIE M K, ELLISON M, RANGANATHAN P, et al. Aprepitant: a novel medication in the prevention of postoperative nausea and vomiting [J]. The West Virginia Medical Journal, 2016,112(6):20-24.

[2] GURU S S, ASHOK S, AMOG D, et al. Effectiveness of fosaprepitant in combination with 5-HT3 receptor antagonist and dexamethasone in management of chemotherapy induced nausea and vomiting [J]. Nepalese Journal of Cancer,2018,2(1):43-47.

[3] 杨建芬, 沈永奇. 肿瘤化疗相关性恶心呕吐的防治进展 [J]. 中国当代医药,2019,26(15): 32-35.

[4] 上海市抗癌协会癌症康复与姑息专业委员会. 化疗所致恶心呕吐全程管理上海专家共识(2018 年版) [J]. 中国癌症杂志,2018,28(12):946-960.

[5] JOHN P M, MARK A R, JOHN V B, et al. A randomized controlled pilot study comparing the impact of aprepitant and fosaprepitant on chemotherapy induced nausea and vomiting in patients treated for gynecologic cancer [J]. International Journal of Gynecological Cancer,2016,26(2):389-393.

[6] 翟文娟, 梁栋. 从脾胃失调论治乳腺癌化疗不良反应 [J]. 中国民族民间医药,2017, 26(17):75-77.

[7] 孙念军, 李欣, 杨江成. 铂类化疗方案致呕吐 30 例中医证候聚类分析 [J]. 山东中医药大学学报,2014,38(6): 564-565.

[8] 张越, 杨众, 马伊锐. 化疗前后肿瘤患者的证候规律 [J]. 中国老年学杂志,2015,35(10): 2724-2726.

[9] 池闽川, 叶汝超, 刘雪珍. 柠檬防治乳腺癌化疗所致恶心呕吐的效果观察 [J]. 全科护

理 ,2018,16(28):3545-3547.

[10] 陈亦琳 , 焦建东 , 王立新 . 针刺、隔姜灸及温针灸对比格拉斯琼对顺铂类化疗患者不同阶段胃肠反应的影响 [J]. 上海针灸杂志 ,2020,39(4):431-435.

[11] 陈芬荣 , 汪敏 . 隔姜艾灸改善非小细胞肺癌化疗病人胃肠道毒副反应的疗效观察 [J]. 护理研究 ,2015,29(8):990-992.

[12] 黄妹妹 , 罗瑞君 . 放松训练对化疗患者预期性恶心呕吐的效果观察 [J]. 护士进修杂志 ,2019,34(2):171-172.

[13] 梁晶 , 杨怡萍 , 王作仁 , 等 . 足三里穴位注射治疗食管癌化疗引起的恶心呕吐效果观察 [J]. 解放军预防医学杂志 ,2018,36(12):1629.

[14] 黄月娟 , 何青竹 , 潘幸香 , 等 . 姜夏脐疗联合口含姜片治疗乳腺癌化疗后恶心呕吐的临床护理效果 [J]. 全科护理 ,2017,15(20):2436-2439.

[15] 张慧 . 穴位按摩联合饮食指导对化疗肺癌患者胃肠道功能改善的影响分析 [J]. 临床医药文献电子杂志 ,2019,6(3):43,46.

[16] 倪卫民 , 段力 , 陈汉平 . 针刺为主干预对减轻化疗不良反应及提高机体免疫的影响 [J]. 上海针灸杂志 ,2018,37(9):1020-1024.

[17] RITHIRANGSRIROJ K, MANCHANA T, AKKAYAGORN L. Efficacy of acupuncture in prevention of delayed chemotherapy induced nausea and vomiting in gynecologic cancer patients[J]. Gynecologic Oncology,2015,136(1):82-86.

[18] HONGWEI F, BO C, SHOUHAI H, et al. Acupuncture therapy for the treatment of myelosuppression after chemotherapy: a literature review over the past 10 years [J]. Journal of Acupuncture and Meridian Studies,2015,8(3):122-126.

[19] 彭桂原 , 杨黎 , 谭串 , 等 . 切脉针灸改善晚期鼻咽癌患者放化疗期间生存质量的观察 [J]. 广东药学院学报 ,2016,32(4):522-525,536.

[20] 刘红 , 徐天舒 . 麦粒灸防治含顺铂方案化疗所致恶心呕吐的临床研究 [J]. 针灸临床杂志 , 2016,32 (11) :4-7.

[21] 杨文钰 . 耳穴埋籽按摩法在预防肿瘤患者应用顺铂所致呕吐中的效果观察 [J]. 当代医药论丛 ,2018,16(22):222-223.

第八章 肿瘤相关性便秘

便秘（constipation）是指由于大肠传导功能失常导致的以大便排出困难、排便时间或排便间隔时间延长为临床特征的一种大肠病症。便秘是癌症患者常见症状之一，其发生率为 23%～92%，可降低癌症患者舒适度和生活质量，带来心理压力，且增加医疗费用。长期以来，治疗便秘是医护人员的关注重点。尽管有些便秘危险因素目前已达成共识，如身体状况、用药情况、活动度、营养摄入、液体摄入、如厕设施等，但国外对疗养院中癌症患者接受便秘活性药物治疗情况的研究表明，约 70% 以上患者的便秘需要接受治疗。

一、中医病因病机

便秘的病因主要有外感寒热之邪，内伤饮食情志，病后体虚，阴阳气血不足等。本病病位在大肠，并与脾、胃、肺、肝、肾密切相关。脾虚传送无力，糟粕内停，致大肠传导功能失常，而成便秘；胃与肠相连，胃热炽盛，下传大肠，燔灼津液，大肠热盛，燥屎内结，可成便秘；肺与大肠相表里，肺之燥热下移大肠，则大肠传导功能失常，而成便秘；肝主疏泄气机，若肝气郁滞，则气滞不行，腑气不能畅通；肾主五液而司二便，若肾阴不足，则肠道失润，若肾阳不足则大肠失于温煦而传送无力，大便不通。各种病因病机之间常常相兼为病，或互相转化，如肠胃积热与气机郁滞可以并见，阴寒积滞与阳气虚衰可以相兼；气机郁滞日久化热，可导致热结；热结日久，耗伤阴津，又可转化成阴虚。

（一）肠胃积热

素体阳盛，或热病之后，余热留恋，或肺热肺燥，下移大肠，或过食醇酒厚味、或过食辛辣、或过服热药，均可致肠胃积热、耗伤津液，肠道干涩失润，粪质干燥，难于排出，形成热秘。如《景岳全书·秘结》有云："阳结证，必因邪火有余，以致津液干燥。"

（二）气机郁滞

忧愁思虑，脾伤气结；或抑郁恼怒，肝郁气滞；或久坐少动，气机不利，均可导致腑气郁滞，通降失常，传导失职，糟粕内停，不得下行，或欲便不出，或出而不畅，或大便干结而成气秘。如《金匮翼·便闭统论》记载"气秘者，气内滞而物不行也"。

（三）阴寒积滞

恣食生冷，凝滞胃肠；或外感寒邪，直中肠胃；或过服寒凉，阴寒内结，均可导致阴寒内盛，凝滞胃肠，传导失常，糟粕不行，而成冷秘。如《金匮翼·便闭统论》曰："冷闭者，寒冷之气横于肠胃，凝阴固结，阳气不行，津液不通。"

（四）气虚阳衰

饮食劳倦，脾胃受损；或素体虚弱，阳气不足；或年老体弱，气虚阳衰；或久病产后，正气未复；或过食生冷，损伤阳气；或苦寒攻伐，伤阳耗气，均可导致气虚阳衰，气虚则大肠传导无力，阳虚则肠道失于温煦，阴寒内结，便下无力，使排便时间延长，形成便秘。如《景岳全书·秘结》曰："凡下焦阳虚，则阳气不行，阳气不行则不能传送而阴凝于下，此阳虚而阴结也。"

（五）阴亏血少

素体阴虚；津亏血少；或病后产后，阴血虚少；或失血夺汗，伤津亡血；或年高体弱，阴血亏虚；或过食辛香燥热，损耗阴血，均可导致阴亏血少，血虚则大肠不荣，阴亏则大肠干涩，肠道失润，大便干结，便下困难，而成便秘。如《医宗必读·大便不通》说："更有老年津液干枯，妇人产后亡血，及发汗利小便，病后血气未复，皆能秘结。"

（六）寒燥失运

化疗药多为苦寒之品，脾胃受损，运化失司，升降失常，出现便秘；阿片类药物性温燥，辛香走窜，导致气血运行紊乱，诸燥丛生，阻遏或扰乱人体阳气的运行，尤其是引起大、小肠气机不畅，导致便秘。

二、现代医学认识

便秘是一种可能由多种病因引起的常见病和慢性病，主要症状包括排便次数减少、粪便干结、排便困难或不尽感等。正常的排便过程包括出现便意和排便动作两个部分。首先肠道传输粪便至直肠，引起排便反射，产生便意，接着粪便由直肠排出。排便由神经中枢调节，由肛门括约肌等肌肉协同完成。便秘可由于多种疾病引起，包括功能性疾病、器质性疾病。便秘可分为传输障碍和排出障碍。便秘可出现下腹胀满，严重者可影响食欲。肠道中粪便的停留时间越长，粪便中致癌物质形成和吸收的概率越大。

（一）肿瘤本身的影响

肿瘤自身可引起便秘，腹腔内肿瘤可从肠外挤压肠道导致肠道蠕动受阻，肠道本身的肿瘤增大后占据肠腔空间，阻碍肠内容物通过，粪便到达直结肠时间延长，从而引起便秘。消化道的肿瘤体积增大时易阻塞消化道，如食管癌、贲门癌等，导致进食减少，甚则无法经口进食，也可引起便秘。腹盆腔内体积较大的肿瘤、腹腔内转移淋巴结等可造成肠外压迫而引起便秘。肿瘤侵犯腰椎引起脊髓损伤或当肿瘤浸润腰骶丛神经致神经受损时，可致排便动力减弱，同时传导神经受损，便意冲动不能传至大脑产生排便反射，而使大便滞留引起便秘。

（二）药物因素

癌症患者止痛药物的应用是引起便秘的重要原因之一。阿片类药物在产生镇痛作用的同时，使胃肠道的平滑肌痉挛，引起胃排空延迟，粪便在结肠停留时间过长，水分过度吸收，并可使胃肠道腺体分泌减少，粪便硬结。此外，阿片类物质有很强的中枢抑制作用，使得排便反射不敏感，引起便秘。具有自主神经毒性的化疗药物，如长春碱类、鬼臼毒素类，可引起便秘，甚至麻痹性肠梗阻。化疗时为了预防和治疗恶心、呕吐而常规应用 5-HT3 受体拮抗剂等止吐药，可抑制胃肠蠕动导致便秘。有些便秘患者长期过量服用泻药，引起肠道黏膜损害、结肠平滑肌萎缩和神经损害，同时肠道对泻药的敏感性降低，形成对泻药的依赖性和耐受性，最终导致严重的便秘。此外，某些药物如铋剂、制酸剂、抗抑郁药、抗胆碱能药等均可引起便秘。

（三）心理因素

恶性肿瘤患者多伴有抑郁、焦虑等不良心理情绪。情绪会影响中枢神经系统，进而改变胃肠道平滑肌运动。负面情绪可引起自主神经功能紊乱，影响脏器功能，包括胃肠蠕动，并可影响食欲，导致便秘。

（四）饮食因素

食物的纤维素含量影响便秘患病率。低渣、低纤维素的饮食导致粪便量明显减少；高纤维素饮食可形成较大体积的粪便，有效刺激肠道蠕动，缩短粪便在肠道中的停留时间。液体摄入减少，同样能诱发便秘。

（五）年龄因素

恶性肿瘤患者多为老年人，由于衰老，消化功能衰退，进食减少，胃肠蠕动减慢减弱，粪便量减少，不足以引起排便反射，造成排便周期延长。

（六）运动因素

恶性肿瘤患者经过肿瘤疾病的消耗，少数患者在疾病早期尚可维持日常生活能力，多数患者由于长期卧床，体位较为固定，活动减少，胃肠蠕动减慢，引起便秘。

三、辨证思路

关于便秘的记载，从《素问·厥论》到《金匮要略·五脏风寒积聚病脉证并治》均描述为"后不利"。《诸病源候论·大便病诸候》中记载"大便难者，由五脏不调，阴阳偏有虚实，谓三焦不和，则冷热并结故也"，巢氏总结了便秘在脏腑层面的病机，将病性分为寒热两类，并提出便秘具有"结"的特点且与五脏三焦相关。便秘的病性，可概括为寒、热、虚、实四个方面。阴寒积滞者，为冷秘或寒秘；燥热内结于肠胃者，属热秘；气血阴阳亏虚者，为虚秘；气机郁滞者，属实秘。四者之中，又以虚实为纲，热秘、气秘、冷秘属实，阴阳气血不足的便秘属虚。而寒、热、虚、实之间，常又相互兼夹或相互转化。癌症患者便秘以虚为主，虚实夹杂，气、血、痰、瘀、虚兼夹为病。主要辨证分型如下：

（一）肠胃积热型

大便干结，腹胀腹痛，口干口臭，面红心烦或有身热，小便短赤，舌红苔黄燥，脉滑数。

（二）气机郁滞型

大便干结，或不甚干结，欲便不得出，或便而不爽，肠鸣矢气，腹中胀痛，嗳气频作，纳食减少，胸胁痞满，舌苔薄腻，脉弦。

（三）阴寒积滞型

大便艰涩，腹痛拘急，胀满拒按，胁下偏痛，手足不温，呃逆呕吐，舌苔水滑，脉沉弦。

（四）脾肺气虚型

排便费解，但便不干硬，用力努挣则汗出短气，便后乏力，面白神疲，肢倦懒言，舌淡苔白，脉弱。

（五）血液亏虚型

大便干结，如羊屎状，面色无华，头晕目眩，心悸气短，健忘，口唇色淡，舌淡苔白，脉细。

（六）阴津不足型

大便干结，如羊屎状，形体消瘦，头晕耳鸣，两颧红赤，心烦少眠，潮热盗汗，腰膝酸软，舌红少苔，脉细数。

知识链接 ▶ **便秘的分级与评估**

（一）便秘的分级

便秘分为 0～Ⅳ级。

0 级：无便秘。

Ⅰ级：偶尔或间断便秘。

Ⅱ级：持续或规律应用缓泻剂。

Ⅲ级：影响平时日常生活，需人工诱导排便。

Ⅳ级：危及生命。

（二）便秘的评估

包括定性评估和定量评估。

1. 便秘的定性评估

（1）功能性便秘诊断标准（罗马Ⅲ）：是目前国际上公认的功能性便秘诊断金标准。病程至少 6 个月，且近 3 个月内还须符合以下标准：①必须包括下列 2 项或 2 项以上：至少 25% 的排便感到费力；至少 25% 的排便为干球粪或硬粪；至少 25% 的排便不尽感；至少 25% 的排便有肛门直肠梗阻感或堵塞感；至少 25% 的排便需要手法辅助（如用手协助排便、盆底支持等）；每周排便少于 3 次；②不用泻药时很少出现稀便；③不符合肠易激综合征的诊断标准。

（2）阿片类药物相关性便秘（opioid induced constipation，OIC）：Camileri 等于 2014 年圆桌会议讨论制定了 OIC 诊断标准，即阿片类药物治疗 1 周以上；肠蠕动减弱致每周自发排便少于 3 次；排便费力、不尽感及便硬。

2. 便秘的定量评估

（1）肠功能指数（bowel function index，BFI）：Ducrotté 等于 2012 年研制评估 OIC 的他量表。该量表由排便困难的难易程度、排便不尽感的程度及对便秘的总体评价 3 个条目组成；每个条目 0～100 分，评估近 2 周便秘状况，最终得分为 3 个条目的平均分；≥ 28.8 分为便秘，> 12 分为便秘程度发生改变，分数越高，便秘越严重。

（2）Bristol 粪便性状量表（Bristol stool form scale，BSFS）：Lewis 等于 1997 年编制粪便性状的单纬量表，根据大便性状分为 7 型并评分。1 分为分离的硬团；2 分为团块状；3 分为干裂的香肠便；4 分为柔软的香肠便；5 分为软的团块；6 分为泥浆状；7 分为水样便；分数越低，便秘越严重。

四、护理要点

1. 指导患者规律排便，适度增加运动量。

2. 餐后 1～2 小时，以肚脐为中心顺时针腹部按摩，促进肠蠕动。

3. 指导患者正确使用缓泻剂。

4. 进食富含膳食纤维的食物，如蔬菜、菱藕、粗粮等，适当增加液体的摄入。

5. 帮助患者正确认识导致便秘的因素，为其详细讲解药物用法、作用、常见不良反应等，让患者提前做好准备，消除精神紧张情绪。

6. 提供患者单独隐蔽的环境及充裕的排便时间。

7. 协助生活不便的患者采取最佳的排便姿势合理地利用重力和腹压，最好采取坐姿或抬高床头。

8. 可用温肥皂水灌肠，促进粪便的排出。

五、常用中医护理适宜技术

（一）腹部按摩疗法

1. **操作方法**（图8-1）　予患者腹部按摩，沿升结肠、横结肠、降结肠、乙状结肠顺时针进行推展按摩，按摩到患者下腹部时可加大按摩力度，直到患者腹部感到温热，从而刺激患者的胃肠蠕动，促进排便。

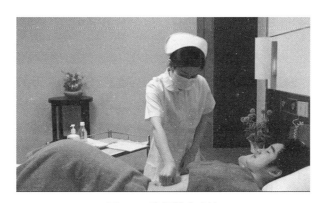

图 8-1　腹部按摩疗法

2. **注意事项**

（1）按摩双手的温度不能过低，以免患者腹部受凉。

（2）进行按摩前，告知患者排空膀胱。

（3）指导患者取仰卧位，进行按摩。

（4）按摩的最佳时间为晚上睡觉之前或者早上起床后，一天按摩两次为宜，每次15～20分钟，持续按摩两个星期。

（二）经穴推拿疗法

1. 取穴　天枢、中脘、上巨虚、关元。

2. 操作方法

（1）操作者两手叠放在一起，按顺时针方向按摩，顺序为肋弓（第8～10肋）→膻中→中极→右侧天枢→中脘→左侧天枢→关元，以患者产生酸胀感为宜，反复按摩36次。

（2）用一指禅法在中脘、天枢、关元治疗，每穴36次。

（3）重复第一步骤按摩，实秘者采用泻法，按顺时针方向按摩，虚秘者采用平补平泻法，先做5分钟顺时针按摩，再做5分钟逆时针按摩。

（4）最后指压双侧上巨虚穴各36次。

3. 注意事项

（1）按摩手法得当，点揉结合，节奏由慢到快，力度由弱到强，取穴位置准确。

（2）加强心理护理，即按摩时通过运用正确的心理语言与患者交谈、解释病情，调动其积极因素。

（3）按摩时帮助患者在床上尽量放松全身，引导患者的意念集中在护理人员所按的穴位上，同时护理人员还要注意患者腹部的保暖，按摩时要先搓热自己的掌心后再为患者按摩。

（4）排便情况观察，按摩治疗中要及时观察按摩后患者的排便情况并认真做好记录，主要包括大便的颜色、形状、量和排便的次数及患者肠蠕动情况，同时每次排便后做好患者会阴护理。

（三）耳穴贴压疗法

1. 取穴　大肠、小肠、直肠、三焦、交感、内分泌、脾等。

2. 操作方法（图8-2）

（1）取一侧耳郭用耳穴棒寻找阳性反应点，然后用75%乙醇消毒耳郭，左手固定耳郭，右手持钳将粘有王不留行籽的小胶布贴在耳穴上。

（2）以左或右示、拇两指将贴压在穴位上的穴丸垂直相压至患者耳郭发热、发胀、触电为度，持续按压20s，间隔数秒后重复1次，每个穴位1次按压 1 分钟，1 日按压 3 ~ 5 次。

（3）每日只贴压一侧耳郭，隔天贴压另一侧并热敷前 1 天所贴压过的耳郭，以舒缓因贴压所致的胀痛、麻木等不适。

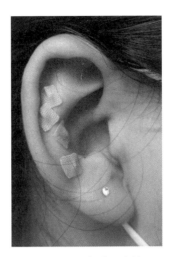

图 8-2　耳穴贴压疗法

3. 注意事项

（1）贴压耳穴应注意防水，以免脱落。

（2）夏天易出汗，贴压耳穴不宜过多，时间不宜过长，以防胶布潮湿或皮肤染。

（3）如对胶布过敏者，可用粘合纸代之。

（4）耳郭皮肤有炎症或冻伤者不宜采用。

（5）对过度饥饿、疲劳、精神高度紧张、年老体弱者按压宜轻，急性疼痛性病症者宜重手法强刺激。

（四）穴位敷贴疗法

1. **选药**　贴敷的方药多遵循治疗便秘方药的制定原则，经典贴敷方剂主要有：三承气汤、桃核承气汤、麻子仁丸等。

2. **取穴**　选择涌泉穴贴敷。

3. **操作方法**（图 8-3）

（1）遵医嘱将药物煎煮并提取浸膏，加入芒硝、冰片、赋形剂制成外用穴贴（2g/ 贴），大小约 1cm × 1cm，敷贴于相关穴位，每次贴敷 6 ~ 8 小时，每 24 小时更换 1 次。

（2）阴虚肠燥者，将大黄粉 5～10g，蜂蜜、蛋清、食醋或清水调成膏状，制成直径约 1～2cm 的药饼，贴于涌泉穴 4～6 小时，24 小时更换一次。

（3）阳虚便秘者，吴茱萸粉适量，用清水调成膏状，制成直径 1～2cm 的药饼，贴于神阙。

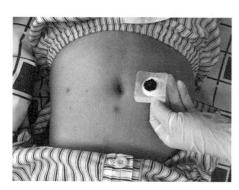 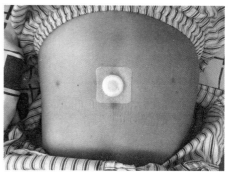

图 8-3　穴位敷贴疗法

4. 注意事项

（1）孕妇脐部、腹部、腰骶部及某些敏感穴位，如合谷、三阴交等处都不宜敷贴，以免局部刺激引起流产。

（2）皮肤疾病、水肿者禁用。

（3）敷贴部位应交替使用，不宜单个部位连续敷贴。

（4）患处有红肿及溃烂时不宜敷贴药物，以免发生化脓性感染。

（5）对于残留在皮肤上的药物不宜使用肥皂或刺激性物品擦洗。

（6）使用敷药后，如出现红疹、瘙痒、水疱等过敏现象，应暂停使用，报告医师，配合处理。

知识链接 ▶ **治疗便秘经典方剂**

1. **三承气汤**　指大承气汤、小承气汤、调胃承气汤。药物组成是大黄配伍芒硝、枳实、厚朴等，有泄热通便，荡积行气功效。

2. **桃核承气汤、抵当汤**　以大黄与活血化瘀的桃仁配伍，达到活血祛瘀、通便效果。

3. 麻子仁丸　以大黄以配伍火麻仁等，配制成丸，使患者服下以发挥润肠通便的作用，帮助缓泻。

（五）中药灌肠疗法

1. 选药　大承气汤。

2. 操作方法（图8-4）

（1）取大黄10g、厚朴24g、枳实12g、芒硝9g。水煎，取药液400ml，使300ml于温度30～37℃时高位灌肠，余100ml保留灌肠。

（2）灌肠时患者保持左侧卧位，垫高臀部，润滑肛门，插入肛滴管约20cm后取胶带将肛滴管固定于肛门周围，调节滴速使药液于20分钟内滴完．

（3）灌肠完毕后患者平卧位休息1小时左右，每日灌肠2次，持续1周。

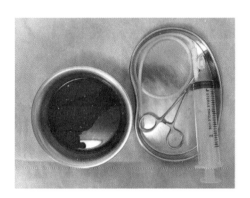

图8-4　中药灌肠疗法用品

3. 注意事项

（1）注意灌肠的体位以及肛管插入的深度，灌肠前让患者排空大便。

（2）药液温度应保持在30～37℃，过低可使肠蠕动增强，腹痛加剧，过高则引起肠黏膜烫伤或肠管扩张，产生强烈便意，致使药液在肠道内停留时间短、吸收少、效果差。

知识链接▶ **大承气汤的现代药理学研究**

现代药理学研究已经证实大承气汤具有多种药理作用。

1. 减轻因毛细血管渗出而引起的肠道水肿，显著增强胃肠蠕动功能，增加肠容积，减少肠内容物堆积，避免肠套叠。

2. 增加胃肠局部血流量，改善动脉血氧分压，减轻应激反应，促进胃动素、肠肽、P 物质的释放，兴奋肠道平滑肌细胞，促进胃肠功能恢复。

3. 改善肠道通透性，有效防治肠道菌群异位，促进淋巴细胞增生，抑制炎症因子的释放，抗炎抑菌，减轻全身炎症反应综合征。

（六）毫针刺法

1. **取穴**　天枢、大肠俞、上巨虚、支沟、照海。热秘者，可取大肠俞、天枢、支沟、合谷、曲池，用泻法，以泄热通便；气秘者，可取大肠俞、天枢、中脘、期门，用泻法；冷秘者，可针刺肾俞、大肠俞、上巨虚等穴，并可灸神阙、气海，以温通下焦；气虚秘者，可取穴大肠俞、脾俞、胃俞、天枢等，用补法。

2. **操作方法**

（1）患者取舒适体位，多为仰卧位。

（2）用 75% 乙醇进行皮肤消毒，针刺天枢、大肠俞、上巨虚、支沟、照海，垂直进针，深度 10～12mm，以得气为度。

（3）每日 1 次，10 次为 1 个疗程。

3. **注意事项**

（1）观察患者施针处皮肤情况，注意有无过敏、破溃等。

（2）18 岁以下或 80 岁以上者慎用；妊娠和哺乳期、月经期妇女慎用；患有严重器质性病变及免疫系统疾病者，精神疾病患者，存在全身性疾病患者如疼痛、发热、咳嗽等，酗酒或精神活性物质、镇静催眠类药物滥用者和依赖者禁用。

（3）若出现晕针、晕血，立即停止治疗，令患者平卧，注意保暖，室内注意通风，给予患者温糖水，如果症状不缓解，针刺人中、内关等急救穴位。对于晕车或者饥饿患者，嘱咐患者休息片刻，进食之后进行针刺。

六、膳食指导

摄入一定量的纤维素及粗纤维食物或流质，减少摄入高脂肪、高蛋白食物，可加快肠道传输，使排便次数增加，必要时可补充膳食纤维制剂。应注意大剂量的膳食纤维制剂可导致腹胀，可疑肠梗阻者应禁用。早期为患者制订科学的饮食计划，以清淡、易消化食物为主，少食多餐，同时指导患者多饮水，每日饮水量 2 000 ~ 3 000ml；多吃蔬菜水果，每日蔬菜和水果摄入量 250 ~ 500g，并对患者进行中医饮食护理。气虚患者，可以给予人参、党参、薏苡仁等；血虚患者，可以给予当归、龙眼肉等；阳虚患者，可以给予牛羊肉、杜仲等；阴虚患者，可以给予银耳、百合等。日常饮食指导患者少吃辛辣、热性较强的食物。

推荐缓解便秘食疗配方如下：

（一）肠胃积热型

大黄茶

原料：大黄 1g，红茶 5g，白糖 10g。

做法：用 200ml 开水冲泡 10 分钟后即可，冲饮至味淡。

功效：清热泻火。

（二）气机郁滞型

沙参佛手粥

原料：粳米 50g，沙参、山药、莲子、佛手各 20g，糖适量。

做法：将山药切成小片，与沙参、莲子一起泡透后，加入所有材料，放入砂锅中，加入适量清水，大火煮沸后，改用小火熬成粥。

功效：益气养阴，理气健脾。

（三）阴寒积滞型

牛奶葱白蜜饮

原料：牛奶 250g，蜂蜜、葱白各 100g。

做法：先将葱白洗净，捣烂取汁。牛奶与蜂蜜共煮，开锅下葱汁再煮即成。每早空腹服用。

功效：补虚除热，通便润肠。

（四）脾肺气虚型

山药芝麻糊

原料：山药 15g，黑芝麻 150g，粳米 60g，鲜牛奶 200ml，冰糖 100g，玫瑰糖 6g。

做法：粳米洗净，山药切块，黑芝麻炒香，三者加鲜牛奶和清水拌匀，磨碎后滤出细茸待用。锅中加适量水和冰糖，大火煮溶，将细茸倒入锅内匀，加入玫瑰糖，搅拌成糊。

功效：健脾益肺，补气润肠。

（五）血液亏虚型

菠菜粥

原料：菠菜 200g，粳米 30g。

做法：先煮粳米粥，再入菠菜，凡沸即熟，随意食之。

功效：养血润燥，通利肠胃。

（六）阴津不足型

四仁通便饮

原料：杏仁、松子仁、大麻子仁、柏子仁各 9g。

做法：将四物捣烂，用开水 500g 冲泡，加盖片刻即成。

功效：润汤通便。

七、健康教育

1. 加强饮食调养，多吃纤维素含量高的食物，多食蔬菜、瓜果、粗粮，多饮水。常服蜂蜜、牛乳。忌食辛辣，戒烟酒。

2. 调节生活，避免久坐少动，养成每日定时排便的习惯；做腹部按摩，每次 10～20 分钟，每日 3 次。

3. 调畅情志，习惯性便秘者，须保持心情舒畅，克服对排便困难的忧虑。

4. 加强活动，特别体弱者，应加强腹肌的锻炼，切勿养成用药通便的依赖思想。

八、病例讨论

（一）病例简介

患者陈某，女，63 岁。

1. **入院日期**　2020 年 11 月 16 日。

2. **主诉** 便秘、腹胀 5 天。

3. **现病史** 患者于 2020 年 9 月开始双下肢水肿，自行敷药，未就诊，症状逐渐加重，11 月患者出现腹胀，双下肢水肿加重，便秘 5 天，行腹部 CT 提示"肝内多发占位性病变"。于 11 月 16 日入我科行专科治疗。入院症见：神清，疲倦乏力，大便 5 日未解，腹胀，双下肢中度水肿，纳眠欠佳，小便可。舌淡，苔白腻，脉沉弱。

4. **生命体征** T：36.5℃，P：63 次 /min，R：19 次 /min，BP：114/72mmHg。

5. **既往史** 否认高血压、糖尿病，否认肝炎、肺结核等传染病史，否认重大外伤、手术及输血史。

6. **相关实验室检查**

项目	正常值	11 月 17 日	11 月 22 日	11 月 23 日
白细胞总数 /（×10^9/L）	4 ~ 10	6.11	—	7.39
血红蛋白 /（g/L）	110 ~ 150	98 ↓	—	102 ↓
血小板 /（×10^9/L）	100 ~ 300	202		218
白蛋白 /（G/L）	35 ~ 55	—	27.2 ↓	—
谷丙转氨酶 /（U/L）	5 ~ 40	80 ↑	49 ↑	46 ↑
谷草转氨酶 /（U/L）	8 ~ 40	99 ↑	61 ↑	62 ↑

（二）诊断

1. **望诊** 神志清，精神疲倦，腹胀，双下肢中度水肿，舌淡，苔白腻。

2. **闻诊** 语言流畅，应答自如，未闻及异常气味。

3. **问诊** 便秘 5 日，夜寐差，入睡困难。

4. **切诊** 脉沉弱。

5. **专科查体** 埃德蒙顿量表腹胀评分：8 分；腹围 86cm；肠鸣音次数（2.37±0.92）次 /min、肛门排气次数（5.87±1.41）次 /h、排便次数（0.90±0.48）次 /5d；匹兹堡睡眠评分：18 分，患者夜寐差，入睡困难。

6. **中医诊断** 肝癌（脾虚湿瘀证）。

7. **西医诊断** 肝恶性肿瘤。

（三）辨病辨证

患者年过六旬，脏腑衰弱，又因长居岭南湿地，脾胃失运，湿邪内阻，久则气血不行，停而为瘀，瘀阻脏腑，日久发为"积聚"。湿邪内蕴，气机不畅，故眠差；湿瘀内阻，不通则胀痛；脾失健运，水湿内停则见水肿；患者兼气虚，运化无力，则见便秘。舌淡，苔白腻，脉沉弱为脾虚湿瘀之象。四诊合参，考虑属中医学"积聚"范畴，证属脾虚湿瘀。

（四）中医护理

1. 中医特色技术

（1）穴位敷贴疗法：大黄粉调姜汁敷神阙，每日1次，每次4～6小时。

（2）腹部经穴推拿配合中药热熨敷疗法：取腹部关元、气海、中脘、天枢等穴按摩，配合中药封包热敷，每日2次，每次10分钟。

（3）火龙罐综合疗法：指导患者平卧，暴露腹部皮肤，取中脘、上脘、神阙、关元、气海、双天枢、下脘等部位，在腹部及罐口涂抹适量润滑油，用双手握住罐底从四周向神阙穴推动，至皮肤红润，每日1次，每次30分钟。

（4）耳穴贴压＋耳部按摩：取脾、心、胃、枕、三焦、腹胀区，每3天1次，双耳交替，每日按摩5次，每次按摩至耳郭微微发红

2. 合理膳食
患者便秘可多食富含粗纤维的食物或润滑肠道的食物，如香蕉、火龙果、蔬菜等；水肿明显时指导患者进食利水消肿、祛湿化浊之品，如薏苡仁茯苓冬瓜汤、冬瓜薏苡仁煲鲫鱼、茯苓粳米粥；水肿消退时，指导其进食补益脾肾、益气养阴之品，如沙参玉竹煲排骨、百合枸杞饮、黄芪山药汤。

3. 情志调护
中医五音疗法：指导患者循环听宫调式曲目，如《秋湖月夜》《鸟投林》，9：00—11：00，循环播放30分钟。

参考文献

[1] PIPER M S, SAAD R J. Diabetes mellitus and the colon [J].Current Treatment Options in Gastroenterology, 2017,15(4):460-474.

[2] 刘宝华. 慢性便秘与结直肠肿瘤的相关性 [J]. 中华胃肠外科杂志 ,2017,20(3): 255.

[3] LI W, HUANG L, CAI W, et al. Relationship between serotonin transporter gene polymorphism and constipation in cancer patients [J]. Contemporary Oncology,2015,19(1):88.

[4] 杨丽华 , 段培蓓 , 侯庆梅 , 等 . 癌痛患者强阿片类药物镇痛治疗继发便秘现况调查分析 [J]. 护理学报 ,2013,20(15):1-4.

[5] MUNKHTUYA E, ODONTUYA D, ENKHBOLOR G, et al. The study of the incidence, etiology and risk factors for constipation within cancer palliative care patients [J]. Value in Health,2016,19(7):855.

[6] 张丹静，姜雨婷，冯雪，等．老年功能性便秘管理相关循证指南的质量评价 [J]. 中华现代护理杂志,2018,24(15):1828-1834.

[7] CAMILLERI M, DROSSMAN D A. Emerging treatments in neurogastroenteroolgy: a multidisciplinary working group consensus statement on opioid-induced constipation [J]. Neurogastroenterol & Motil,2014,26(10):1386-1395.

[8] 谢志洁,刘小红.护理专案改善在降低阿片类药物相关性便秘发生率中的应用效果[J].中国临床护理,2018,10(4):328-330.

[9] 陈晨，朱化珍，夏茵，等．中医五行音乐对中晚期肿瘤患者癌痛及生存质量影响的临床观察 [J]. 上海中医药杂志,2017,51(9):64-67.

[10] 陈湘君，蔡淦．中医内科学 [M]. 上海：上海科学技术出版社,2001.

[11] 吕雪英，甘小燕，侯艳梅．中药封包干预术后卧床患者功能性便秘的效果 [J]. 中国医药科学,2018,8(22):123-125.

[12] 徐伟杰，卢喜金，张岩，等．穴位刺激治疗氯氮平片所致动力性便秘的临床研究 [J]. 中国现代医生,2019,57(7):8-10.

[13] 陈琴．自拟加减黄芪汤预防盐酸羟考酮所致便秘 40 例临床观察 [J]. 内蒙古中医药，2014,33(21):9-10.

[14] 黎超明，李海新．穴位埋线结合艾灸治疗中风后便秘的临床疗效观察 [J]. 中国医药科学,2018,8(17):77-79.

[15] 关丽，葛楠，杨中，等．中药穴位贴敷治疗肿瘤患者奥施康定相关性便秘的效果 [J]. 中国医药导报,2020,17(2):144-147.

[16] 钟平．大承气汤保留灌肠治疗急性胃肠功能障碍 70 例 [J]. 中国中医药现代远程教育,2016,14(16):139-140.

[17] 杨永刚，刘月，陈新华．背俞穴透刺夹脊穴联合腹部推拿治疗老年性便秘的临床疗效 [J]. 中国老年学杂志,2020,40(21):4551-4553.

[18] 曹方，宋柏林．小儿便秘的中医外治法应用研究 [J]. 中华中医药杂志,2020,35(10):5219-5222.

[19] 周仲瑛．肿瘤常见症状中医辨治举要 [J]. 南京中医药大学学报,2019,35(6):631-633.

[20] 佟银侠，王燕，王平，等．中药穴位贴敷对肺癌化疗患者消化道症状的干预效果 [J]. 护理学杂志,2019,34(3):49-51.

第九章　化疗相关性腹泻

腹泻（diarrhea）是指粪便水分及大便次数异常增加，通常在 24 小时之内行大便 3 次以上。根据病因学可分为治疗相关性腹泻（化疗相关性腹泻、放疗相关性腹泻、抗生素相关性腹泻）和疾病相关性腹泻。化疗相关性腹泻（chemotherapy induced diarrhea，CID）是肿瘤患者最常见的化疗副反应之一，常规化疗患者的 CID 发生率为 20% ~ 30%，其中以氟尿嘧啶类和伊立替康发生率最高，可达 80%。CID 不但可引起机体的血容量减少，导致缺水和电解质平衡紊乱，诱发急性肾功能不全，增加感染发生率，影响患者的体质和生活质量，甚至危及生命；并且增加住院费用，加重患者心理负担，降低肿瘤的治疗效果。其主要临床表现为化疗期间出现无痛性腹泻或伴轻度腹痛，喷射性水样便，一天数次或数十次，持续 5 ~ 7 天。严重者长达 2 ~ 3 个月。

一、中医病因病机

化疗相关性腹泻属中医学"泄泻""下利"等病证范畴。《景岳全书·泄泻》有云："泄泻之本，无不由于脾胃。"中医学认为化疗药物耗伤人体正气，脾失健运，胃失和降，水谷不化，内生湿热，导致大肠传导功能失常而发病。"泄泻"一病首载于《黄帝内经》，始以"泄"称之，汉唐时期将"下利"包括其中，宋代后才统称为"泄泻"。《景岳全书》《医宗金鉴》《医方集解》也有相关记录。《黄帝内经》对泄泻病机有详细论述，其基本病机变化为脾病与湿盛，致肠道功能失司而发生泄泻。病位在肠，主病之脏属脾，同时与肝、肾密切相关。致病因素主要是湿，湿为阴邪，易困脾阳，故《医宗必读》有"无湿不成泻"之说。也可夹寒、夹热、夹滞。脾主运化，喜燥恶湿，大小肠司泌浊、传导。若脾运失职，小肠无以分清泌浊，则发生泄泻。正如《景岳全书·泄泻》中指出："若饮食失节，起居不时，以致脾胃受伤，则水反为湿，谷反为滞，精华之气不能输化，乃致合污下降而泻痢作矣。"

（一）脏腑虚弱

肿瘤患者久病失治，脾胃受损，日久伤肾，脾失温煦，运化失常，水湿内停，水谷不化，湿滞内生，易致腹泻；脾能运化水谷及转输精微，胃可受纳腐熟，二者功能失常，则升降失调，水湿杂物积聚肠道，清浊难分，混而下之，以成泄泻。脾与肾的功能紧密相关，肾阳能温助脾阳，增强脾的运化及胃的腐熟水谷功能。若年老或久病者肾气亏耗，肾阳不足，命门之火虚衰，则脾土的温养功能受到影响，致使水谷精微转运失常，而发为泄泻。《景岳全书·泄泻》提到："盖肾为胃关……今肾中阳气不足……即令人洞泄不止也。"手术切除肿瘤后，很可能造成肠道功能改变和肠黏膜吸收面积减少，从而导致腹泻，常见于消化系统肿瘤如结肠癌、小肠肿瘤及直肠癌。

（二）情志失调

郁怒或忧思皆可导致泄泻。郁怒多伤肝，忧思易伤脾。忧郁恼怒，精神紧张，易致肝气郁结，木郁不达，横逆犯脾；忧思伤脾，土虚木乘，均可使脾失健运，气机升降失常，遂致本病。若脾胃功能不佳者，又因情绪抑郁，或在愤怒的时候进餐，使肝木与脾土相克，脾虚亦甚，运化失常，终成泄泻。正如《景岳全书·泄泻》有云："气泄证，凡遇怒气便作泄泻者，必先以怒时挟食，致伤脾胃。"

（三）饮食不节

脾胃主运纳水谷，脾为"仓廪之官"，胃为"水谷之海"，故饮食损伤脾胃后常可出现泄泻。食入过量，宿食停滞；或贪食肥甘厚味，饮酒无度，损伤脾胃，湿热互结；或偏嗜生冷，进食不洁之物，脾胃受损，致运化功能失司，水谷精微不能正常转化吸收，而湿滞为泻。《景岳全书·泄泻》指出："若饮食失节……乃致合污下降而泻痢作矣"。临床所见，饮食失宜多与湿邪互为影响，伤及脾胃，发而为病。

（四）外邪侵袭

外感六淫皆能致泄泻，其中以湿邪为主。因脾脏喜燥恶湿，湿邪最易伤脾，致脾失健运，水谷夹杂而下，发为泄泻。《难经》曰："湿多成五泄。"《医宗必读》云："无湿不成泄。"若淋雨或处于潮湿之所，寒湿困脾，脾伤则湿聚难化，而致泄泻。若兼风寒侵袭，则表证俱现。若暑湿旺盛，湿热相夹，脾胃易伤，下迫大肠，可发展成泄泻。"

二、现代医学认识

现代医学认为 CID 发病机制包括：①化疗药物导致肠黏膜损伤，干扰肠细胞分裂，引起肠壁细胞坏死及肠壁广泛炎症，造成肠道吸收面积减少；②化疗药物代谢产物在肠道内蓄积，影响小肠隐窝细胞有丝分裂并促使其凋亡，造成肠道内吸收和分泌细胞数量失衡；③化疗药物损伤肠黏膜免疫屏障功能进而引起机会性感染；④部分化疗药物可刺激肠道致肠蠕动增加。

很多因素均可引起腹泻，通常可根据感染性质，将腹泻分为两种，即感染性腹泻与非感染性腹泻。感染性腹泻多由病毒、细菌、寄生虫及真菌等导致；非感染性腹泻多因毒物、肿瘤、胃肠黏膜病变或消化吸收障碍等非感染性疾病引起。

腹泻可因多系统疾病引发，故发病机制具有复杂性。总而言之，腹泻的核心机制为胃肠道的消化、吸收、运动、分泌功能失调，以致肠腔的液体量增加，最终形成腹泻。

（一）胃肠激素及神经递质异常

现代医学研究表明，胃肠激素是调控胃肠运动重要因素之一，特定的胃肠激素以及神经递质水平异常与腹泻患者的胃肠运动出现异常有密不可分的联系。例如胃动素、胃泌素、P 物质等兴奋性胃肠激素，可以从多方面促进胃肠道运动。生长抑素、胆囊收缩素、血管活性肠肽等是抑制性胃肠激素，可以抑制胃肠道运动。

（二）胃动力异常及内脏高敏感性

胃肠运动障碍与肌电节律紊乱也是腹泻的重要因素之一。有研究表明，内脏高敏感性可在一定程度上使胃肠道动力异常。功能性腹泻患者存在胃肠运动亢进的特点，小肠传递时间较快，肠道运动反应性过高以及敏感性刺激过强，肠道功能失常，从而导致腹泻。

（三）精神心理因素及脑 - 肠轴作用机制

许多学者认为腹泻患者在精神情志因素的影响下更易引起胃肠道功能的紊乱。由于焦虑、愤怒、抑郁等不良情绪的刺激，容易引起腹泻患者迷走神经兴奋，导致肠道内腺体分泌增多，从而导致腹泻。胃肠功能调节是机体通过脑 - 肠轴之间的神经内分泌网络的双向环路而进行的，称为脑 - 肠互动。脑 - 肠轴可以刺激肠道神经系统并将内在信息通过肠神经链和高级神经中枢影响胃肠感觉、动力和分泌等，同时肠道免疫反应被过度激活又反过来作用于中枢的情绪、感受和行为，因此胃肠症状对心理状态有反作用。

（四）肠道微生态系统失衡

目前，肠道菌群失调是腹泻的重要致病因素之一。近年来研究表明，以 G^+ 杆菌为主的某些细菌与肠黏膜细胞结合形成一层生物学屏障，当肠道菌群失调时，致病菌及其释放的内毒素可直接侵入肠黏膜，导致肠黏膜屏障受损，使致病菌更容易通过肠黏膜，释放多种活性物质，使平滑肌收缩增加，肠蠕动加快，引起腹泻。

（五）其他因素

随着人们生活水平的提高，人们食物的种类及饮食结构不合理的情况越发出凸显，膳食纤维可以促进胃肠蠕动，但是在不合理的饮食结构下，会影响胃肠道的正常功能。此外，人体对某些食物不耐受，如海鲜、牛奶、某些药物、咖啡等，这些食物也可以引起腹泻的发生。还有其他研究表明胃肠道免疫、家族遗传及胃肠感染也是引起腹泻的重要病因。

（六）化疗药物

化疗是肿瘤的重要治疗方法之一，然而一些化疗药物在治疗肿瘤过程中易导致腹泻，如 5- 氟尿嘧啶、伊立替康、羟基喜树碱、希罗达、多西紫杉醇以及针对表皮生长因子受体（EGFR）的分子靶向药物，亦有围手术期患者使用抗生素导致腹泻。放疗作为治疗恶性肿瘤的一种重要手段，对许多癌症可以产生较好效果，但有时会引起放射性肠炎。介入治疗在很多肿瘤中使用，比如肝癌、胃癌，其亦可导致腹泻。

三、辨证思路

泄泻是以排便次数增多，粪便稀薄为主症的病证，辨证时，首先应区别寒、热、虚、实。实证多因湿盛伤脾，或食滞生湿，壅滞中焦，脾胃不和，导致运化失常，清浊不分，引起泄泻；虚证多因脾虚健运无权，水谷不化精微，湿浊内生，混杂而下，发生泄泻。急性暴泻，泻下腹痛，痛势急迫、拒按，泻后痛减，多属实证；慢性久泻，病程较长，反复发作，腹痛不甚，喜温喜按，神疲肢冷，多属虚证。大便清稀，或完谷不化者，多属寒证；大便色黄褐而臭，泻下急迫，肛门灼热者，多属热证。暴泻者起病较急，病程较短，泄泻频多；久泻者起病较缓，病程较长，泄泻呈间歇性发作。

泄泻的基本病机为湿盛脾病，故其治疗要点为运脾化湿。暴泻以湿盛为主，重在化湿，参以淡渗，配合运脾；久泻以脾虚为主，以健运脾气为先，佐以化湿利湿，若夹有肝郁和肾虚而致者，又当配合抑肝扶脾，或补火暖土等法。化疗相关性腹泻的主要证型如下：

（一）寒湿内盛型

泄泻清稀，甚如水样，腹痛肠鸣，脘闷食少，舌淡，苔白腻，脉濡缓。若外感风寒，则泄泻暴起，恶寒发热，头痛，肢体酸痛。舌淡，苔薄白，脉浮。

（二）湿热中阻型

腹痛泄泻交作，泻下急迫，或泻下不爽，大便色黄褐而臭，肛门灼热，烦热口渴，小便短赤，舌红，苔黄腻，脉濡数或滑数。

（三）食滞肠胃型

腹痛，肠鸣，泻下粪便臭如败卵，并夹有完谷，泻后痛减，伴有脘腹胀满，嗳腐酸臭，不思饮食，舌淡红，苔垢黄或厚腻，脉滑。

（四）肝气乘脾型

腹痛而泻，伴有腹中雷鸣，攻窜作痛，矢气频作，每因抑郁恼怒或情志紧张诱发，平素多胸胁胀闷，嗳气食少，或并脏躁之证，舌淡红，苔薄白，脉弦。

（五）脾胃虚弱型

大便时溏时泻，迁延反复，完谷不化，饮食减少，食后脘闷不舒，稍进油腻食物则大便次数明显增加，面色萎黄，神疲倦怠，舌淡，苔白，脉细弱。

（六）肾阳虚衰型

黎明五更之前腹痛肠鸣即泻，泻下完谷，泻后则安，形寒肢冷，腰膝酸软，舌淡，苔白，脉沉细。

知识链接 ▶ **泄泻的辨证与施治**

1. 《中医内科学》（张伯礼、吴勉华主编，2017年）将泄泻分为：寒湿证、湿热证、食滞证、脾胃虚弱证、肝气乘脾证、肾阳虚衰证。

2. 《实用中医内科学（第2版）》（王永炎、严世芸主编，2010年）中将泄泻分为：寒湿泄泻、湿热泄泻、伤食泄泻、脾虚泄泻、肾虚泄泻、水饮留肠。

3. 焦树德教授将泄泻分为：热泻、寒泻、食泻、脾虚泄泻、肾虚泄泻、滑泄、木郁害脾。

4. 丁甘仁将脾虚湿盛作为本病的关键病机，治疗大法则是健脾祛湿，同时也将抑肝扶脾、补脾益肾放在了重要地位。

5. 单兆伟教授认为阴虚夹湿证在老年中广泛存在，治疗当短期养阴，后期重在健脾祛湿。

四、护理要点

1. 提供良好的睡眠环境，保持病室清洁、安静、空气流通；合理控制病房的温度、湿度和光线。

2. 密切观察和记录患者的生命体征、出入液体量，观察其腹痛情况及大便次数、量、颜色、性状、气味和黏液，有无里急后重感及伴随症状，必要时留取标本送检；观察患者有无脱水、电解质紊乱。

3. 给予高蛋白、高热量、高维生素、营养丰富、易消化食物，如稀饭、汤面等，避免高纤维素、过冷、过热和辛辣刺激性食物，如咖啡、酒精等，避免进食高脂肪、油炸食物。遵循少食多餐的进食原则，鼓励患者多饮水，每日饮水量在 2 500ml 以上，多选用含钾高的食物，如橘子汁、番茄汁等。可口服少量酸奶，酸奶富含的乳酸菌在人体肠道内繁殖时会分泌对人体健康有益的物质，维护肠道菌群生态平衡，增强人体免疫功能，同时避免腹胀的发生。严重腹泻者，先予禁食或肠外营养，症状缓解后逐渐过渡到普食。

4. 做好腹部保暖，适当增加衣物，可用热水袋热敷，能有效减少排便次数，减少肠道运动，有助于改善腹痛、腹泻等症状，但出血者禁用。

5. 每次便后用温湿毛巾轻轻擦去排泄物，保持局部皮肤清洁干燥。

6. 加强安全护理，密切观察患病情变化，可加床挡或采用保护性约束，确保患者安全。

7. 做好患者压疮评估，保持床铺清洁干燥。及时更换污染床单及污染衣物，定时翻身、拍背、按摩受压部位或卧气垫床，加强营养，做好预防压疮的措施。

8. 关心患者生活，对患者所提的疑问要耐心解答，帮助患者正确认识化疗，解除其对化疗的恐惧及压力，提高其依从性，减轻腹泻程度，顺利配合治疗与护理。

五、常用中医护理适宜技术

（一）艾灸疗法

1. **取穴** 主穴选取神阙、天枢（双侧）、脾俞、中脘，配穴辨证而取。

2. **操作方法**（图 9-1）

（1）将艾条点燃，对准患者神阙及双侧天枢，距离穴位 2～3cm，温度以使患者局部有温热感而无灼痛为宜，及时弹掉艾灰，注意观察皮肤情况及询问患者感受，每穴灸 10～15 分钟，致皮肤红晕为度。每日治疗 1 次，7 次为 1 个疗程，1 个疗程结束后休息 3 天再继续下一个疗程。

（2）脾胃虚弱型泄泻采用隔姜灸治疗。选取中脘、足三里、脾俞、气海等穴，使用直径 2～3cm，厚 0.2～0.3mm 的生姜薄片，刺多孔，将艾绒或艾炷置上，放于对应穴位，点燃治疗。可多次施灸，通常进行 5～10 次，当治疗部位呈红晕无疱时终止，每日 1 次。

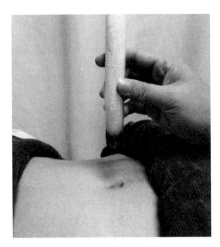

图 9-1　艾灸疗法

3. 注意事项

（1）大血管处，皮肤感染、溃疡、瘢痕处，有出血倾向者不宜施灸。空腹或餐后一小时以内不宜施灸。

（2）一般情况下，施灸顺序自上而下，先头身，后四肢。

（3）施灸时防止艾灰脱落烧伤皮肤或衣物。

（4）注意观察皮肤情况，对糖尿病、肢体麻木及感觉迟钝的患者，尤应注意防止烧伤。

（5）如局部出现小水疱，无须处理，可自行吸收；若水疱较大，可用无菌注射器抽吸疱液，用无菌纱布覆盖。

（6）对艾灸有严重过敏史者禁用。

（二）穴位敷贴疗法

1. **选药**　贴敷方药多遵循传统治疗泄泻方药的制方原则，选择具有温中散寒功效的药物，如丁香、吴茱萸、荜茇等。

2. **取穴**　常选择神阙、涌泉等穴。

3. **操作方法**（**图** 9-2）　将所选药物打成极细粉末混匀，干燥放置备用。综合评估患者，取适量药粉用赋形剂调成糊状，搓成丸，大小约 1cm×1cm，敷贴于相关穴位，每次贴敷 6～8 小时，每日 1 次。

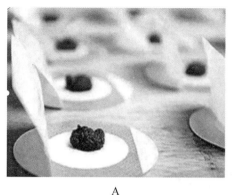 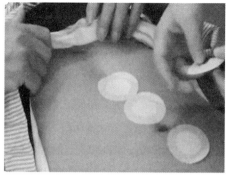

A　　　　　　　　　　　　　B

图 9-2　穴位敷贴疗法

A.穴位敷贴用药；B.穴位敷贴（中脘、下脘、气海）。

4. **注意事项**

（1）孕妇的脐部、腹部、腰骶部及某些敏感穴位，如合谷、三阴交等处都不宜敷贴，以免局部刺激引起流产。

（2）药物过敏、皮肤疾病、水肿者禁用。

（3）敷贴部位应交替使用，不宜单个部位连续敷贴。

（4）患处有红肿及溃烂时不宜敷贴药物，以免发生化脓性感染。

（5）对于残留在皮肤上的药物不宜使用肥皂或刺激性物品擦洗。

（6）使用敷药后，如出现红疹、瘙痒、水疱等过敏现象，应暂停使用，报告医师，配合处理。

> **知识链接** ▶ **穴位敷贴配合其他疗法治疗泄泻**

1. **穴位敷贴配合中药疗法**　穴位敷贴配合中药方剂治疗泄泻，能够发挥穴位敷贴的药物、腧穴、经络的综合疗效，同时结合传统中药方剂辨证论治，达到和胃行气，健脾涩肠之功效。

2. **穴位敷贴配合推拿疗法**　推拿疗法通过对患者机体的直接接触，调节脏腑，平和阴阳。同时，小儿推拿因安全舒适，能够大大缩短治疗时间，缓解患儿病痛，提高机体免疫力，且无毒副作用，对小儿各类型腹泻都有良好疗效，被广大患者及其家长接受，临床应用越来越广泛。

3. **穴位敷贴配合艾灸疗法**　艾灸疗法通过温热渗透作用，可调节脏腑功能，祛邪外出，善于治疗虚寒型泄泻，效果良好。艾灸配合穴位敷贴疗法可通过直接和间接的共同作用，使药物被皮肤有效吸收，深入脏腑，发挥药理作用，从而达到治疗作用。

4. 穴位敷贴配合针刺疗法　在穴位贴敷和针刺的双重作用能够调节胃肠动力，改善肠动力紊乱状况；降低患者内脏敏感性，改善脏腑感觉和放电异常，从而达到止痛和止泻的效果。

5. 穴位敷贴辅助西医疗法　穴位敷贴疗法配合口服西药及静脉注射治疗泄泻可减少西药的不良反应，见效快，并且大大缩短患者康复时间，患者接受度较高。

（三）毫针刺法

1. 取穴　选取足三里与内关。

2. 操作方法（图9-3）　应用乙醇局部消毒后，取28号毫针，刺入相应穴位1～3cm，在确定得气后留针持续30分钟。

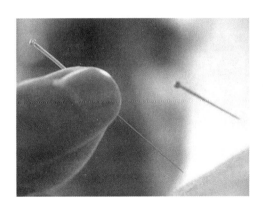

图9-3　毫针刺法

3. 注意事项

（1）患者若过于饥饿、疲劳、精神过度紧张时，不宜立即进行针刺。对于身体瘦弱、气虚血亏的患者，针刺时手法不宜过强，并应尽量选用卧位。

（2）常有自发性出血倾向或皮肤破损后出血不止者，不宜针刺。

（3）皮肤有感染、溃疡、瘢痕或肿瘤的部位，不宜针刺。

（4）针刺后至少24小时内不得进行水疗或游泳，以防针刺部位感染。

（四）雷火灸疗法

1. **取穴** 根据患者的临床症状在以下穴位中辨证取穴 4～6 个：中脘、神阙、天枢、上巨虚、脾俞、胃俞、大肠俞。

2. **操作方法**（图 9-4）

（1）将点燃的雷火灸药条放入恒温灸具并盖上盖子。

（2）将灸盒放在腹部（中脘、神阙、天枢）或背部（脾俞、胃俞、大肠俞）及下肢（上巨虚）相应的穴位上交替施灸。

（3）用一条大浴巾围住灸盒的底部后，再用另一条大浴巾盖住灸盒顶部并固定灸盒，药条距施灸部位 4～6cm 进行温和灸法，以患者感到皮肤温热舒适而不灼痛为度。每日施灸 1 次，每次灸 30 分钟，7 日为 1 个疗程。

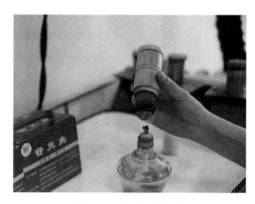

图 9-4 雷火灸疗法

3. **注意事项**

（1）用灸时，火头应与皮肤保持用灸距离，随时注意患者表情，以患者能忍受为度，以免烫伤。

（2）治疗后 2 小时内勿接触冷水及吹风，灸疗后宜饮一杯淡盐水。

（3）对体质虚弱、神经衰弱的患者，治疗时火力宜小，精神紧张的患者应消除其思想顾虑，饥饿的患者应先进食或喝些糖水。

（4）治疗中，如有皮肤烫灼伤，可用乙醇消毒降温，或用紫草油涂抹烫伤处；如果烫伤后水疱明显，应先抽出液体后再给予烫伤膏等处理。

六、膳食指导

恰当的饮食调节和肠道休息可减轻 CID 症状。应指导患者选择温热、易消化、高热量、高维生素、低脂肪饮食；坚持少量多餐；避免刺激性、过敏性、高渗性、产气及油腻性食物；忌食生冷拌菜；多饮水以补充腹泻所损失的水分；多吃含钾丰富的食物，如橘子、蔬菜汁等；保持食物清洁，避免变质，同时对食物进行加热，以达到消毒的目的。严重腹泻而导致脱水、电解质紊乱的患者应及时补充水分、电解质；不能进食者给予静脉高营养。指导患者化疗期间每日一次食用山药薏苡仁粥对于预防腹泻也有一定疗效。

（一）寒湿内盛型

加味防风粥

原料：防风 10g，广藿香 5g，葱白 3 根，豆蔻 3g，粳米 100g。

做法：将防风、广藿香、葱白、豆蔻洗净，放入锅中同煎，沸后 10 分钟，取汁去渣；另用粳米煮粥，待粥将熟时，加入汁，煮成稀粥服食。

功效：解表散寒，芳香化浊。

（二）湿热中阻型

青蒿绿豆粥

原料：青蒿 5g，西瓜翠衣 60g，鲜荷叶 10g，绿豆 30g，赤茯苓 12g。

做法：将青蒿、西瓜翠衣、赤茯苓共煎取汁去渣。将绿豆淘清后，与荷叶同煮为粥。待粥成时，兑入药汁，稍煮即成。

功效：清暑泄热。

（三）食滞肠胃型

胡萝卜汤

原料：胡萝卜 500g，白糖 50g。

做法：将胡萝卜洗净切碎，放入锅中，加入适量水，煮沸，用纱布过滤去渣，加入白糖，调匀，即可饮用。

功效：健脾消食，润肠通便。

（四）肝气乘脾型

乌梅粥

原料：乌梅 15g，粳米 100g，冰糖适量。

做法：乌梅加适量水，煎取浓汁去渣，加入粳米煮粥。粥熟后加冰糖适量，稍煮即可。

功效：泻肝补脾，涩肠止泻。

（五）脾胃虚弱型

茯苓粥

原料：茯苓 15g，粳米 100g。

做法：粳米洗净入锅，加入茯苓粉和适量水，旺火烧开后转文火，煮成稀粥。

功效：健脾止泻，养心安神。

（六）肾阳虚衰型

荔核大米粥

原料：荔枝核 15 枚，山药 15g，莲子肉 15g，粳米 50g。

做法：荔枝核、山药、莲子肉加适量水煎煮，去渣取汁，后放入粳米熬煮成粥。

功效：补肾健脾，温阳散寒。

七、健康教育

1. 向患者说明化疗的重要性，以及产生腹泻的原因，消除患者的疑虑，使患者配合医务人员积极完成化疗计划。

2. 指导患者进食温热、低脂、高蛋白、高维生素、易消化的食物，注意少量多餐、细嚼慢咽；避免食用生冷、过热、过酸及辛辣的刺激性食物，如牛奶、咖啡、酒类和碳酸饮料等，还应避免油炸食品和易发酵的豆类食物；鼓励患者食用酸奶。允许食用少量蔬菜，但需细细切碎并充分煮熟。根据腹泻程度可进食流质、半流质或软食，严重时暂时禁食。鼓励患者多饮水，每日饮水量应大于 2 500ml。

3. 对于轻、中度腹泻患者，遵医嘱给予地芬诺酯、蒙脱石散等药物，同时对其做好药物宣教。严重腹泻的患者在进行补液时，告知补液的原因及注意事项，减少其疑虑，争取其理解与配合，减少副作用及不良反应，确保疗效。

4. 严重腹泻者可有肛周皮肤损害并伴有严重疼痛，应指导患者定期清洗局部皮肤、便后温水坐浴、局部早期涂擦湿乳剂或氧化锌软膏、紫草油、黄柏洗液，使患者肛周皮肤清洁、干燥和舒适，有效预防和避免肛周皮肤出现糜烂或溃疡现象。应选择柔软、棉质的衣物，减少摩擦。若出现血性腹泻及时报告。

5. 指导患者按揉天枢、神阙、足三里，每次 2 ~ 3 分钟，以患者产生酸胀感、局部稍发热为宜。

八、病例讨论

（一）病例简介

患者杨某，男，48 岁。

1. **入院时间** 2020 年 4 月 19 日。

2. **主诉** 腹泻 7 天。

3. **现病史** 患者 2019 年 9 月 12 日无明显诱因出现胸腹部阵发性疼痛。2019 年 12 月 14 日于某医院行腹部 CT 提示"肝左叶巨大肿块，左外叶肝内胆管扩张"。临床诊断为原发性肝癌。入院症见：患者神志清楚，双目少神，纳差，小便正常，腹泻 7 日，呈黄色水样便，舌淡红，苔薄白，脉细沉。

4. **生命体征** T: 36.3℃, P: 77 次 /min, R: 18 次 /min, BP: 135/77mmHg。

5. **既往史** 既往乙肝病史 10 余年，2020 年 4 月开始口服恩替卡韦抗病毒治疗。幼年曾接种卡介苗、脊髓灰质炎疫苗、百白破混合疫苗。否认重大外伤史，否认食物及药物过敏史，否认输血史、输注血制品史。

6. **相关实验室检查**

项目	正常值	4 月 19 日	4 月 21 日	4 月 25 日	4 月 27 日
白细胞总数 /（×10^9/L）	4 ~ 10	7.58	7.55	11.1 ↑	12.5 ↑
血红蛋白 /（g/L）	110 ~ 150	80 ↓	77 ↓	75 ↓	74 ↓

项目	正常值	4月19日	4月21日	4月25日	4月27日
血小板 /（×10⁹/L）	100 ~ 300	99 ↓	102	113	97 ↓
白蛋白 /（g/L）	35 ~ 55	27.6 ↓	—	28.3 ↓	—
谷丙转氨酶 /（U/L）	5 ~ 40	77 ↑	—	37	—
谷草转氨酶 /（U/L）	8 ~ 40	235.7 ↑	—	108.9 ↑	—

（二）诊断

1. **望诊**　患者神志清楚，双目少神，舌淡红，苔薄白。
2. **闻诊**　语言流畅，应答自如，未闻及异常气味。
3. **问诊**　肝癌综合治疗后半年余，腹泻 7 日。
4. **切诊**　脉细沉。
5. **专科检查**　右下腹轻度压痛，全身皮肤散在红疹，以前胸、后背及双侧大腿内侧为著。
6. **中医诊断**　肝癌（肝郁脾虚证）。
7. **西医诊断**　原发性肝癌。

（三）辨病辨证

患者脏腑气血亏虚、脾虚湿困、气滞血瘀；六淫邪毒入侵、邪凝毒结，以及七情内伤、情志抑郁等因素，致气、血、湿、热、瘀毒互结而成肝癌。本病属"肝癌"范畴。舌淡红，苔薄白，脉细沉，四诊合参，辨证为肝郁脾虚证。

（四）中医护理

1. 中医特色技术

（1）耳穴贴压疗法：选取胃、肝、脾、贲门、交感、神门、皮质下，有调中焦、和脾胃的作用。

（2）经穴推拿疗法：选用中脘、天枢、内关、足三里等穴位，以拇指或中指按压穴位 30 秒，然后顺时针方向按摩 2 分钟，以局部感觉酸胀为佳，每日 3 次，重复 3 ~ 5 日。

（3）隔姜灸疗法：选取主穴（中脘、天枢、足三里）、配穴（脾俞、关元俞），灸完所规定的壮数，以使皮肤红润而不起疱为度。有强健脾胃、调和气血、固肠止泻等作用。

2. **合理膳食** 选择温热、柔软、易消化、高热量、高维生素、低脂肪饮食；坚持少量多餐；避免刺激性、过敏性、高渗性、产气及油腻食物，忌食生冷拌菜；多饮水以补充腹泻所损失的水分，多吃含钾丰富的食物，如橘子、蔬菜汁等；保持食物的清洁，避免变质，同时对食物进行充分加热，以达到消毒的目的。严重腹泻而导致脱水、电解质紊乱时应及时补充水分、电解质，可食用山药薏苡仁粥：山药 50g，薏苡仁 15g，粳米 100g，白糖 15g。每日一剂，分三次服用。

3. **情志调护** 日常避免忧郁、悲伤、焦虑、紧张等负性情绪，鼓励家属多陪伴患者，可听音乐，选用角调式乐曲，如《汉宫秋月》《渔舟唱晚》，每日 9：00 和 16：00 在安静状态下聆听上述音乐，循环播放，每次 30 分钟，音量适度。

参考文献

[1] MICHAEL T, LUIS V. Adjunctive treatments for the prevention of chemotherapy- and radiotherapy-induced mucositis[J]. Integrative Cancer Therapies, 2018,17(4):1027-1047.

[2] MCQUADE R M, STOJANOVSKA V, ABALO R, et al. Chemotherapy-induced constipation and diarrhea: pathophysiology, current and emerging treatments[J]. Frontiers in Pharmacology, 2016,7(1):414.

[3] 马德健，曹珍，王贲士，等. 奥曲肽治疗放化疗相关性腹泻 Meta 分析 [J]. 中华肿瘤防治杂志 ,2020,27(2):146-151.

[4] 李占东，李元青，许轶琛，等. 芪术泻心汤治疗化疗相关性腹泻的临床效果 [J]. 北京中医药 ,2018,37(12):1122-1124.

[5] 韦惠章，何海滨，麦哲林，等. 双歧杆菌对晚期大肠癌伊立替康化疗相关性腹泻的影响研究 [J]. 中国实用医药 ,2017,12(15): 125-126.

[6] 罗成宇，李点，姚欣艳，等. 熊继柏教授辨治泄泻经验 [J]. 中华中医药杂志 ,2014, 29(9):2851.

[7] 陈勇华. 胃苓汤治疗功能性腹泻 40 例临床观察 [J]. 实用中西医结合临床 ,2015, 15(6): 43-44.

[8] 仇瑞莉，张小瑞，刘江波. 参苓白术散治疗功能性腹泻（脾胃虚弱证）疗效及对 DAO,

TNF-α 等炎症因子的影响 [J]. 中华中医药学刊 ,2018,36(8) :1957-1959.

[9] 陈秀范 . 小儿推拿神阙穴艾灸护理在脾虚泄泻患儿护理中的效果探讨 [J]. 基层医学论坛 ,2020,24(24):3509-3510.

[10] 成玉峰 . 从肝脾不调探讨四逆散加减治疗泄泻经验 [J]. 中医研究 ,2020,33(6):40-42.

[11] 刘小琼 , 陈红梅 , 谈华南 . 综合疗法治疗腹泻型肠易激综合征临床观察 [J]. 实用中医药杂志 ,2020,36(5):572-573.

[12] 杨益萍 , 白钰 , 马凤岐 , 等 . 古代医籍泄泻医案用药规律的发掘研究 [J]. 中华中医药杂志 ,2019,34(10):4881-4884.

[13] 张声生 , 王垂杰 , 李玉锋 , 等 . 泄泻中医诊疗专家共识意见 (2017) [J]. 中医杂志 ,2017, 58(14):1256-1260.

[14] 程怀锦 , 崔光卫 , 施舍 , 等 . 针灸治疗化疗相关性腹泻临床研究综述 [J]. 中国中医急症 , 2017,26(11): 1990-1992.

[15] 王浩 , 段佩雯 , 王松坡 . 中医药治疗肿瘤化疗相关性腹泻研究进展 [J]. 山东中医杂志 , 2019,38(3): 295-298.

[16] 吴存恩 , 刘沈林 , 壮雨雯 , 等 . 中医药治疗化疗相关性腹泻之优势探析 [J]. 中华中医药学刊 ,2016,34(8): 1887-1889.

[17] 曹衍 , 刘百祥 . 涌泉穴贴敷治疗甲氨蝶呤相关性腹泻 32 例 [J]. 中医药导报 ,2016,22(24): 87-88,99.

[18] ROBERTSON J P,WELLS C L,VATHER R,et al.Effect of diversion ileostomy on the occurrence and consequences of chemotherapy-induced diarrhea[J]. Dis Colon Rectum, 2016,59(3):194-200.

[19] 乔翠霞 , 张新峰 , 程旭锋 , 等 . 扶正固本方对化疗相关性腹泻裸鼠 T 细胞亚群及相关促炎因子的影响 [J]. 中华中医药学刊 ,2017,35(7):1716-1718.

[20] 李聪 . 针刺配合雷火灸治疗脾虚泄泻型肠易激综合征临床疗效观察 [J]. 中医药学报 ,2020,48(3):56-60.

第十章　肿瘤相关性厌食

肿瘤相关性厌食（cancer-related anorexia，CA）指肿瘤患者进食欲下降，引起食物摄取减少，进食量不到正常食量 1/2 或不能进食，伴有或不伴有体重下降。厌食在恶性肿瘤患者不同时期发生率差异较大，在新确诊恶性肿瘤患者群体中发生率约为 50%，而在晚期肿瘤患者群体中发生率可高达80%。长期处于肿瘤相关性厌食状态，将严重影响肿瘤患者营养状况，降低其免疫力，从而进一步增加抗肿瘤治疗的难度及肿瘤恶病质发生风险。研究显示，厌食是恶性肿瘤患者生存率独立影响因素之一。其会对肿瘤患者的心理健康、社会交际等方面造成一定的负面影响，降低了肿瘤患者的生活积极性及生存信念，甚至会对肿瘤患者的生存质量产生严重的不利影响。

厌食所致的持续体重下降常伴有恶病质。肿瘤厌食恶病质综合征（cancer related anorexia and cachexia syndrome，CACS）是一种以消瘦、体重丢失为主，进行性体重下降、厌食、低蛋白血症、炎症反应为表现的综合征，伴或不伴乏力、贫血、水肿。CACS 是以消化系统功能紊乱为特征的综合征，其病理生理特征为蛋白和能量呈负平衡，由食物摄入减少和异常代谢综合因素造成。CACS 是肿瘤患者常见综合征，超过 50% 肿瘤患者出现此症状，因肿瘤种类、临床分期而异，在胃肠道和晚期肿瘤患者中的发生率较高，其中胰腺癌和胃癌患者的发生率最高，肺癌、肠癌患者次之，乳腺癌患者的发生率较低。CACS 不仅影响患者生活质量、降低治疗耐受性、缩短生存期，且可导致约 30% 肿瘤患者死亡。

一、中医病因病机

中医学对肿瘤相关性厌食并没有特定的病名，但按症状分可归属于传统医学中的"不食""痞满""虚劳"等范畴。

肿瘤相关性厌食，其证候特征为"脾胃虚弱，运化失司"。中医认为脾为后天之本，运化水谷、水液，输布精微，为气血生化之源，脾胃所化生的精微物质濡润全身。若脾胃受损，则有运化、输布津液功能障碍，聚而成湿，阻滞气机，脾气不升则运化失常，胃失和降，最终导致食欲减退。此外，肿瘤患者大多情志失调，肝气郁结，加之忧思伤脾，最终导致脾失健运，胃气阻滞，气机升降失常，进一步导致患者食欲减退。肿瘤患者食欲减退的病机主要归结为：患者因七情失和、药物毒邪内伤、脾胃虚弱等原因导致肝、脾、胃功能异常，以致中焦气机升降失常。本病病位在胃，与肝、脾密切相关。葛洪在《肘后备急方》中记载："凡症坚之起，多以渐生，如有卒觉，便牢大自难治也。腹中症有结积，便害饮食，转羸瘦"，描述的就是肿瘤相关性厌食的症状特点。总之，肿瘤相关性厌食病位在胃，与肝脾有密切关系。基本病机为脾胃功能失调，升降失司，胃气壅塞。

（一）表邪入里

外邪侵袭肌表，治疗不得其法，滥施攻里泻下，脾胃受损，外邪乘虚内陷入里，结于胃脘，阻塞中焦气机，升降失司，胃气壅塞，遂成痞满。如《伤寒论》所云："脉浮而紧，而复下之，紧反入里，则作痞，按之自濡，但气痞耳。"

（二）食滞中阻

或暴饮暴食，或恣食生冷粗硬，或偏嗜肥甘厚味，或嗜浓茶烈酒及辛辣过烫饮食，损伤脾胃，以致食谷不化，阻滞胃脘，升降失司，胃气壅塞，而成痞满。如《类证治裁·痞满论治》有云："饮食寒凉，伤胃致痞者，温中化滞。"

（三）痰湿阻滞

脾胃失健，水湿不化，酿生痰浊，痰气交阻于胃脘，则升降失司，胃气壅塞，而成痞满。如《兰室秘藏·中满腹胀门》曰："脾湿有余，腹满食不化。"

（四）情志失调

多思则气结，暴怒则气逆，悲忧则气郁，惊恐则气乱等，造成气机逆乱，升降失职，形成痞满。其中尤以肝郁气滞，横犯脾胃，致胃气阻滞而成之痞满为多见。即如《景岳全书·痞满》所谓"若怒气暴伤，肝气未平而痞者"。

（五）脾胃虚弱

素体脾胃虚弱，中气不足，或饥饱不匀，饮食不节，或久病损及脾胃，纳运失职，升降失调，胃气壅塞，而生痞满。此正如《兰室秘藏·中满腹胀门》所论述的因虚生痞满："或多食寒凉，及脾胃久虚之人，胃中寒则胀满，或脏寒生满病。"

二、现代医学认识

肿瘤相关性厌食以食欲下降、体重减轻和组织消耗为特征，伴有肌肉和脂肪组织减少，导致生活质量下降。食欲是外周和中枢神经传入下丘脑腹侧引起的一种复杂功能，由大脑神经及内分泌网络共同完成的各种原因引起中枢和外周神经调节紊乱，均可引起食欲减退。关于肿瘤引起食欲缺乏的发病机制比较复杂，主要有以下几方面：肿瘤细胞自身产生的循环因子或宿主在对癌细胞产生免疫过程释放的细胞因子如肿瘤坏死因子 -α（TNF-α）、白细胞介素（IL-1、IL-6 等），可通过影响摄食中枢等途径降低食欲；放疗、化疗等直接损伤胃黏膜，引起胃肠道炎性改变，导致消化吸收能力下降；恶心、呕吐是化疗引起的常见不良反应之一，也是影响患者食欲的重要因素；晚期肿瘤患者长期静脉营养支持，消化道内没有食物进入，会引起胃黏膜萎缩，胃肠道消化功能降低，则出现食欲缺乏；患者对肿瘤的绝望、化疗毒副反应的恐惧等精神因素均会影响到患者的食欲。肿瘤相关性厌食主要因素如下：

（一）肿瘤因素

肿瘤迅速生长，分泌大量代谢物，其分泌物可以抑制食欲；消化系统肿瘤患者消化功能减弱，进一步引起患者厌食症的发生；脑部肿瘤患者或肿瘤脑转移患者可因颅内压升高而引起厌食症。目前研究表明，TNF-α、IL-6 及 IL-1 等细胞因子在癌性恶病质生理病理中发挥着核心作用，且多项研究表明以上炎症因子也影响着肿瘤的发生、发展。

（二）癌性代谢紊乱

除了肿瘤细胞因子外，肿瘤相关性代谢紊乱也是导致肿瘤相关性厌食的另一重要因素，主要表现在肿瘤生长过程中自身代谢产生的有毒物质及包括糖、蛋白质及脂肪在内的人体三大营养物质代谢异常这两方面。其中糖代谢紊乱主要表现为葡萄糖生成增加和外周组织利用葡萄糖障碍；蛋白质代谢紊乱指蛋白质合成和分解增加，转变率提高，血浆氨基酸谱异常，机体呈现负氮平衡；脂肪代谢紊乱是指脂肪的大量消耗导致机体消瘦。以上三大营养物质的代谢紊乱必定会引起机体能量消耗及相关脏器功能损害，从而导致CACS 的发生，继而进一步影响患者食欲。

（三）肿瘤自身负荷

胃肠道肿瘤及相关转移瘤的占位性及压迫性病变使局部组织受损、胃肠排空延迟，甚至出现肠梗阻，影响患者进食。此外，食道癌所致的进食梗阻，口腔癌、鼻咽癌所致的味、嗅觉减退甚至消失也能导致厌食的发生，从而使进食量减少。

（四）抗肿瘤药物治疗

放化疗及靶向治疗作为目前肿瘤的主要治疗手段，在有效延长患者生存期的同时，不可避免地会产生相应毒副反应。其中，消化道反应尤其严重。其机制可概括为以下两个方面：一方面，化疗药物可直接刺激胃肠道黏膜，使其受损，或通过血液循环刺激肠嗜铬细胞释放相关神经递质，形成引起呕吐的神经冲动。另一方面，化疗药物可以直接以原形或代谢物的形式透过血 - 脑屏障，刺激化学感受器触发区引起呕吐。以上两方面最终都将导致厌食的发生。

（五）心理因素

由于肿瘤本身及治疗时的副反应所带来的不适感，或治疗失败，或高昂的治疗费用所产生的经济负担，肿瘤患者大多会有焦虑、抑郁、失望及无助感。研究表明，焦虑、抑郁等情绪可致胃肠道运动及分泌功能紊乱或使内脏敏感性增加，肥大细胞激化而引起功能性消化不良。其机制主要是机体一旦出现焦虑、抑郁的情绪，就会使交感神经兴奋，并降低迷走神经的张力，或者影响血浆脑 - 肠肽分泌，从而影响患者的食欲。

三、辨证思路

肿瘤属于全身性疾病，即病在五脏，患者本就正气亏虚于内，脾胃功能失调。此外，放化疗、抗肿瘤药等大热大毒之邪攻伐人体，伤津耗气，进一步耗伤正气，损伤脾胃，致水湿不布，痰饮内停，脾虚下陷，胃气上逆，脾胃升降失调。肿瘤相关性厌食症患者病性多属本虚标实，虚实夹杂，发病关键在于脾胃亏虚，脾胃亏虚于先而厌食后至。故临床上改善肿瘤患者食欲时，不同于一般的消化系统疾病所致厌食的治疗，需兼顾肿瘤发病之正气内虚的主要发病内因，益气扶正以抗肿瘤、增强其免疫力，从而达到标本兼顾、标本兼治的目的。临床上根据患者临床表现常将肿瘤相关性厌食分为以下 5 个证型：

（一）脾胃虚弱型

厌食或食欲减退，面色萎黄，形体消瘦，倦怠少言，腹胀便溏，舌淡苔白，脉细。

（二）胃脾阴虚型

食欲减退或不欲饮食，口渴心烦，手足心热，倦怠乏力，肌肉消瘦，唇干舌燥，舌红少苔或无苔，脉细数。

（三）肝郁脾虚型

食欲减退或纳呆拒食，腹胀，便溏不爽，肠鸣矢气，或大便溏结不调，或腹痛欲泻，泻后痛减，伴见郁郁不乐，或急躁易怒，舌苔白或腻，脉弦或弦缓。

（四）脾虚湿阻型

食欲减退或不欲饮食，胸痞腹胀，倦怠嗜卧，午后或夜间发热，大便泄泻或不爽，小便短少，舌淡苔白而腻，脉滑。

（五）脾胃阳虚型

食欲减退或不欲饮食，或拒食，胃脘痞满，腹痛绵绵，面黄神疲，舌质淡，苔白腻，脉沉迟。

四、护理要点

1. 为患者提供舒适的休养环境，避免不良因素影响患者精神状态和食欲；指导患者适当活动，以不疲劳为宜，促进食欲。提供舒适温馨的进餐环境。

2. 根据患者的口味烹饪，尽量做到色香味俱全，以刺激其食欲。以清淡易消化、高蛋白、高维生素、高热量食物为主，忌肥甘厚腻、辛辣、油炸之品。饮食讲究荤素搭配、营养均衡。

3. 指导患者保持心情舒畅，避免不良情绪影响食欲。

4. 必要时遵医嘱予甲地孕酮片等口服，以改善食欲。

5. 做好知识宣教，增加患者对疾病了解，包括疾病原因和治疗方法等，改善患者因缺乏对疾病了解而引发的恐惧情绪，逐渐提高患者的治疗信心和依从性。

五、常用中医护理适宜技术

（一）耳穴贴压疗法

1. **取穴** 主穴取脾、胃、神门、皮质下、三焦。辨证配穴：伴有便秘者加大肠、小肠；肝胃不和者加肝穴；泛酸、呃逆者加耳中（膈）；失眠加心穴；乏力加交感。

2. **操作方法**（图 10-1）

（1）用探针探查耳穴敏感点，然后加压留印，确定贴压部位.

（2）用 75% 乙醇自上而下、由内到外、从前到后消毒耳部皮肤，待完全干燥后，选用王不留行籽或莱菔子等丸状物黏附在 1cm×1cm 大小的胶布中央。

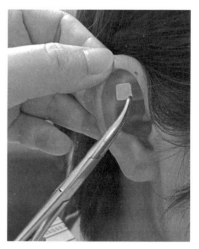

图 10-1 耳穴贴压疗法

（3）用止血钳或镊子夹住胶布敷贴于选好的耳穴部位上，并给予适当按压（揉），使患者有热、麻、胀、痛感觉，即"得气"。

（4）嘱咐家属及患者每日按压各穴 3～5 次，每次 1～3 分钟，按压力度以患者耐受度为限；两耳交替贴压，每 3 天更换 1 次。

3. **注意事项**

（1）耳郭局部有炎症、冻疮或表面皮肤有溃破者不宜施行。

（2）耳穴贴压每次选择一侧耳穴，双侧耳穴轮流使用。夏季易出汗，留置时间 1～3 天，冬季留置时间 3～7 天。

（3）观察患者耳部皮肤情况，留置期间应防止胶布脱落或污染；对普通胶布过敏者改用脱敏胶布。

（4）患者侧卧位耳部感觉不适时，可适当调整。

（5）体质虚弱者，耳贴按压力度易轻，以防力度过大引起患者虚脱反应。

（二）毫针刺法

1. **取穴** 主穴取足三里、三阴交、中脘、关元、内关。辨证配穴：咳嗽、咯血加尺泽、孔最；失眠、焦虑、抑郁加印堂、太冲、合谷；便秘加天枢；疲劳加阳陵泉、阴陵泉。

2. **操作方法**

（1）患者仰卧位，75% 乙醇消毒针刺穴位皮肤及施术者手指，待干。

（2）选择合适毫针，根据针刺部位正确进针，待针刺达到 0.5 寸左右后，逐渐进入穴位深度得气后行针刺捻转补法（针下得气后，捻转角度小于 180°，用力轻，频率慢，操作时间约 1 分钟）。

（3）在针刺得气后的留针 30 分钟过程中行捻转补法 2 次，每次约 1 分钟。

（4）施术者左手拇指和示指持消毒干棉球轻按于针刺穴位处，然后右手持针，小幅度顺势缓缓提针至皮下后出针。

（5）出针后用棉球按压针孔片刻。

3. **注意事项**

（1）观察患者施针处皮肤情况，注意有无过敏、破溃等。

（2）针刺时避开大血管，如局部有血肿，可予冰敷，并密切观察血肿的消长情况。

（3）腧穴深部有脏器时应掌握针刺深浅，不可伤及脏器。

（4）体质虚弱，气血亏损者，针感不宜过重，宜采用补法。

（5）若出现晕针、晕血立即停止治疗，报告医师，令患者平卧，注意保暖，室内注意通风，给予患者温糖水等处理。

（三）穴位敷贴疗法

1. 选药及选穴　山楂 50g、甘草 30g、山药 50g、白术 50g、木香 30g、麦芽 50g、阿魏 10g、鸡内金 50g、莱菔子 30g，研粉，加入适量食醋调成糊状。选择中脘、神阙、内关及足三里穴等。

2. 操作方法（图 10-2）　将所选药物打成极细粉末，混匀，干燥放置备用。综合评估患者情况，取适量药粉调成膏状，搓成丸，大小约 1cm×1cm，敷贴于相关穴位，每次贴敷 6～8 小时，每日 1 次。

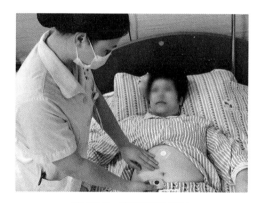

图 10-2　穴位敷贴疗法

3. 注意事项

（1）孕妇的脐部、腹部、腰骶部及某些敏感穴位，如合谷、三阴交等处都不宜敷贴，以免局部刺激引起流产。

（2）皮肤疾病、水肿者禁用。

（3）敷贴部位应交替使用，不宜单个部位连续敷贴。

（4）患处有红肿及溃烂时不宜敷贴药物，以免发生化脓性感染。

（5）对于残留在皮肤上的药物不宜使用肥皂或刺激性物品擦洗。

（6）使用敷药后，皮肤若出现红疹、瘙痒、水疱等过敏现象，应暂停使用，报告医师，配合处理。

知识链接 **穴位敷贴药方**

可根据患者的证型结合临床表现选择以下药方：

1. 冰片 3g、砂仁 20g、木香 20g。将药物打粉调配成膏状，取适量敷贴于穴位。方中砂仁温脾开胃，木香消食导滞，冰片开窍醒神，诸药合用，可疏通经络，调和气血，且在冰片的辅助下药物药效的穿透力得到提升，改善食欲的作用得到加强。

2. 香砂六君子方：红参、炒白术、茯苓、木香、陈皮、砂仁、清半夏、炙甘草。上述药物取等份，研磨成细粉，在使用时用姜汁调成膏状，取适量贴敷穴位。方中红参性温、味甘苦，具有大补元气、益气复脉的功效；白术性温味甘，健脾益气；砂仁性温、味辛，具有温脾开胃、止呕止泻的作用；陈皮、清半夏为二陈汤主要组成药物，可以理气化痰、降逆止呕；生姜汁调和，生姜可以入脾胃、性温味辛，有助于携带药力达到肠胃，又可以温中、祛除胃肠寒邪，与此同时可以缓解患者食欲减退、腹部胀满等症状。诸药共同起到健脾和胃、降逆止呕的作用，可治疗脾胃虚弱、倦怠乏力、不思饮食等症。

3. 紫苏梗 15g、姜半夏 10g、麸炒枳实 10g、沉香 5g、丁香 3g。使用前粉碎，以蜂蜜调和为膏状，取适量敷贴于穴位。紫苏梗辛甘，微温，归脾、胃、肺三经，具有行气宽中、止痛、安胎等功效，可治气滞食积、胸膈痞满、腹痛等。半夏辛温，有毒，入脾、胃、肺经，能治痰、止呕。炮制后的生半夏毒性会减弱且药性缓和。研究表明半夏有止吐、抑癌、镇痛等作用。枳实性温，味酸、辛、苦，归脾、胃经，能破气消积、化痰散结，主治积滞内停、痞满胀痛、里急后重、痰滞气阻等症。沉香味辛、苦，性微温，归脾、胃、肾、肺经，能行气止痛、温中止呕、纳气平喘，可以治疗脘腹胀痛、呃逆呕吐、气急喘息等。药理研究表明沉香有止呕等作用。丁香味辛、性温，归脾、胃、肺、肾经，能温肾助阳、降逆止呕，主治胃寒所致疼痛、呕吐等症。研究表明，丁香中的有效化学成分能促进胃酸及胃蛋白酶分泌，缓解胃肠痉挛，是消化系统的常用药。诸药均辛散芳香，具有理气宽中之功效，气机畅达则脾胃升降功能正常，故可明显改善食欲。

（四）艾灸疗法

1. **选穴**　选用足三里、中脘及神阙为主穴，并根据辨证论治以其余腧穴加减运用。

2. 操作方法（图 10-3）

（1）将艾条点燃对准所取穴位，距离穴位约 3～4cm，温度以患者感觉舒适为度，及时弹掉艾灰。

（2）注意观察皮肤情况及询问患者感受，每次治疗 30 分钟。

（3）每日治疗 1 次，10 次为 1 个疗程，1 个疗程结束后休息 3 天再继续下 1 个疗程。

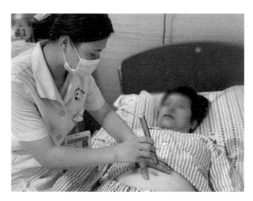

图 10-3　艾灸疗法

3. 注意事项

（1）大血管处，皮肤感染、溃疡、瘢痕处，有出血倾向者不宜施灸。空腹或餐后一小时以内不宜施灸。

（2）一般情况下，施灸顺序自上而下，先头身，后四肢。

（3）施灸时防止艾灰脱落烧伤皮肤或衣物。

（4）注意观察皮肤情况，对糖尿病、肢体麻木及感觉迟钝的患者，尤应注意防止烫伤。

（5）如局部出现小水疱，无须处理，自行吸收；若水疱较大，可用无菌注射器抽吸疱液，用无菌纱布覆盖。

（6）对艾灸有严重过敏史，不能耐受者和局部皮肤破损者，以及长期服用精神类药物或镇静安眠药物、患有阻塞性睡眠呼吸暂停综合征的患者慎用灸法。

（五）腹部经穴推拿疗法

1. 选穴　神阙穴两侧带脉的循行部位（任脉、肾经、胃经及脾经）。任脉由下至上所点的穴位依次为关元、气海、水分、下脘、中脘及上脘；肾经由下至上所点的穴位依次为气穴、四满、中注、肓俞、石关及通谷；胃经由下至上所点的穴位依次为水道、大巨、天枢、关门及承满；脾经由下至上所点的穴位依次为腹结、大横、腹哀及大包。根据患者实际情况，进行背俞穴辨证论治：脾胃气虚者，点按脾俞和胃俞以调理后天之本，加强脾胃运化功能；肝肾亏虚者，点按肾俞、关元俞及气海俞以滋养肾精，培补肾元，巩固先天之本；肝郁气滞者，点按肝俞和三焦俞，舒畅一身气机，改善气郁症状。

2. **操作方法**（图 10-4）

（1）运腹阴阳：患者仰卧位，选取神阙穴两侧带脉的循行部位，双手掌置于脐部，向左右两侧分别做揉、摩、按、推的手法，力度、速度柔缓适中，带动皮下的组织一同运动，以局部发热为度。

（2）循经运腹：操作者位于患者右侧，右手作拱手状，用右手示、中、环、小指的指面和掌根的大小鱼际部，沿任脉、肾经、胃经及脾经方向，从上至下，通过腕关节的伸屈活动，先使掌根的大小鱼际部着力，将腹部向右侧作弧形推动，继以手指的指面着力，将腹部向左侧作弧形回带，如此反复，周而复始地操作 27 次，施以补法。

（3）循经点穴：由下至上依次点按各条经脉在腹部上的重要穴位。以拇指指腹置于穴位处，运用由小渐大的渗透力向下点、按、揉，以局部微胀感为度。

（4）单次治疗时间为 20 分钟，力度以患者耐受为度。连续 7 天为 1 个疗程，共治疗 2 个疗程。

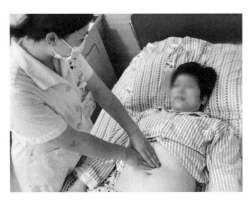

图 10-4　腹部经穴推拿疗法

3. 注意事项

（1）腹部皮肤有感染患者、女性经期腰腹部慎用，妊娠期腰腹部禁用经穴推拿疗法。

（2）操作前应修剪指甲，以防损伤患者皮肤。

（3）操作时用力要适度。

（4）操作过程中注意保暖，保护患者隐私。

（5）推拿时间一般宜在饭后 1～2 小时进行。

（6）操作过程中询问患者的感受。若有不适，应及时调整手法或停止操作，以防发生意外。

（7）消化道肿瘤或有肿瘤腹部转移的患者禁用；肿瘤脊柱转移患者忌选用背俞穴。

以上叙述的是肿瘤相关性厌食中医护理干预单项技术，随着中医护理技术的不断成熟与发展，很多综合中医适宜护理技术已用于治疗厌食症，如艾灸配合针刺疗法、艾灸配合推拿疗法、艾灸配合中药贴敷疗法、艾灸配合耳穴贴压疗法、推拿配合耳穴贴压疗法、耳穴贴压配合穴位敷贴疗法等，可根据患者病情辨证施术。

六、膳食指导

中医自古有"医食同源""药食同宗"的说法。我国现存最早的医学巨著《黄帝内经》也十分注意饮食调养，饮食调养是养生和治病的重要一环。饮食调养在肿瘤相关性厌食的治疗上亦有一定的作用。针对食欲缺乏的不同证型可以服用不同的药膳方。

（一）脾胃虚弱型

石莲怀山粥

原料：石莲子 50g、怀山药 50g、粟米 80g、冰糖 30g。

做法：将石莲子去心，磨粉，怀山药刨细丝，先用清水适量煮粟米、怀山药半小时，再慢慢放石莲子粉、冰糖，时时搅拌，煮成胶状稀粥服食。

功效：健脾益气，和中养胃。

（二）胃脾阴虚型

雪耳鲫鱼粥

原料：雪耳 15g、鲫鱼约 250g、粳米 60g。

做法：雪耳浸泡洗净，鲫鱼去鳞及肠脏。将以上三物加水适量煮粥，油盐调味，小心去除鱼骨，温热服食。

功效：健脾益胃养阴。

（三）肝郁脾虚型

玫瑰乌豆怀山泥鳅汤

原料：玫瑰花 15g、乌豆 50g、怀山药 50g、泥鳅 250～300g。

做法：玫瑰花去净蕊蒂，乌豆洗净，怀山药去皮切片，泥鳅理净。先将乌豆、怀山药及泥鳅加水同煎至乌豆烂，再放入玫瑰花煎 20 分钟，入盐调味服食。

功效：疏肝理气，健脾益胃。

（四）脾虚湿阻型

赤小豆鲫鱼羹

原料：赤小豆 30g、大鲫鱼一条（300～400g）、生姜 15g。

做法：赤小豆洗净，大鲫鱼剖净，生姜切片。上三物加清水适量炖至熟烂，油盐调味，饮汤或佐膳。

功效：健脾渗湿，和胃化浊。

（五）脾胃阳虚型

北芪党参怀山排骨汤

原料：北芪 30g、党参 30g、怀山药 50g、猪排骨 250～300g。

做法：怀山药去皮切片，猪排骨洗净斩块，与北芪、党参共入锅中，加入适量清水，以文火炖 2 小时，入盐调味，饮汤或佐膳。

功效：温中健脾。

七、健康教育

1. 指导患者适当运动，如散步、快步走、打太极、做八段锦等有氧运动，以不觉疲劳为宜。通过运动促进肠蠕动，以及促使周身气血运行，改善脏腑功能，从而改善食欲。

2. 行抗肿瘤治疗期间，饮食宜清淡易消化，多饮水，加速体内抗肿瘤药代谢物排出体外，减轻药物毒副作用，改善食欲。

3. 指导家属根据患者的口味烹饪食物，尽量做到色香味俱全，以刺激其食欲。饮食要荤素搭配、营养均衡。根据患者证型及临床表现，指导相关中医饮食调护。

4. 创造舒适的进餐环境，尽量有家属陪同进餐。保持室内空气新鲜无异味，进餐前后宜开窗通风。

5. 向患者及家属讲述情志失调对食欲的影响，嘱咐患者保持心情舒畅，避免不良情绪影响食欲。日常可通过选择不同的音乐类型来治疗疾病，疏导肝气郁结，缓解焦虑、抑郁等负性情绪。

八、病例讨论

（一）病例简介

患者梁某，女，32岁。

1. **入院日期**　2020年2月20日。

2. **主诉**　纳呆1周。

3. **现病史**　患者2020年1月10日行胃镜检查，病理确诊为"胃低分化腺癌"；行PET/CT检查示多发骨转移。遂后于2020年1月20日在某医院行化疗，化疗疗程结束顺利出院。为进一步治疗，2020年2月20日再次入住某医院治疗。入院症见：患者神清，精神疲倦，睡眠可，纳差，无恶心呕吐，二便调。

4. **生命体征**　T：36.4℃，P：66次/min，R：18次/min，BP：115/68mmHg。

5. **既往史**　否认急性传染病史，幼年曾接种卡介苗、脊髓灰质炎疫苗、百白破混合疫苗，已多年未接受预防接种。否认重大外伤史，否认食物及药物过敏史，否认输血史、输注血制品史。

6. 相关实验室检查

项目	正常值	2月21日	2月28日
白细胞总数 /($\times 10^9$/L)	4 ~ 10	6.11	6.5
血红蛋白 /(g/L)	110 ~ 150	108 ↓	107 ↓
血小板 /($\times 10^9$/L)	100 ~ 300	205	208
白蛋白 /(g/L)	35 ~ 55	45	—
谷丙转氨酶 /(U/L)	5 ~ 40	21	—
谷草转氨酶 /(U/L)	8 ~ 40	18	—

（二）诊断

1. **望诊**　患者神志清楚，精神疲倦，舌淡，苔白腻，脉细。
2. **闻诊**　语言流畅，应答自如，未闻及异常气味。
3. **问诊**　胃癌化疗后 1 月，纳差 1 周。
4. **切诊**　脉弦滑。
5. **专科查体**　左上腹轻压痛，无反跳痛，腹肌软。
6. **中医诊断**　胃癌病（脾气虚弱证）。
7. **西医诊断**　胃恶性肿瘤（低分化腺癌伴多发骨转移）。

（三）辨病辨证

　　患者平素饮食不节，致痰浊邪毒瘀血结聚胃脘，日久恶变而成胃癌。故辨病为胃癌。患者因癌病，本就正气亏虚于内，加之化疗药物影响，致脾胃功能失调，脾胃虚弱，则健运功能失调，正气更伤；舌淡，苔白腻，脉细，辨证为脾气虚弱证。

（四）中医护理

　　1. 中医特色技术

　　（1）耳穴贴压疗法：取脾、胃、神门、皮质下、三焦，以达到健脾和胃、消食化积的目的，从而改善食欲。

　　（2）艾灸疗法：选足三里、中脘、神阙、脾俞，以补中益气、健脾扶正，从而改善患者食欲。

　　2. 合理膳食　饮食以清淡易消化为宜，避食生冷、肥甘厚腻之品，同时根据患者的口味烹饪食物，尽量做到色香味俱全，以刺激其食欲。中医饮食调护可选择健脾益气、和中养胃的食品，选用石莲怀山粥。

3. 情志调护　向患者及家属讲述情志失调对食欲的影响，嘱咐患者保持心情舒畅愉悦，避免不良情绪影响食欲。嘱家属多陪伴，给予情感支持。

参考文献

[1] 中国抗癌协会肿瘤护理专业委员会.《中国癌症症状管理实践指南》——厌食 [J]. 护理研究 ,2019,33(15):2549-2556.

[2] 董志强 , 刘美荣 , 任秀梅 .IL-1β、TNF-α 联合 IL-6 对胃癌的诊断价值 [J]. 实用癌症杂志 ,2020,35(1):28-30.

[3] 丁艳红 , 古坤德 , 魏海玲 , 等 . 足三里、内关穴针刺治疗胃肠肿瘤化疗后胃肠道反应的效果观察 [J]. 护理实践与研究 ,2015,12(12),84-85.

[4] 马怀幸 , 李苏宜 . 肿瘤厌食发生机制及其诊治 [J]. 肿瘤代谢与营养电子杂志 ,2018(2):117-121.

[5] 文粟 , 刘汇泉 , 于世英 . 癌性厌食发病机制和临床诊疗的研究进展 [J]. 中国肿瘤临床 ,2020,47(19):1013-1018.

[6] 张夏天 , 胡烨胤 , 张晓雨 , 等 .2013—2017 年发表的推拿系统评价的再评价 [J]. 中国循证医学杂志 ,2019,19(3):361-367.

[7] 杨超 , 鲁梦倩 , 于天源 , 等 . 推拿治疗小儿厌食症随机对照试验的系统评价和 Meta 分析 [J]. 中华中医药学刊 ,2017,35(5):1161-1166.

[8] 车晓玲 , 翁美玲 , 邹燕 . 营养支持治疗对老年终末期恶性肿瘤患者营养状况、厌食行为及癌因性疲乏的影响 [J]. 中国老年学杂志 ,2017,37(6):1430-1432.

[9] 战玉芳 . 香砂六君子汤联合耳穴压豆及甲地孕酮治疗肿瘤患者厌食症的临床观察 [J]. 中华中医药学刊 ,2016,34(11):2703-2705.

[10] 付美鸳 , 胡国华 , 周向锋 , 等 . 针刺四缝穴对厌食症患儿食欲调节因子的影响 [J]. 中国针灸 ,2013,33(2):117-120.

[11] 田振宇 . 穴位贴敷对胃肠道肿瘤化疗患者食欲减退的影响 [J]. 光明中医 ,2019,34(1):56-58.

[12] 张莉瑶 . 中药贴敷联合穴位按摩对卵巢癌化疗患者食欲减退的影响 [J]. 齐鲁护理杂志 ,2017,23(10):77-78.

[13] 王睿 , 詹强 , 孙戴 , 等 . 平秘脏腑推拿改善肿瘤患者进食欲望的临床研究 [J]. 中国现代医生 ,2019,57(14):128-133.

[14] 周岱翰 , 林丽珠 . 中医肿瘤食疗学 [M]. 贵阳 : 贵州科技出版社 ,2012.

[15] 车晓玲 , 翁美玲 , 邹燕 . 营养支持治疗对老年终末期恶性肿瘤患者营养状况、厌食行为及癌因性疲乏的影响 [J]. 中国老年学杂志 , 2017,37(6) :1430-1432.

[16] 战玉芳 . 香砂六君子汤联合耳穴压豆及甲地孕酮治疗肿瘤患者厌食症的临床观察 [J]. 中华中医药学刊 , 2016, 34 (11) :2703-2705.

[17] PORTMAN D G, THIRLWELL S, DONOVAN K A, et al. Leveraging a team mental model to develop a cancer anorexia-cachexia syndrome team[J]. Journal of Oncology Practice, 2016,12(11):1046-1052.

[18] 程传刚 , 周立江 , 张宁苏 . 针灸疗法改善肿瘤患者癌性厌食临床研究 [J]. 亚太传统医药 , 2017,13(23):130-131.

[19] 朱夏玲 , 吴秀华 . 早期心理干预联合健康教育对肺癌患者焦虑、抑郁情绪的影响研究 [J]. 中国现代医生 ,2017,55(34) :161-164.

[20] FILIPE M D, WAAILER L, VAN DER POL C, et al. Interventional ductoscopy as an alternative for major duct excision or microdochectomy in women suffering pathologic nipple discharge: a single-center experience [J].Clinical Breast Cancer, 2020, 20(3):117-121.

第十一章　腹胀

　　腹胀（abdominal bloating）又称腹满，是指主观感觉腹部胀满不适；也可指腹腔充满感或过多气体充盈感、腹压或腹壁张力增加，常伴发肉眼可见的腹部膨隆或腹围增加。腹胀分为功能性胃肠病和器质性胃肠病，前者占绝大多数，是患者常见的主诉之一。器质性胃肠疾病相对比较少，可由食物因素、严重的胃肠道疾病或全身性疾病所致。

　　腹水（ascites）又称腹腔积液，是指各种原因引起的腹腔内游离液体积聚。正常情况下腹腔中含有 100~200ml 液体，保持着动态平衡；当腹腔内积聚的游离液体超过 200ml 时称为腹水。腹水是多种疾病的表现，可由肝脏疾病、癌症、心脏疾病、营养不良等所致。腹胀、腹水均为肝硬化肝功能失代偿期、肝癌晚期及肝转移瘤晚期主要临床表现，其他常见体征为：慢性肝病面容、肝掌、蜘蛛痣、腹壁静脉曲张、脾肿大、下肢凹陷性水肿、腹部移动性浊音阳性。

一、中医病因病机

　　根据其临床表现，腹胀、腹水归属于中医学的"腹满""鼓胀"。鼓胀作为病名最早见于《黄帝内经》，如《灵枢·水胀》曰："鼓胀何如？岐伯曰：腹胀身皆大，大与肤胀等也，色苍黄，腹筋起，此其候也。"《素问·腹中论》中记载其症状是"有病心腹满，旦食则不能暮食"，病机是"饮食不节"和"气聚于腹"，并"治之以鸡矢醴"。《金匮要略·水气病脉证并治》所论述的"石水""肝水"等与本病相似，如："肝水者，其腹大，不能自转侧，胁下腹痛"，较详细地描述了鼓胀的常见症状。中医学认为鼓胀的病因多与酒食不节、情志刺激、气聚于腹、虫蛊感染、劳欲过度有关。其病位在肝、脾、肾，涉及肺，病理因素为气滞、血瘀、水湿，各有侧重，又相互为因，错杂为患。本病由日久渐积而来，与正气不足密切相关，气血水胶结于腹中而成。

（一）饮食不节

酒食不节、嗜酒过度，饮食不节，脾胃受伤，运化失职，酒湿浊气蕴结中焦，土壅木郁，肝气郁结，气滞血阻，气滞、血瘀、水湿三者相互影响，导致水停腹中，而成鼓胀。

（二）"水毒""蛊胀"

《诸病源候论·水蛊候》认为本病发病与感受"水毒"有关，将"水毒气结聚于内，令腹渐大，动摇有声"者，称为"水蛊"。唐容川《血证论》认为"血臌"的发病与接触河中疫水，感染"水毒"有关。李中梓《医宗必读·水肿胀满》中记载："在病名，有鼓胀与蛊胀之殊。鼓胀者，中空无物，腹皮绷急，多属于气也。蛊胀者，中实有物，腹形充大，非虫即血也。"戴思恭称本病为"蛊胀""膨脝""蜘蛛蛊"。如《证治要诀·蛊胀》说："蛊与鼓同。以言其急实如鼓……俗谓之膨。又谓之蜘蛛病。"感染血吸虫又未能及时进行治疗，血吸虫内伤肝脾，肝伤则气滞，脾伤则湿聚为水，虫阻脉络则血瘀，诸因素相互作用，终致水停腹中，形成鼓胀。

（三）经脉瘀滞

《诸病源候论·水症候》提出鼓胀的病机是"经络痞涩，水气停聚，在于腹内，大小肠不利所为也"。《丹溪心法·鼓胀》指出："今七情内伤，六淫外侵，饮食不节，房劳致虚……清浊相混，隧道壅塞，郁而为热，热留为湿，湿热相生，遂成胀满。"肝主疏泄，性喜条达。若因情志抑郁，肝气郁结，气机不利，则血液运行不畅，以致肝之脉络为瘀血阻滞。同时，肝气郁结，横逆乘脾，脾失健运，水湿不化，以致气滞、血瘀交阻，水停腹中，形成鼓胀。

（四）癥结日久

《医学入门·鼓胀》说："凡胀初起是气，久则成水……治胀必补中行湿，兼以消积，更断盐酱。"喻嘉言《医门法律·胀病论》认识到癥积日久可致鼓胀，"凡有癥瘕积块痞块，即是胀病之根"。黄疸本由湿邪致病，属肝脾损伤之疾，脾伤则失健运，肝伤则肝气郁滞，久则肝脾肾俱损，而致气滞血瘀，水停腹中，渐成鼓胀。积聚之"积证"本由肝脾两伤，气郁与痰血凝聚而成，久则损伤愈重，凝聚愈深，终致气滞、血瘀、水停腹中，发生鼓胀。而且鼓胀形成后，若经治疗腹水消退，而积证未除，其后终可因积证病变再度加重而再次形成鼓胀，故有"积是胀病之根"的说法。

（五）脾肾亏虚

肾主气化，脾主运化。脾肾素虚，或劳欲过度，或久病所伤，造成脾肾亏虚，脾虚则运化失职，清气不升，清浊相混，水湿停聚；肾虚则膀胱气化无权，水不得泄而内停，若受其他因素影响，即引发或加重鼓胀。

在鼓胀的病变过程中，肝、脾、肾三脏常相互影响，肝郁而乘脾，土壅则木郁，肝脾久病则伤肾，肾伤则火不生土或水不涵木。同时气、血、水也常相因为病，气滞则血瘀，血不利而为水，水阻则气滞；反之亦然。气、血、水结于腹中，水湿不化，久则实者愈实；邪气不断伐伤正气，使正气日渐虚弱，久则虚者愈虚，故本虚标实，虚实夹杂为本病的主要病机特点。晚期水湿之邪郁久化热，则可内扰或蒙蔽心神，引动肝风，迫血妄行，成络伤血溢之变。总之，鼓胀的病变部位在肝、脾、肾，基本病机是肝、脾、肾三脏功能失调，气滞、血瘀、水停于腹中。

二、现代医学认识

腹胀、腹水发病机制非常复杂，包括门静脉高压、血浆胶体渗透压降低、肝淋巴液形成增多、肾素-血管紧张素-醛固酮系统活性增强等。腹水的形成是多种因素综合作用的结果，是慢性肝病自然进程中的重要标志，提示肝硬化失代偿、预后不良。在临床中，癌性腹水患者除伴有自身肿瘤导致的相关症状外，因癌性腹水增长迅速、反复出现、难以控制特点，会出现呼吸困难、胸闷憋气、食欲减退、腹痛、腹胀、尿量减少、焦虑、抑郁、失眠等呼吸、循环、消化系统症状及心理情况方面的变化，严重影响患者的生活质量及精神状态，阻碍疾病的进一步治疗。

腹胀、腹水发生的主要相关因素如下：

（一）疾病因素

原发性肝癌肝脏肿大、部分合并肝硬化患者脾脏肿大、肝肿瘤本身对胃肠道的占位挤压作用。肝癌合并肝硬化患者可因胃肠激素水平紊乱、门静脉高压性胃肠道病变、内毒素血症、肠道细菌繁殖等导致肝性肠胃功能障碍，临床可有食欲缺乏、早饱、恶心、呕吐、腹胀等消化不良表现。原发性肝癌中大量癌性腹水或合并肝硬化腹水形成、肝癌破裂出血致使腹腔内积血形成，均会对胃肠道形成挤压。

（二）内分泌失调

活动性肝硬化时，因肝脏对抗利尿激素灭活作用大大减退，抗利尿激素含量升高，而使排尿减少，也可引起浮肿和腹水。

（三）低蛋白血症

由于肝脏不能将胃肠道消化吸收的营养物质合成白蛋白，血清白蛋白含量降低，血管内胶体渗透压下降，血浆成分外渗。

（四）门静脉高压

肝门静脉和下腔静脉又称门腔静脉，是肝脏与其他部位血液循环的联结处。正常情况下，肝血流输入道与肝流出道的血管床大致相等，肝硬化时，由于肝小叶结构破坏，导致肝内血管床受压迫、扭曲、狭窄，使得肝输出通道减少，肝流出量也相应减少，导致大量流入肝脏血液淤积在门静脉内，造成门静脉内压力增高及毛细管静脉压增高，久而久之，胃肠道、肠系膜、腹膜等血液回流受阻，血管通透性增加，血液中的血浆成分外漏，造成肝硬化腹水。

（五）淋巴回流障碍

生长在不同部位的肿瘤，一旦发生腹膜腔转移或侵及腹膜及肠壁血管，造成膈下淋巴管受肿瘤细胞浸润发生阻塞或局部管腔阻塞，致使流体静水压升高。另外由于淋巴回流受到阻碍，大量细胞间隙的淋巴液漏入腹腔形成腹水；或者因肿瘤直接侵犯或种植转移所致炎症反应损伤了血管内皮细胞，血管通透性增加，血液中大分子物质成分渗出，留于腹膜腔内，形成腹水。由于病变，肝脏的门静脉压力升高，进而淋巴管压力升高，管腔扩张，淋巴回流障碍，导致淋巴液外溢。

（六）药物因素

阿片类止痛药物中的阿片受体在胃肠道激活，抑制胃肠道蠕动，减少胆汁、胰液等消化液分泌，致使胃肠道功能紊乱，从而引发严重的便秘和腹胀；利尿剂使用、腹腔穿刺置管引流等致使钠、钾等电解质紊乱以及长期卧床静脉治疗使得胃肠道蠕动功能变差，导致腹胀。

（七）其他

部分原发性肝癌患者因术中麻醉、迷走神经损伤，术后长期卧床、肠内外营养不平衡、电解质紊乱等多个因素致使术后出现不同程度的腹胀。

三、辨证思路

鼓胀的病机特点为本虚标实、虚实并见，该病治疗以攻补同施为原则，补虚不忘泻实，泻实不忘补虚。实证为主则应以攻邪为主，依据病情，加用行气、活血、健脾利水之方，若腹水较重，可结合实际情况给予攻伐同时补虚；虚证为主则注重标本兼治，扶助正气，根据证候不同，分别给予健脾温肾、滋补肝肾等方法，同时辅以祛邪。鼓胀的发生与肝、脾、肾三脏的功能障碍有着密切的关系，由于肝气郁结，导致气滞血瘀，因此致脉络痹阻，此为形成鼓胀的基本因素。其次是脾失健运，水湿不化，停聚一处；肾阳不足，气化失司，不能气化水液而导致水湿停滞，从而形成鼓胀。

（一）实胀

1. **气滞湿阻型** 腹胀按之不坚，胁下胀满或疼痛，饮食减少食后胀甚，得嗳气、矢气稍减，小便短少，舌苔薄白腻，脉弦。

2. **水湿困脾型** 腹大胀满，按之如囊裹水，甚则颜面微浮，下肢浮肿，脘腹痞胀，得热稍舒，精神困倦，身重头重，怯寒懒动，小便少，大便溏，舌苔白腻而滑，脉濡缓或弦迟。

3. **湿热蕴结型** 腹大坚满，脘腹胀急，烦热口苦，渴不欲饮，小便赤涩，大便秘结或溏垢，舌边尖红，苔黄腻或兼灰黑，脉弦数。

4. **肝脾血瘀型** 脘腹坚满，青筋显露，胁下癥结痛如针刺，面色晦暗鳖黑，或见赤丝血缕，面、颈、胸、臂出现血痣或蟹爪纹，口干不欲饮水，或见大便色黑，舌质紫暗或有紫斑，脉细涩。

（二）虚胀

1. **脾肾阳虚型** 腹大胀满，形似蛙腹，朝宽暮急，面色苍黄，或呈苍白，脘闷纳呆，神倦怯寒，肢冷浮肿，小便短少不利。舌体胖，质紫，苔淡白，脉沉细无力。

2. **肝肾阴虚型** 腹大胀满，或见青筋显露，面色晦滞，唇紫，口干而燥，心烦失眠，时或鼻衄，牙龈出血，小便短少，舌质红绛少津，苔少或光剥，脉弦细数。

《医林绳墨》记载："臌胀者，如鼓之形，外坚中空，击之有声，按之有形，皮肉之急胀，脾肺之大病也。"鼓胀是消化系统疾病最常见病证，临床治疗时可辨病与辨证相结合。临床治疗重视脾虚肝郁的治疗，同时要注意饮食失节、情志郁结、肝脾气滞的辨治。鼓胀虽属虚中夹实，虚实并见，但虚实在不同阶段各有侧重，应辨明虚实后再辨病变脏腑及病理因素。总体治则为：攻补兼施，补虚不忘实，泻实不忘虚。治疗时初以治标为先，可行刺络、发汗、利水之法治其标；后当兼顾其虚，需平调五脏阴阳，调经以治本，结合病因，健脾要贯彻调治终始。

四、护理要点

1. 定期查肝功能，注意氨基转移酶及胆红素的变化。

2. 宜低蛋白低脂软食，限制水钠摄入，钠盐摄入在 500 ~ 1 000mg/d。饮食要保持规律，做到色香味俱全，腹胀时观察腹胀的部位、性质、程度、时间、诱发因素及伴随症状，如饮食过饱、低钾等。

3. 保持大便通畅，予以腹部按摩，顺时针方向环形按摩，每次 15 ~ 20 分钟，每日 2 ~ 3 次，便秘者遵医嘱保留灌肠。

4. 注意观察患者精神状态、腹胀腹水程度，每日测腹围、测体重，每日准确评估水、电解质情况，准确记录 24 小时出入量，定时复查电解质、尿素氮及肌酐。

5. 患者一般取平卧位或适当舒适体位，大量腹水者采取半卧位，使膈肌下降，利于呼吸。

6. 保持室内清洁卫生，调节室内温度，避免患者受凉。护理人员严格无菌操作，防止交叉感染。

7. 保持床单位的平整、清洁、干燥，注意水肿皮肤的清洁及护理，臀部、阴囊、足部的水肿部位可用棉垫托起，减少受压时间，必要时给予按摩，促进血液循环，预防压疮的发生。

8. 患者因身体沉重，懒言少动。活动过少会导致气血不畅，水湿难除。若病情允许，应多鼓励患者活动，特别是在晴好天气时，多在阳光下活动。

五、常用中医护理适宜技术

（一）艾灸疗法

1. **取穴**　主穴取足三里、神阙、天枢，配穴辨证而取。

2. **操作方法**（图 11-1）

（1）将艾条点燃对准患者神阙、天枢及双侧足三里，距离穴位 3～4cm，温度以患者感觉舒适为度，及时弹掉艾灰。

（2）注意观察皮肤情况及询问患者感受，每次治疗 30～45 分钟。

（3）每日治疗 1 次，10 次为 1 个疗程，1 个疗程结束后休息 3 天再继续下 1 个疗程。

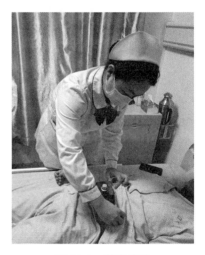

图 11-1　艾灸疗法

3. **注意事项**

（1）大血管处，皮肤感染、溃疡、瘢痕处，有出血倾向者不宜施灸。空腹或餐后一小时以内不宜施灸。

（2）一般情况下，施灸顺序自上而下，先头身，后四肢。

（3）施灸时防止艾灰脱落烧伤皮肤或衣物。

（4）注意观察皮肤情况，对糖尿病、肢体麻木及感觉迟钝的患者，尤应注意防止烧伤。

（5）如局部出现小水疱，无须处理，可自行吸收；若水疱较大，可用无菌注射器抽吸疱液，用无菌纱布覆盖。

（6）对艾灸有严重过敏史、对艾灸不能耐受者，头部肿瘤患者和局部皮肤破损者，长期服用精神类药物或镇静安眠药物、患有阻塞性睡眠呼吸暂停综合征的患者慎用灸法。

（二）中药热熨敷疗法

1. **选药**　药物选取吴茱萸和粗盐。

2. **取穴**　主穴取足三里穴、神阙、天枢，配穴辨证而取。

3. **操作方法**（图 11-2）　把吴茱萸250g 和粗盐 250g 放在微波炉专用盒内，用微波炉中高火加热 2 分钟，后取出装入特定双层布袋中，每次 20～30 分钟，每日1～2 次，连续治疗 7 次；要求吴茱萸温度在 60～70℃，一人一用。

4. **注意事项**

（1）热疗过程中要不断观察患者局部皮肤情况及全身情况，防止烫伤，注意巡视。

（2）局部皮肤有破损、溃疡等禁止使用。

（3）昏迷、麻醉未清醒患者，孕妇腰腹部禁用。

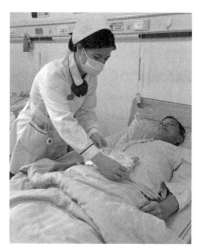

图 11-2　中药热熨敷疗法

（三）耳穴贴压疗法

1. **取穴**　以肝、脾、胃、大肠、小肠为主穴，选配皮质下、交感、内分泌、三焦。

2. **操作方法**（图 11-3）

（1）用 75% 的乙醇对耳部皮肤进行消毒，用探针刺激耳穴。

（2）当患者表现出酸、麻、胀、痛等反应之后，用镊子夹取粘有王不留行籽的胶布并对准固定在耳穴上，双耳交替进行。

（3）治疗期间指导患者及其家属用拇指和示指对穴位进行按压，以患者耐受为

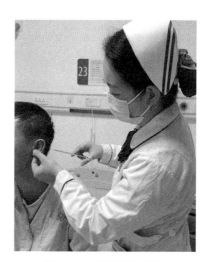

图 11-3　耳穴贴压疗法

度，每日按压 3～5 次，每次按压 1 分钟。按压以患者感觉酸、麻、微痛及热感为宜。敷贴 2 天后更换另一侧，7 天为 1 个疗程。

3. 注意事项

（1）耳郭局部有炎症、冻疮或表面皮肤有溃破者，有习惯性流产史的孕妇不宜施行。

（2）耳穴贴压每次选择一侧耳穴，双侧耳穴轮流使用。夏季易出汗，留置时间 1~3 天，冬季留置时间 3~7 天。

（3）观察患者耳部皮肤情况，留置期间应防止胶布脱落或污染；对普通胶布过敏者改用脱敏胶布。

（4）患者侧卧位耳部感觉不适时，可适当调整。

（5）对糖尿病、肢体麻木及感觉迟钝的患者，应注意观察耳部皮肤情况。

（6）皮肤疾病、淋巴水肿患者慎用。

（四）穴位敷贴疗法

1. **选药** 药物配方：大黄粉 10g，姜汁适量。

2. **取穴** 穴位取神阙和天枢。

3. **操作方法**（图 11-4） 综合评估患者，取适量药粉用赋形剂调成糊状，搓成丸，大小约 1cm×1cm，敷贴于相关穴位，每次贴敷 2~4 小时，每日 1 次。

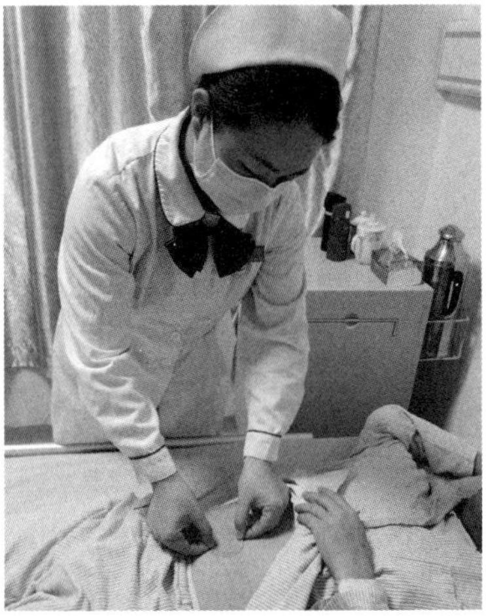

4. **注意事项**

（1）出现皮肤微红为正常现象，若出现皮肤瘙痒、丘疹、水疱等，应立即告知护士。

图 11-4　穴位敷贴疗法（神阙穴）

（2）穴位敷贴时间儿童为 2~4 小时，成人为 4~6 小时。可根据病情、年龄、药物、季节调整时间。

（3）孕妇的脐部、腹部、腰骶部及某些敏感穴位，如合谷、三阴交等处均不宜敷贴，以免局部刺激引起流产。

（4）药物不宜过稀或过稠，做成黄豆粒大小。

（5）敷贴部位应交替使用，不宜单个部位连续敷贴。

（6）患处有红肿及溃烂时不宜敷贴药物，以免发生化脓性感染。

六、膳食指导

（一）气滞湿阻型

砂仁炖鲫鱼

原料：鲫鱼 500g，砂仁 3g，调味料适量。

做法：鲫鱼洗净，鱼腹中塞入砂仁，将生姜、葱段煸香，放入鲫鱼，加清水大火烧开，改中火烧至汤色乳白，放入调味料。

功效：健脾和胃，下气利水。

（二）水湿困脾型

竹笋西瓜皮鲤鱼汤

原料：鲤鱼 750g，鲜竹笋 500g，西瓜皮 500g，眉豆 60g，生姜、红枣适量。

做法：竹笋去硬壳和老皮，鲤鱼去鳃和内脏，将竹笋、眉豆、西瓜皮等洗净切块，把全部材料放入开水锅内，武火煮沸后，文火煲 2 小时，调味供用。

功效：祛湿降浊，健脾利水。

（三）湿热蕴结型

茅根赤豆粥

原料：鲜茅根 200g，赤豆 200g，粳米 200g。

做法：鲜茅根加水煎，去渣取汁，加入赤豆和粳米一同煮粥食用。

功效：清热解毒，利水消肿。

（四）肝脾血瘀型

益母草煮鸡蛋

原料：鸡蛋 150g，益母草 30g。

做法：益母草洗净、切段、沥水，将益母草、鸡蛋下入锅内，加水同煮，20 分钟后鸡蛋熟，去掉外壳，再在汤中煮 15～20 分钟。

功效：活血化瘀，行气利水。

（五）脾肾阳虚型

青虾炒黄瓜

原料：青虾 400g，黄瓜 200g。

做法：黄瓜切块，葱切段，将蛋清和青虾混合，将虾仁炒至鲜红，黄瓜、葱另炒，加入虾仁、鸡汤及调味品，藕粉勾芡即成。

功效：补益脾肾，化气利水。

（六）肝肾阴虚型

黄花猪蹄汤

原料：猪蹄 1 只，通草 10g，黄花菜（干）10g。

做法：猪蹄洗净，放入沸水 5 分钟，放入通草、黄花菜，加清水，旺火烧开后，转用文火炖至猪蹄烂熟，捞起通草、黄花菜，加入调料即成。

功效：滋养肝肾，凉血化瘀。

七、健康教育

1. 生活起居要顺应一年四时天地阴阳变化规律，春夏季应顺应阴消阳长趋势，晚睡早起，秋冬季顺应阳消阴长趋势，秋季早睡早起，冬季早睡晚起，顺应四时变化调节睡眠周期，以养神安神，使形神调和。

2. 鼓胀患者大多久病体虚，因此护理中应关注患者生活起居有时，劳逸结合。过劳易耗气伤血，过逸则气血不畅，故患者应劳逸结合，动静相宜，体质尚佳时不应久卧病床，应适当参加轻度活动，如散步、气功、太极拳等，以调达气血，但不应太过疲劳，在脏腑功能损害加重时，则应严格卧床休息，以促进脏腑功能恢复。

3. 鼓胀患者大多腹胀如鼓，行动不便，病程日久，情绪低落，应注意观察患者的情绪变化，及时开导患者，让患者保持积极乐观的生活态度，树立战胜疾病的信心，对于病情的控制及恢复尤为重要。

4. 创造优雅宁静、光线柔和、空气流通、温度适中环境，对于息梦安眠有重要的影响作用。

5. 指导患者适当运动，如散步、快步走、太极、八段锦等有氧运动，以不觉疲劳为宜。通过运动促进肠蠕动，以及促使周身气血运行，改善脏腑功能，从而改善腹胀、腹水。

八、病例讨论

（一）病例简介

患者莫某，男，49 岁。

1. **入院日期** 2021 年 5 月 19 日。

2. **主诉** 反复双下肢水肿、腹胀近 4 年。

3. **现病史** 2019 年 7 月 2 日，患者因肝脏肿瘤于外院行腹腔镜探查 + 肝部分切除术 + 腹腔引流术。4 天前患者出现频繁恶心、呕吐，为干呕，1 天前出现呕血，为鲜红色血液，量约 200ml，至 23：00，再次出现多次呕血，总量约 800ml，伴头晕、心悸、出冷汗，遂于 2021 年 5 月 19 日，急诊入院，予制酸、止血、生长抑素、补液等对症支持治疗，未再出现呕血，生命体征平稳。今为进一步治疗转入我科病房，以"原发性肝癌上消化道出血"收入院。入院症见：患者神疲乏力，纳眠欠佳，昨日排黑便 1 次，量约 150ml，小便正常，体重无明显变化。舌淡，苔厚白，脉滑。

4. **生命体征** T：36.7℃，P：82 次 /min，R：18 次 /min，BP：120/72mmHg。

5. **既往史** 慢性病毒性乙型肝炎病史 20 余年。长期口服恩替卡韦分散片 0.5mg，每日 1 次；肝复乐胶囊 3g，每日 3 次。否认急性传染病史，幼年曾接种卡介苗、脊髓灰质炎疫苗、百白破混合疫苗，已多年未接受预防接种。否认重大外伤史，否认食物及药物过敏史，否认输血史、输注血制品史。

6. **相关实验室检查**

项目	正常值	5 月 19 日	5 月 24 日	5 月 28 日	6 月 2 日
白细胞总数 /（×10^9/L）	4 ~ 10	4.85	8.04	8.09	12.86 ↑
血红蛋白 /（g/L）	110 ~ 150	93 ↓	68 ↓	75 ↓	70 ↓
血小板 /（×10^9/L）	100 ~ 300	159	149	151	185
白蛋白 /（g/L）	35 ~ 55	19.60 ↓	20.1 ↓	—	21 ↓
谷丙转氨酶 /（U/L）	5 ~ 40	—	95 ↑	—	76.1 ↑
谷草转氨酶 /（U/L）	8 ~ 40	—	862 ↑	—	173.6 ↑

（二）诊断

1. **望诊** 患者神志清楚，神疲乏力，舌红，苔厚白。
2. **闻诊** 语言流畅，应答自如，未闻及异常气味。
3. **问诊** 肝癌综合治疗后 1 年余，呕血 2 天。
4. **切诊** 脉滑。
5. **专科查体** 腹部叩诊呈浊音，移动性浊音呈阳性，肠鸣音存在，5 次 /min。
6. **中医诊断** 鼓胀（肝郁脾虚证）。
7. **西医诊断** 肝癌（肝癌切除术后免疫治疗后）。

（三）辨病辨证

患者脏腑气血亏虚、脾虚湿困；又因情志抑郁，机体免疫功能低下，终致气、血、瘀、毒互结而成肝癌。中医辨病为鼓胀。脾气亏虚，运化乏力，湿邪内生，阻滞气机，故见腹胀纳少，进食后胀甚，舌红，苔厚白，脉滑，四诊合参，辨证为肝郁脾虚证。

（四）中医护理

1. 中医特色技术

（1）耳穴贴压疗法：取肝、脾、胃、大肠、小肠为主穴，同时配以调节大脑皮质功能的皮质下及调节自主神经功能紊乱的交感和内分泌，调整阴阳、温通气血，促进肠蠕动恢复，起到消除腹胀的作用。

（2）中药热熨敷疗法：主穴为神阙、天枢。取吴茱萸 250g、粗盐 250g，微波炉加热至 50～60℃。能调整脾胃、理肠止泻，有利于缓解腹胀、腹水。

（3）芒硝外敷疗法：主穴取神阙、天枢、气海、关元。芒硝可以大量摄取腹腔内的液体，还可降低肠管压力，改善局部的血液循环，促进肠蠕动，从而迅速缓解患者腹胀及腹肌紧张等情况。

（4）穴位敷贴疗法：取神阙、天枢。药物使用大黄粉、姜汁。具有健脾胃、理肠止泻，消滞理气的功效，可治疗肠鸣、腹胀等症状。

2. 合理膳食 以优质蛋白、高维生素、易消化食物为宜，忌食生冷、辛辣刺激、粗糙的食品。多食疏肝理气之品，可予赤小豆玫瑰花肉汤：赤小豆 150g，玫瑰花 10g，瘦肉 250g，共煮汤，喝汤食肉；或佛手山药粥：佛手

30g，山药、扁豆各 50g，大麦芽 30g，共煮粥，粥成后加白糖适量食用。

3. **情志调护**　日常保持情绪稳定乐观，可看书、听疏肝音乐，如于寅时（3：00～5：00）与卯时（5：00～7：00）选用角调式阴韵乐曲《碧叶烟云》，以减轻焦虑，同时做好家属的思想工作，指导患者调整不良心理状态。

参考文献

[1] 卢义，肖宏宇，景年财，等.中药溻渍法治疗原发性肝癌腹水、腹胀 30 例 [J]. 中国中医药现代远程教育,2012,10(23):21.

[2] 孙建伟，赵钢.中医对肝病腹胀之认识 [J]. 光明中医,2014,29(10):2028-2031.

[3] 余桂珍，喻美贞，曾方兰.浅谈臌胀的中医摄生康复治疗 [J].实用全科医学,2007,5(2):135.

[4] 侯杨清.吴茱萸中药热奄包治疗呼吸机相关性腹胀的效果观察 [J]. 护理实践与研究,2017,14(13):148-149.

[5] 刘丽丽，朱丽娜，史婷奇，等.术后早期饮水对妇科腹腔镜手术患者术后腹胀的影响 [J].中国实用护理杂志,2017,33(2):106-108.

[6] 侯晓倩.温针灸疗法对胆囊切除术后胃肠功能恢复的影响 [J]. 长春中医药大学学报,2018,34(2):312-314.

[7] 周小兰.耳穴埋籽联合穴位贴敷减轻急性阑尾炎术后腹胀的疗效观察 [J]. 中西医结合护理,2016,2(1):53-55.

[8] 方国栋，钦丹萍.从《黄帝内经》臌胀理论发展谈对肝硬化腹水诊治的意义 [J]. 中华中医药杂志,2013(12):3583-3585.

[9] 蔡高术，萧焕明，谢玉宝，等.论中医辨治肝硬化腹水的基本思路 [J]. 中医临床研究,2016(14):37-38.

[10] 徐跃峰.中西医结合用于肝硬化腹水患者的临床疗效观察 [J].中医临床研究,2015(2):70-71.

[11] 洪友兰.艾灸联合热熨对腹部手术后胃肠功能恢复的影响 [J]. 新中医,2016,48(4):67-69.

[12] 左丽，李小丽，朱海龙，等.化疗联合贝伐单抗治疗晚期卵巢癌合并腹水临床疗效观察 [J]. 中华肿瘤防治杂志,2020,27(S1):140-141.

[13] 王文，司文涛，杨萍，等.消胀利水散外敷联合艾灸治疗脾肾阳虚证胃癌腹水 40 例临床观察 [J]. 中医杂志,2019,60(16):1389-1394.

[14] 张季林, 廖金标. 廖金标论治鼓胀经验 [J]. 时珍国医国药,2018,29(11):2773-2775.

[15] 苏洪佳, 陈国忠, 彭振西, 等. 健脾散精汤治疗脾虚水停证肝硬化腹水临床研究 [J]. 中华中医药学刊,2018,36(11):2639-2642.

[16] 代倩兰, 江锋, 王京, 等. 基于中医传承辅助系统的肝硬化腹水敷脐用药规律分析 [J]. 中国中药杂志,2018,43(22):4541-4546.

[17] 姚芳, 曹雨诞, 张楷承, 等. 癌性腹水模型制备方法及在中医药作用机制研究中的应用 [J]. 中国药房,2018,29(6):856-860.

[18] 蔡春江, 梁燕, 徐任. 浊霾散敷脐联合艾灸法治疗鼓胀 (乙型肝炎肝硬化腹水) 疗效评价 [J]. 中华中医药学刊,2016,34(4):1017-1020.

[19] 张太坤, 陈文忠, 冉光友. 从《黄帝内经》鼓胀理论分析肝硬化腹水的中医诊治 [J]. 时珍国医国药,2015,26(3):688-689.

第十二章 癌性疲乏

2021 版美国国立综合癌症网络（NCCN）临床实践指南将癌性疲乏（cancer-related fatigue，CRF）定义为：一种持续性的不愉快的主观不适感，可体现在躯体、认知情感等方面，与患者近期运动强度不一致，受癌症或癌症治疗的影响，导致患者日常生活受到干扰。癌性疲乏不同于非癌性疲乏，它与患者劳累程度不成正比，具有持续性和非普遍性，经充分休息无法缓解，严重影响患者生活质量。临床上患者常有持续的疲劳感，而这种疲劳感与癌症或抗肿瘤治疗相关，与患者近期活动量无关，并且干扰正常生活。其本质是一种主观感受，是恶性肿瘤最常见症状之一。很多患者认为，与疼痛、恶心、呕吐等症状相比，疲乏是癌症及癌症治疗相关最痛苦的症状。肿瘤患者 CRF 发生率高达 50%～90%，已经出现远处转移的晚期患者 CRF 发生率超过 75%。

一、中医病因病机

中医学认为，癌性疲乏属"虚劳"范畴。虚劳又称虚损，是由于禀赋薄弱、后天失养及外感内伤等多种原因引起的，以脏腑功能衰退，气血阴阳亏损，日久不复为主要病机，以五脏虚证为主要临床表现的多种慢性虚弱证候的总称。肿瘤患者往往心理压力大，情志不畅，影响肝气疏泄；另一方面，手术、放化疗等西医治疗损伤患者气血，导致气血亏虚，故患者感到周身乏力。多种原因均可导致虚劳。《理虚元鉴·虚症有六因》云："有先天之因，有后天之因，有痘疹及病后之因，有外感之因，有境遇之因，有医药之因"，对引起虚劳的原因作了较为全面的归纳。结合临床所见，引起虚劳的病因病机主要有以下五个方面：

（一）禀赋薄弱

多种虚劳证候的形成，都与禀赋薄弱、体质不强密切相关。或因父母体弱多病，年老体衰，或胎中失养，孕育不足，或后天喂养失当，水谷精气不充，均可导致禀赋薄弱。先天不足、禀赋薄弱之体，易于罹患疾病，并在病后易形成久病不复的状态，使脏腑气血阴阳亏虚日甚，而成为虚劳。

（二）烦劳过度

适当的劳作，包括脑力及体力劳动，为人的正常生活以及保持健康所必需。但烦劳过度则有损健康，因劳致虚，日久而成虚劳。在烦劳过度中，以劳神过度及恣情纵欲较为多见。忧郁思虑、积思不解、所欲未遂等劳神过度，易使心失所养，脾失健运，心脾损伤，气血亏虚，久则形成虚劳。而早婚多育，房事不节，频犯手淫等，易使肾精亏虚，肾气不足，久则形成虚劳。

（三）饮食不节

暴饮暴食，饥饱不调，嗜食偏食，营养不良，饮酒过度等原因，均会导致脾胃损伤，不能运化水谷精微，气血来源不充，脏腑经络失于濡养，日久形成虚劳。

（四）大病久病

大病之后，邪气过盛，脏气损伤，正气短时难以恢复，日久而成虚劳。久病而成虚劳者，随疾病性质不同，损耗人体气血阴阳各有侧重。如热病日久，则耗伤阴血；寒病日久，则伤气损阳；瘀血日久，则新血不生；病后失于调理，正气难复，均可演变为虚劳。

（五）误治失治

由于辨证诊断有误，或选用药物不当，以致精气损伤。若多次失误，既延误疾病的治疗，又使阴精或阳气受损难复，从而导致虚劳。在现今临床实践中，也有过度使用某些化学药物或过度接触有害物质（如放射线），使阴精及气血受损，而形成虚劳者。

以上各种病因，或是因虚致病，因病成劳，或因病致虚，久虚不复成劳。而其病机，主要为气、血、阴、阳的虚损。病损部位主要在五脏，尤以脾肾两脏较多。引起虚损的病因，往往首先导致某一脏气、血、阴、阳的亏损，而由于五脏相关，气血同源，阴阳互根，所以在虚劳的病变过程中常互相影响，一脏受病，累及他脏。气虚不能生血，血虚无以生气；气虚者，日久阳也渐衰；血虚者，日久阴也不足；阳损日久，累及阴；阴虚日久，累及阳。病势日渐发展，病情愈趋复杂。

二、现代医学认识

现代医学认为癌性疲乏为多种因素相互作用，贯穿肿瘤发生、发展及治疗等过程的常见临床症状。CRF 发病机制较非癌性疲乏更为复杂，多项研究认为 CRF 由多因素共同作用导致，其发病机制与下丘脑 - 垂体 - 肾上腺功能失调、5-HT 代谢变化、炎症细胞因子活性增高、贫血、抑郁紧密相关，但目前尚未明确病因。CRF 的主要影响因素包括肿瘤本身及抗肿瘤治疗，发病机制复杂，但仍在假说阶段。CRF 的病因并未完全明了，多数学者根据临床实际结合统计分析得出诸多与之相关的因素，这些因素往往多种并见，相互促进，相互影响，共同作用，促进 CRF 的发生发展。

目前国内外学者公认的病因如肿瘤本身、肿瘤相关治疗、肿瘤相关并发症、情志异常、睡眠障碍、体力活动、体重等。

（一）肿瘤本身直接影响

机体炎症反应伴随肿瘤发生、发展的整个疾病过程。炎症反应需要大量炎症因子的参与，而炎症细胞因子对 CRF 产生起着关键作用。相关研究表明，肿瘤细胞自身可释放出白细胞介素，其水平与癌症患者的疲乏程度呈正相关。促炎细胞因子网络的激活及其下游生物标志物的增加与肿瘤放疗期间的疲劳有关，可引起患者出现发热、食欲缺乏、恶病质、肌肉痉挛及严重的疲乏症状。还有研究表明肿瘤及肿瘤相关治疗可以通过神经 - 免疫系统促进炎症因子的释放，造成外周神经炎症反应；还可以通过释放前列腺素改变血 - 脑屏障的通透性或依附某些特定载体穿过血 - 脑屏障作用于大脑结构，激活中枢神经系统，改变神经传导，从而产生疲乏症状以及相应的行为改变。

（二）肿瘤相关治疗手段因素

外科手术、放化疗以及生物、靶向治疗仍是目前恶性肿瘤主要治疗手段，研究发现这些治疗方式均与疲乏发生相关，如果联合应用则疲乏程度加重。由化疗引起的 CRF 最常见，且疲乏的轻重和不同的药物、剂量、给药途径、是否联合应用均有关联。化疗引起贫血、白细胞下降及放疗导致机体免疫抑制、细胞损伤，均与疲乏的产生有关。生物治疗中使用的制剂在抗肿瘤的同时也会对机体造成负面影响，如接受干扰素、白介素等生物治疗的肿瘤患者也常常出现中重度疲乏，可能与生物制剂易引起发热、肌肉疼痛等不良反应有关。

（三）肿瘤相关并发症

CRF 并非单独发生，常和癌性疼痛、营养状况不佳、贫血等症状相伴发生。医生在处理这些并发症时也会使用相应的药物，如镇静、镇痛、止吐、抗抑郁、抗组胺药物，这些药物的不良反应同样与 CRF 密切相关。疼痛是肿瘤患者常见的并发症，并且 CRF 患者的疼痛发生率高达 33%～50%，疼痛可以直接引起 CRF，也可以降低睡眠质量，间接加重疲乏程度。由此可见，肿瘤患者伴发的疼痛的确是导致 CRF 发生的原因之一。由于骨髓抑制或被肿瘤浸润、慢性感染、失血、营养缺乏等因素存在，贫血是中晚期恶性肿瘤患者经常遇到的难题。研究发现，严重贫血可导致 CRF 的发生，而 CRF 又可以加重贫血，两者彼此相关，相互加重。营养不良使得能源物质生成减少，能量供给缺乏，各种代谢活动减弱，肌肉萎缩且收缩无力，都可使患者疲乏程度加重。癌症患者免疫力低下可导致感染发生，常伴随发热、厌食等症状，加重患者疲乏感。

（四）心理社会因素

部分患者在确诊为肿瘤或经抗肿瘤治疗后，机体功能障碍及经济压力均可引起害怕、焦虑、抑郁、绝望等不同程度的不良情绪。这些不良情绪也是 CRF 的常见病因。CRF 和抑郁在肿瘤患者身上同时存在，两者之间可以互为因果，抑郁可以导致疲乏，也可以成为疲乏引起的结果。同时，社会环境因素可促使癌性疲乏加重。患者在面临疾病病程长、治疗方案复杂、需要长期连贯的治疗、复诊等情况时，心理产生巨大压力，可导致 CRF 的发生或进一步加重。此外，疲乏与患者的个性特征、应对反应的方式有关。

（五）睡眠障碍

对于肿瘤患者来说，睡眠障碍是一个普遍且突出的并发症，焦虑、抑郁和疼痛都可以导致睡眠障碍。研究发现，睡眠障碍和 CRF 有关。睡眠时间、睡眠质量不佳均会导致疲乏的发生。肿瘤患者白天会花更多的时间在床上休息，白天久睡，运动缺乏，打乱了正常的睡眠节律，从而导致夜间睡眠减少，使疲乏程度加重。

（六）体力活动和体重因素

缺乏运动、体重超标都是 CRF 发生的高危因素之一。一方面，肿瘤及肿瘤治疗的副作用使患者活动意愿不强烈；另一方面，由于心肺功能减弱，患者不能胜任日常活动，对自身疾病状况的担心，使心理负担加重，从而导致疲乏的产生。有学者发现，运动在治疗期间对 CRF 患者具有缓解作用，在治疗后具有恢复作用。

（七）其他因素

相关研究表明，患者人口学因素如性别、职业、婚姻状况、收入水平以及缴费方式等均对癌性疲乏的程度有影响。

知识链接 ▶ **了解癌症治疗伴发的 CRF**

1. 有 75%～90% 接受化疗的患者伴有疲乏，接受周期性化疗的患者在治疗数天内疲乏可达到顶峰，并于此后逐渐缓解，直到下一周期的化疗。但在 2 周为 1 周期的剂量 - 密度方案中，患者几乎没有机会恢复，疲乏变得越来越持久。

2. 在接受分次放疗的患者中疲乏症状逐渐加重，并在第 5 周左右到达顶峰，这可能是使放疗中断的因素。

3. 有部分患者在放化疗结束后，仍持续存在较长时间的疲乏症状。

4. 在接受生物应答调节剂（如 α 干扰素、白介素）治疗的患者中，也几乎普遍存在重度疲乏症状。

三、辨证思路

CRF 属于中医学"虚劳"疾病范畴，历代中医医家结合自身经验对虚劳病辨证分型，该病以虚证证候为本，其中以气虚、阴虚最为常见。虚劳的治则要根据虚实来进行补泻。《素问·示从容论》记载"肝虚、肾虚、脾虚，皆令人体重烦冤"，启示后学可从脏腑角度进行辨证。《难经·十四难》提出虚劳辨证需结合脏腑。

（一）肺虚气弱型

喘咳气短，久咳不愈，咳声低微，动则气急，或咳痰稀白，或痰带血，神疲乏力，自汗恶风，易感冒，少气懒言。舌淡，苔薄白，脉细弱。

（二）脾胃虚弱型

疲乏，纳少，恶性呕吐，嗳气吞酸，大便溏薄，畏寒肢冷，面色淡白，甚则面浮肢肿。舌淡，苔薄白，舌体胖大，边有齿痕，脉细弱。

（三）肝胃不和型

疲乏，纳少，恶心干呕，嗳气吞酸，胃脘嘈杂，或脘胁隐痛，食后胀气，情志不舒，性情忧郁，有咽部异物感，心烦不安。舌淡，苔薄或微黄腻，脉弦。

（四）气滞血瘀型

体倦乏力，面色黧黑，少气懒言，形体消瘦，全身不适，关节、肌肉酸痛，夜晚明显，甚则影响睡眠，或身有积块，作胀疼痛，或伴头痛，睡眠差，饮食减少，大便或干结。苔薄，舌紫暗，或有瘀斑，舌背青筋显露，脉细涩或沉涩。

（五）气血两虚型

疲乏，自汗，动则气短，少气懒言，心悸失眠，头晕目眩，面色淡白或萎黄无华。舌淡，苔薄白，舌体胖大，边有齿痕，脉细弱。

（六）肝肾不足型

劳倦疲乏，自汗盗汗，饮食不香，精神不振，体虚怕冷，肥胖，腰背疼痛，腿膝酸软。舌淡，苔薄，脉细。

知识链接 ▶ CRF 辨证分型

1. 马贞调查发现 54.5% 的乳腺癌患者存在不同程度的疲乏。证候按频次由高到低排列依次是肝气郁滞证、肾气虚证、血瘀证、脾气虚证、心气虚证、阴虚证、阳虚证、血虚证、痰湿证、癌毒证。

2. 王海明发现消化道肿瘤患者以虚证为主，以气虚多见，兼有肝气郁滞及湿阻证。

3. 张永慧对 CRF 患者证型进行调查，发现证型按占比高低依次为脾气亏虚证、肺气亏虚证、肝气郁结证、寒湿困脾证、肾阳虚证、脾胃阴虚证。

4. 徐咏梅发现肺癌 CRF 患者的证型以虚实夹杂证为主，虚证以肺气亏虚为主，实证以痰湿证为主。

5. 韩笑调查 120 例癌性疲乏肺癌患者的中医证候频次由高到低依次为肺气虚证、脾气虚证、痰湿证、血瘀证、肾虚证，实际证型多为 2 个以上证型合并，且以虚实夹杂证为主。

四、护理要点

1. 卧床休息，限制活动量；减少交谈，限制探视，减少气血耗损。

2. 根据每个患者的身体状况制订运动方案，从低强度开始，循序渐进，避免过度运动造成关节疼痛加重。

3. 加强生活护理，勤巡视，将常用物品放置在患者随手可及的地方。注意患者安全，如加设床挡，外出检查时要有人陪同，防止患者跌倒、坠床等。

4. 如患者有大便秘结，可鼓励患者多食蜂蜜、水果、含粗纤维蔬菜。

5. 制订个体化睡眠方案，提高休息质量，改善睡眠，有利于改善患者疲乏状态。

6. 做好心理护理，及时了解患者存在的心理问题和担忧情绪等，可通过听音乐、聊天等方式缓解患者的情绪。

五、常用中医护理适宜技术

（一）八段锦

1. 操作方法

（1）动作要领：两手托天理三焦，左右开弓似大雕；调理脾胃须单举，五劳七伤往后瞧；摇头摆尾去心火，腹背攀足固肾腰；攒拳怒目增力气，背后七颠百病消。

（2）动作频率：每日锻炼2次，每次30分钟，8周为1个疗程。

2. 注意事项　以安全为原则，对练习的幅度不设要求，主要进行调息、调心的练习，特殊情况下以患者能耐受为原则确定时间。

知识链接 ▶ **八段锦功法**

现代医学认为八段锦属于有氧运动，可改善患者癌性疲乏，其原因主要为：第一，有氧运动可加快体液循环，促进组织的新陈代谢，加强躯体功能；第二，有氧运动可刺激垂体腺分泌 β- 内啡肽，提高中枢神经系统的反应能力，增强机体对刺激的耐受力，运动时机体神经系统产生微电刺激，从而缓解肌肉紧张和精神抑郁，使大脑皮质放松，减轻心理紧张。

国外相关研究证明，癌性疲乏与炎症细胞因子增加有关，高强度运动或不运动时，肌肉和血液中 IL-1β、TNF-α 含量升高，使肌肉细胞收缩，能源消耗，从而使机体产生持续的全身疲乏感；而在适当强度的运动过程中，肌肉细胞可以有选择地产生 IL-6，其可降低 IL-1β、TNF-α 的含量，从而使疲乏感减轻。

（二）隔姜灸疗法

1. 取穴　主穴选取足三里，配穴辨证而取。

2. 操作方法（图 12-1）

（1）患者仰卧，充分暴露已标识的腧穴部位，取生姜1块，切成0.2cm厚的姜片，大小可根据穴区和选用的艾炷大小而定。

（2）中间用针穿刺数孔，将姜片置于穴位上，将艾条一端点燃后，火头朝下放进灸盒内卡紧，将单孔灸盒置于姜片上，使艾条距皮肤2～3cm。

（3）足三里处的艾灸盒则用松紧带固定，每日 1 次，每次 3 炷，时间 20～30 分钟，10 天为 1 个疗程。

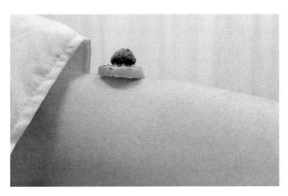

图 12-1　隔姜灸疗法

3. 注意事项

（1）大血管处，皮肤感染、溃疡、瘢痕处，有出血倾向者不宜施灸。空腹或餐后一小时以内不宜施灸。

（2）一般情况下，施灸顺序自上而下，先头身，后四肢。

（3）施灸时防止艾灰脱落烧伤皮肤或衣物。

（4）注意观察皮肤情况，对糖尿病、肢体麻木及感觉迟钝的患者，尤应注意防止烧伤。

（5）施灸过程中可将艾条上下移动以调节其点燃端与皮肤的距离，使局部感觉温热而不至于灼痛。

（6）如局部出现小水疱，无须处理，可自行吸收；若水疱较大，可用无菌注射器抽吸疱液，用无菌纱布覆盖。

知识链接　艾灸综合疗法

首都医科大学附属北京中医医院通过穴位贴敷和艾灸对肿瘤患者皮部产生温热刺激，发挥温经通络、活血化瘀、温阳补虚、散结止痛、平衡阴阳的作用，增强人体抗邪能力，改善患者乏力、疼痛、便秘、畏寒等症状，属于中医"扶正抗邪"的范畴。

研究表明，艾灸在促进组织代谢、强化脏腑功能、提升免疫功能等方面有良好效果，在治疗肿瘤及其伴随症状方面也有显著优势。艾灸的温热作用，使皮下局部毛细血管扩张，改善艾灸部位血液循环，能够缓解肌肉痉挛，增强局部代谢能力，有效改善患者癌性疲乏。

（三）经穴推拿疗法

1. **取穴** 以督脉、膀胱经、阳明经穴位为主，涉及头面、项背、腰骶及四肢。常用穴位有百会、太阳、晴明、风府、命门、腰阳关、心俞、脾俞、肝俞、肾俞、合谷、血海、太溪等。

2. **操作方法**

（1）进行头面部推拿。患者取仰卧位，闭目，铺治疗巾于头额部。施术者位于患者头侧。以一指禅偏峰推百会，四指摩印堂，推揉百会、太阳（双侧），约5分钟，以一指禅偏峰推上晴明及上下眼眶，分抹面额及头部，约5分钟。

（2）进行腰背部推拿。患者取俯卧位，覆治疗巾于腰背部，施术者站于患者左侧，沿两侧膀胱经用㨰法上下往返治疗：按揉肺俞、心俞、脾俞、肝俞、肾俞、命门等约5分钟。用右手示、中二指指腹循督脉自大椎穴至长强穴轻抹3遍；后在督脉及背部膀胱经行捏脊法，反复提捏多次至皮肤微红，约5分钟。

（3）进行四肢部推拿。患者分别取仰卧位和俯卧位，覆治疗巾于上、下肢部。施术者站于一侧，施㨰法于肌肉丰厚处，以手阳明大肠经、足阳明胃经和足太阳膀胱经为主，每侧推拿治疗10分钟，配合按揉曲池、合谷、神门、血海、伏兔、足三里、太溪等，每侧穴位治疗10分钟。每次治疗40分钟，每日1次。

3. **注意事项**

（1）推拿时应集中思想，心平气和，全身也不要紧张，做到身心都放松。

（2）掌握常用穴位的取穴方法和操作手法，做到取穴准确，手法正确。

（3）用力恰当。因为用力过小起不到应有的刺激作用，力度过大易产生疲劳，且易损伤皮肤。

（4）循序渐进。推拿手法的次数要由少到多，推拿力量由轻逐渐加重，推拿穴位可逐渐增加。

（5）无论是以按摩保健或治疗慢性病，都不是一两天就能见效，常须积以时日，才逐渐显出效果来，所以应有信心、耐心和恒心。

（6）掌握推拿时间，每次以 20 分钟为宜，最好早晚各一次。

（7）为了加强疗效，防止皮肤破损，在施推拿术时可选用一定的药物作润滑剂，如滑石粉、香油、按摩乳等。

（8）做自我推拿时，最好只穿背心短裤，操作时尽量直接接触皮肤。

（9）推拿后有出汗现象时，应注意避风，以免感冒。

（四）耳穴贴压疗法

1. **取穴**　选取肝、脾、胃、神门、交感。

2. **操作方法**（图 12-2）

（1）用探棒探测，找到敏感点，以压痕作为贴压标记，然后用 75% 乙醇对耳郭皮肤进行消毒，待干。

（2）用镊子夹取王不留行籽耳贴对准压痕贴好，用指腹轻轻按压，力度以患者感到酸、麻、胀、疼、热感且能忍受为宜。

（3）指导患者及家属每日按压 3~5 次，每次 1~3 分钟，每次贴压一侧耳穴，3 天后改贴另一侧耳穴，两耳交替进行，10 次为 1 个疗程，共计 1 个月。

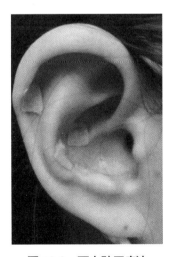

图 12-2　耳穴贴压疗法

3. **注意事项**

（1）耳郭局部有炎症、冻疮或表面皮肤有溃破者，有习惯性流产史的孕妇不宜施行。

（2）耳穴贴压每次选择一侧耳穴，双侧耳穴轮流使用。夏季易出汗，留置时间1～3天，冬季留置时间3～7天。

（3）观察患者耳部皮肤情况，留置期间应防止胶布脱落或污染；对普通胶布过敏者改用脱敏胶布。

（4）患者侧卧位耳部感觉不适时，可适当调整。

（5）对糖尿病、肢体麻木及感觉迟钝的患者注意观察耳部皮肤情况。

（6）皮肤疾病、淋巴水肿患者慎用。

（五）中药沐足疗法

1. **选药**　选用舒筋活络洗剂沐足治疗。中药组成：透骨草、羌活、独活、伸筋草、威灵仙、归尾、川芎各20g，桂枝15g，细辛、白芥子、路路通、艾叶、花椒各10g。

2. **操作方法**（图12-3）

（1）煎煮好约1 000ml药液置于自动控温足浴器中，先将双脚放于桶上方热气处熏蒸5～10分钟。

（2）待水温降至38～43℃，将患者双脚放入足浴桶内进行足浴。

（3）足浴时，液面高度应没至双足小腿1/2处，每次沐足时间20～30分钟，沐足至后背感觉微热，或者额头出汗为宜。

（4）每晚睡前沐足1次，持续4周为1个疗程。

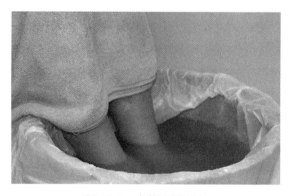

图12-3　中药沐足疗法

3. **注意事项**

（1）心脏病、严重高血压患者，妇女妊娠和月经期间慎用。肢体动脉闭塞性疾病、糖尿病足、肢体干性坏疽者，沐足时药液温度不可超过 38℃，应注意防止烫伤。

（2）沐足过程中密切观察患者有无胸闷、心慌等症状，注意避风，冬季注意保暖，洗毕应及时擦干药液和汗液，暴露部位尽量加盖衣被。

（3）足部患有皮肤病和 / 或局部皮肤破损及对沐足药物过敏者禁用。

（4）所用物品需清洁消毒，用具一人一份一消毒，避免交叉感染。

（5）忌空腹、餐后立即沐足。

（6）忌沐足当风。

（7）忌水温过高，以 38 ~ 43℃ 为宜。

（8）忌用力搓擦皮肤。

（9）忌在水中久泡，每次沐足时间以 20 ~ 30 分钟为宜。

（六）五音疗法

1. **选曲**　遵循"五音应五脏"观点和五行生克的规律，在《中国传统五行音乐》中进行选取，让患者在每天不同时间段中听不同的音乐，具体为：10：00—11：00，播放《梅花三弄》；午餐时，播放《花好月圆》；15：00—16：00，播放《紫竹调》；19：00—20：00，播放《胡笳十八拍》。

2. **操作方法**　采用感受式音乐疗法。选择一个安静，稍暗，温度适宜的房间。患者取卧位，在治疗师的音乐讲解下，全身处于放松状态，聆听五行音乐。宫音属土，入脾、胃，可养胃健脾。商音属金，入肺、大肠，可调节肺气宣发肃降。角调属木，入肝、胆，可调畅气机，疏肝解郁。徵调属水，入心、小肠，可养心、安神定志。羽调属火，入肾、膀胱，可补益肾阳。每次聆听音乐为 30 分钟，早晚各 1 次，疗程为 4 周。

3. **注意事项**

（1）辨证选取音乐，音量以患者感觉舒适为宜。

（2）环境安静，音乐设备齐全。

（3）有严重的肿瘤并发症与合并症者，或合并有严重危及生命的原发性疾病，有精神疾病患者，妊娠或哺乳期妇女禁用此疗法。

（七）中药离子导入疗法

1. **原理**　中药离子导入疗法是将中医和现代电子科技巧妙融合的一种治疗方式，属于中医外治法的一种。其原理是利用药物离子在电场中可向某一级移动的特点从而促进药物离子透过皮肤吸收。治疗时在电流刺激下可产生热效应和电刺激效应，热效应和电刺激又能使药物离子更加顺利快速地通过皮肤屏障进入毛细血管，使药物随循环系统到达局部病灶发挥治疗作用。通过特定穴位的离子导入治疗，在局部产生电流治疗作用、热疗作用、药物治疗作用，还对穴位有一定刺激作用，靶向给药使药物能够直达病所。

2. **选药** 中药离子导入药物组成：白术 50g，丹参 50g，当归 50g，茯苓 50g，党参 50g，白花蛇舌草 100g，黄芪 100g，冰片 50g，马钱子 2g，郁金 50g，天南星 50g，乳香 50g，没药 50g，雄黄 30g。

3. **操作方法** 用中药机煎汁 200ml。纱布电极浸中药，在肝前区取疼痛最明显的阿是穴，后取肝俞或脾俞，电流量为 5～10mA，每次 20 分钟，行自动循环刺激治疗，每日 1 次，7 天为 1 个疗程。

4. **注意事项**

（1）开机时注意电流应由小逐渐增至所需量，以免患者有电击感，电极板不能直接接触皮肤。

（2）高热、恶病质、心力衰竭、湿疹、妊娠、有出血倾向者，治疗部位有金属异物者，带有心脏起搏器者，对直流电不能耐受者，禁用本法。

（3）做完治疗后，应注意保暖。

（4）局部皮肤出现瘙痒等皮肤过敏情况，应停止使用。

（八）火龙灸疗法

1. **取穴** 一般多为大椎至腰俞间督脉段，可灸全段或分段。

2. **操作方法**（图 12-4）

（1）嘱患者俯卧于治疗床上，充分暴露背部皮肤。

（2）将中药浸泡好的纱布条取出摆放在患者的施术部位，其余部位皮肤覆以毛巾加以保护。

（3）将厚约 1cm 的湿毛巾轻覆在纱布条上；沿纱布条的摆放形状，用注射器在毛巾上以"之"字形洒上 95% 乙醇，点燃，可以看到在患者施术部位形成了一条"火龙"。

（4）待患者感到皮肤灼热，用备好的湿毛巾从侧面覆盖扑灭火焰并留置，根据患者情况选取相应部位进行按摩，热感减退后再倒乙醇、点火，反复操作 3～5 次。

（5）灸疗结束后，擦干患者皮肤，嘱避风、保暖。

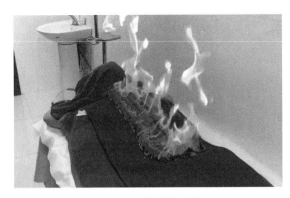

图 12-4　火龙灸疗法

3. 注意事项

（1）灸疗点火期间，患者切勿随意移动身体，以免引发火灾或烫伤。在施灸过程中，护士需在旁守护，并备有适当的灭火装备。

（2）治疗后宜适当多饮温开水，注意保暖，特别是汗出较多者，治疗后4~6小时后方可洗澡。

（3）灸疗后个别人员施灸处会出现红斑、水疱、瘙痒、疼痛等情况，可能为伏邪外排途径，需报告医护人员适当进行干预处理。

六、膳食指导

"民以食为天"，正确合理的饮食对肿瘤的康复有重要作用。建议癌性疲乏的患者可适当食用补气养血的食物，如党参、黄芪、五指毛桃、当归等。

黄芪母鸡汤

原料：黄芪片 50g，母鸡 1 只，葱白、生姜、细盐各适量。

做法：将母鸡宰杀，去毛，除内脏，洗净备用。将母鸡同黄芪片、葱、姜一同放入砂锅内，加水煨至烂熟；捞去黄芪及葱姜，加入少量细盐，再焖15 分钟左右即可。

功效：大补元气。适宜于虚劳羸弱、中虚气陷、营养不良、体虚、多汗及一切气血虚弱之症。

服法：每日 1~2 次，每次喝汤 1 小碗，以空腹炖热服为宜，连服 5 日左右，四季均可，宜早上及中午服用。

七、健康教育

1. 疲乏患者勿做过于剧烈的运动，以免耗气过多而加重疲乏症状；建议患者采取散步、游泳、太极拳等活动形式（但需注意坚持循序渐进、以能够耐受为度），每日活动 30 ~ 60 分钟、每周 3 ~ 4 次为宜。

2. 指导患者或家属在饮食方面应以高蛋白、高维生素、高纤维素、易消化吸收的清淡饮食为宜。

3. 保持心情舒畅，可听轻柔的音乐、看让人放松的喜剧片。

4. 对患者进行疼痛疏导健康教育，例如指导患者进行深呼吸和转移注意力，且必要时给予止痛药物等对症处理。

八、病例讨论

（一）病例简介

患者叶某，女，65 岁。

1. **入院日期**　2020 年 8 月 9 日。

2. **主诉**　精神疲倦，纳眠欠佳 3 月余。

3. **现病史**　患者于 2020 年 4 月 1 日因发现右上腹包块于我院诊断为"升结肠癌并肝转移"，当月于我院行"右半结肠根治术 + 肝中叶切除术 + 手术中肝肿瘤微波消融术"，过程顺利，术后病理诊断为"右半结肠中分化腺癌"。术后先后行 4 程化疗，现患者精神疲倦，纳眠欠佳，化疗后出现骨髓抑制。入院症见：精神疲倦，纳眠欠佳，二便正常，舌淡暗，苔薄白，脉细滑。

4. **生命体征**　T：36.1℃，P：76 次 /min，R：19 次 /min，BP：120/82mmHg。

5. **既往史**　既往高血压病史，现控制可；否认其他外伤、手术及传染病史。

6. **相关实验室检查**

项目	正常值	8 月 10 日	8 月 12 日	8 月 15 日	8 月 17 日
白细胞总数 /（×10^9/L）	4 ~ 10	4.53	1.22 ↓	2.12 ↓	3.66 ↓
血红蛋白 /（g/L）	110 ~ 150	105 ↓	96 ↓	102 ↓	112

项目	正常值	8月10日	8月12日	8月15日	8月17日
血小板 /（×10⁹/L)	100 ~ 300	101	96 ↓	86 ↓	102
白蛋白 /(g/L)	35 ~ 55	35	34 ↓	40	52
中性粒细胞 /（×10⁹/L)	1.80 ~ 6.30	1.88	0.44 ↓	0.56 ↓	1.05 ↓
红细胞 /（×10¹²/L)	3.80 ~ 5.10	3.23 ↓	2.02 ↓	2.51 ↓	2.33 ↓

（二）诊断

1. **望诊** 神志清楚，精神疲倦，表情无特殊。舌淡暗，苔薄白。
2. **闻诊** 语言流畅，应答自如，呼吸正常，未闻及异常气味。
3. **问诊** 精神疲倦，纳眠欠佳。
4. **切诊** 脉细滑。
5. **专科查体** 精神疲倦，营养中等，发育正常，形体适中，自动体位。
6. **中医诊断** 肠癌（脾虚湿瘀互结证）。
7. **西医诊断** 升结肠恶性肿瘤 腺癌（中分化，$T_3N_1M_0$ ⅢB 期）。

（三）辨病辨证

患者平素饮食不节，久则伤脾，脾气亏虚，运化无力，湿浊内停，湿阻气机，气机不畅，血停为瘀，湿瘀互结，阻于肠络，日久变生包块，发为肠癌。运化无权，湿浊内生，气机阻滞，中焦升降失常，故见神疲乏力，纳差。舌淡暗，苔薄白，脉细滑，四诊合参，辨证为脾虚湿瘀互结证。

（四）中医护理

1. 中医特色技术

（1）艾灸疗法：取中脘、神阙、气海、关元，可益气升白，增强人体抗病能力。

（2）子午流注低频疗法：采用开穴加处方穴（中脘、神阙、气海、关元、足三里、内关、三阴交、血海），每日 1 ~ 2 次，每次 20 分钟，可补气扶正。

2. 合理膳食

（1）饮食宜健脾祛湿祛瘀之品，如四神汤（茯苓、山药、莲子、芡实各10g），加龙骨 200g 煲汤，有健脾祛湿之功效。

（2）五红汤。原料：枸杞子20粒，红枣5枚，红豆20粒，红皮花生20粒，红糖2勺（约60g）；温时饮用，每日1剂。

3. **情志调护**　可适当进行太极拳、八段锦、五禽戏等养生运动，提高患者自身免疫力；可于下午17：00—19：00聆听五行音乐调理气机，如《彩云追月》《渔舟唱晚》《汉宫秋月》等宫调式乐曲。

参考文献

[1] CAMPOS M P, HASSAN B J, RIECHELMANN R. Cancer-related fatigue: a practical review [J].Ann Oncol,2011,22(6):1273-1279.

[2] BORNEMAN T, KOCZYWAS M, SUN V, et al.Effectiveness of a clinical intervention to eliminate barriers to pain and fatigue management in oncology [J].J Palliat Med,2011, 14(2):197-205.

[3] TAMADA S, EBISU K, YASUDA S, et al. Kamikihito improves cancer-related fatigue by restoring balance between the sympathetic and parasympathetic nervous systems [J]. Prostate International,2018,6(2):1640-1644.

[4] DEBRA R, TISHA T J. Frankincense essential oil as a supportive therapy for cancer-related fatigue: a case study [J]. Holistic Nursing Practice,2018,32(32):88-91.

[5] KUMMER F, CATUOGNO S, PERSEUS J M, et al. Relationship between cancer-related fatigue and physical activity in inpatient cancer rehabilitation [J].Anticancer Res,2013, 33(8):3415-3422.

[6] 谢婷婷 . 隔姜灸足三里在乳腺癌术后化疗患者癌因性疲乏中的应用效果 [J]. 慢性病学杂志 ,2019,20(11):1678-1679,1682.

[7] 丁菊香 . 耳穴压豆对肿瘤化疗患者癌因性疲乏的影响 [J]. 当代护士 ,2017(7):98-100.

[8] 谈晓红，崔屹，梅花，等 . 中医护理技术在癌因性疲乏患者中的应用进展 [J]. 护士进修杂志 ,2019,34(17):1565-1568.

[9] 刘琼，刘向阳，涂敏 . 有氧运动联合耳穴指压对卵巢癌化疗患者癌因性疲乏的影响 [J]. 护理学杂志 ,2013,28(8A):44-45.

[10] 邱萍，王宝宽，陈丽 . 艾灸结合八段锦运动干预对癌因性疲乏病人生活质量的影响 [J]. 护理研究 ,2017,31(16):2037-2038.

[11] 朱吉颖，周红蔚 . 隔姜灸足三里穴对缓解肿瘤患者癌因性疲乏的效果观察 [J]. 上海护

理 ,2016,16(5):46-48.

[12] 王晓庆 , 段培蓓 , 梅思娟 , 等 . 耳穴压豆联合有氧运动对胃肠道肿瘤化疗患者癌因性疲乏的影响 [J]. 护理管理杂志 ,2016,16(8):562-564.

[13] 谢晓冬 , 张潇宇 . 癌因性疲乏最新进展——NCCN(2018 版) 癌因性疲乏指南解读 [J]. 中国肿瘤临床 ,2018,45(16):817-820.

[14] 李玲锐 , 周月 , 蒋运兰 , 等 . 近五年中医外治法治疗癌因性疲乏的研究进展 [J]. 中国疗养医学 ,2020(1):16-19.

[15] 马贞 . 乳腺癌患者癌因性疲乏的证候特征及相关因素分析 [D]. 北京 : 北京中医药大学 ,2010.

[16] 王海明 , 方凡夫 , 黄枫 , 等 . 消化道肿瘤患者癌因性疲乏中医证候研究 [J]. 中医药导报 ,2015,21(9):12-15.

[17] 张永慧 , 林丽珠 . 癌因性疲乏患者的中医证候聚类分析 [J]. 广州中医药大学学报 ,2016,33(4):485-489.

[18] 徐咏梅 , 程培育 , 杨国旺 , 等 . 肺癌患者癌因性疲乏特点及中医证候的临床观察 [J]. 中华中医药杂志 ,2017,32(10):4746-4749.

[19] 韩笑 , 庞雪莹 , 迟文成 , 等 . 伴癌因性疲乏肺癌患者中医证候分布规律特点及其影响因素分析 [J]. 辽宁中医药大学学报 ,2019,21(3):148-151.

第十三章 癌性发热

正常人在体温调节中枢的调控下，机体产热和散热过程经常保持动态平衡。发热（fever）是指当机体在致热原作用下或体温中枢出现功能障碍，产热过程增加，而散热不能相应地随之增加或散热减少，体温升高超过正常范围的症状。癌性发热（carcinoma fever）一般是指癌症患者出现的直接与恶性肿瘤有关的非感染性发热，即癌症患者在排除感染、抗生素治疗无效的情况下出现的直接与癌症有关的非感染性发热和患者在肿瘤发展过程中因治疗而引起的发热。发热是恶性肿瘤患者常见的并发症，有报道约 2/3 恶性肿瘤患者病程中伴有发热，其中大多数患者为癌性发热。癌性发热热型多为弛张热或不规则热，较顽固，患者发热时食欲下降、疲劳感加重，退热时又常伴有多汗，从而影响生存质量，加快恶病质出现，影响生存期，因此不能忽视癌性发热对肿瘤患者的危害。

一、中医病因病机

癌性发热是癌症常见症状，属中医学"内伤发热"范畴。内伤发热主要与机体气血阴阳亏虚，脏腑功能失调有关。中医学根据癌性发热致病因素不同，将其分为虚实两类，属实者多由气郁化火、瘀血阻滞及痰湿停滞所致；属虚者多由气血阴阳虚损所致。实证者又可进一步引起脏腑功能失调，阴阳气血亏损，发展成为正虚邪实之证。本病病因病机比较复杂，且久病往往可由实转虚，由轻转重，故虚实兼夹之证较为多见。

癌性发热因癌症患者病程多迁延日久、正气不足、阴血耗损、阳气虚衰，而致湿热蕴遏、瘀血内结、痰浊郁伏、情志郁久不畅，或因放化疗损伤等导致机体阴阳气血耗损，或阴阳气血逆乱而导致内伤发热。如《景岳全书·杂病谟》中记载："至若内生之热，则有因饮食而致者，有因劳倦而致者，有因酒色而致者，有因七情而致者，有因药饵而致者，有因过暖而致者，虽其所因不同，在内者但当察脏腑之阴阳。"癌性发热的病因病机纷繁复杂，但总而言之不外人体脏腑功能衰退、气血阴阳不足，加之外邪乘虚而入，可见实证、虚证、虚实夹杂证三类。

（一）肝经郁热

情志抑郁，肝气不能条达，气郁化火而发热；或因恼怒过度，肝火内盛，以致发热。其发病机制正如《丹溪心法·火》所概括的"凡气有余便是火"。因此种发热与情志密切相关，故亦称"五志之火"。

（二）瘀血阻滞

情志、劳倦、外伤等因素导致瘀血阻滞经络，气血运行不畅，壅遏不通，进而引起发热，此为瘀血发热的主要病机。此外，瘀血发热也与血虚失养有关，如《医门法律·虚劳门》提到："血痹则新血不生，并素有之血，亦瘀积不行，血瘀则荣虚，荣虚则发热。"

（三）内湿停聚

饮食失调、忧思气结等使脾胃受损、运化失职，以致湿邪内生，郁而化热，进而引起内伤发热。

（四）中气不足

劳倦过度，饮食失调，或久病失于调理，以致中气不足，阴火内生而引起发热，亦即"气虚发热"。

（五）血虚失养

久病心肝血虚，或脾虚不能生血，或长期慢性失血，以致血虚失于濡养。血本属阴，阴血不足，无以敛阳而引起发热。如《证治汇补·发热》中曾记载"血虚发热，一切吐衄便血，产后崩漏，血虚不能配阳，阳亢发热者，治宜养血"。

（六）阴精亏虚

素体阴虚，或热病日久，耗伤阴液，或误用、过用温燥药物等，导致阴精亏虚，阴衰则阳盛，水不制火，阳气偏盛而引起发热。

（七）阳气虚衰

寒证日久，或久病气虚，气损及阳，或脾肾阳气亏虚，以致火不归原，盛阳外浮而引起发热。如《证治汇补·发热》云："阳虚发热，有肾虚水冷，火不归经，游行于外而发热。"

二、现代医学认识

癌性发热多是由肿瘤本身引起的非感染性发热，包括癌症患者在排除细菌、病毒等感染，抗生素治疗无效的情况下，出现的非感染性发热以及患者在肿瘤发展过程中因治疗而引起的发热，大多为持续性发热，是恶性肿瘤患者常见的临床症状之一，也可能是首要症状。现代医学对其机制的认识如下：①因肿瘤细胞增生和破坏旺盛，在肿瘤细胞分裂和溶解的过程中，自身产生内源性致热原刺激体温调节中枢而引起发热；②肿瘤细胞侵犯或影响体温调节中枢，引起中枢性发热；③因肿瘤组织生长迅速，而组织相对缺血缺氧，引起自身组织坏死或抗肿瘤治疗引起肿瘤细胞坏死，并释放 TNF，导致机体发热；④肿瘤细胞分泌释放活性物质，如类癌产生 5-HT、嗜铬细胞瘤产生儿茶酚胺、肝癌细胞产生甲胎蛋白，以及许多肿瘤细胞产生异位激素等，使机体产生各种不同的反应，其中有些物质可引起发热；⑤肿瘤细胞本身可能产生内源性致热原，如肿瘤内白细胞浸润可引起炎症反应，恶性肿瘤细胞内释放抗原物质引起免疫反应而发热；⑥肿瘤内白细胞浸润、肿瘤干扰影响致热类固醇合成，引起发热；⑦肿瘤组织内具有分泌作用的细胞合成前列腺素 E_2（PGE_2）能力增强，PGE_2 含量升高诱发环氧合酶 -2（COX-2）的释放和表达，进而导致体温升高；⑧在肿瘤治疗中，放疗、化疗，应用干扰素、白介素 -2、TNF、集落刺激因子、肿瘤疫苗等制剂也可引起发热。

发热几乎可发生于所有恶性肿瘤患者，其原因复杂，涉及感染、药物热、自身免疫病等。癌性发热的主要相关因素如下：

（一）非感染性因素所致的发热

1. **肿瘤增殖和破坏所致发热**　造血系统恶性肿瘤、实体肿瘤、肿瘤骨转移时，肿瘤细胞大量增殖和破坏，释放出致热物质，刺激体温调节中枢，导致发热。

2. **药源性发热**　接受免疫治疗的恶性肿瘤患者，在使用白介素、卡介苗、干扰素或重组人粒细胞集落刺激因子等生物制剂后常会出现发热。

（二）继发性感染所致的发热

继发性感染所致的发热是恶性肿瘤患者发热的主要原因。任何脏器晚期肿瘤患者或放疗、化疗后机体免疫功能受抑制者易继发感染。最常见的是细菌感染，其次为真菌和病毒感染。细菌感染常以革兰氏阴性（G^-）杆菌为主（如铜绿假单胞菌、大肠埃希菌、克雷伯菌等为主），近年来 α-溶血性链球菌等革兰氏阳性（G^+）菌感染，已成为恶性肿瘤患者难治性感染的主要原因。导致恶性肿瘤患者易继发感染的主要原因包括：

1. **恶性肿瘤患者免疫功能受抑制**　与恶性肿瘤细胞本身所产生的免疫抑制作用或抗肿瘤治疗过程所使用的药物（如长期使用肾上腺皮质激素等）对机体具有不同程度免疫抑制作用有关。

2. **中性粒细胞减少**　恶性肿瘤患者中性粒细胞减少的程度和持续时间是发生严重细菌和真菌感染最明确的原因。一般认为恶性肿瘤患者若粒细胞计数 $\leq 0.5 \times 10^9/L$ 且伴有发热时，发生严重感染的风险很大。此外，化疗药物的细胞毒性作用能导致辅助性 T 细胞（CD4$^+$）减少，会导致感染的发生率增加。

3. **营养不良**　恶性肿瘤为消耗性疾病，晚期恶性肿瘤患者中营养不良的发生率很高，甚至出现乏力、厌食、组织消耗和脏器功能损害等恶病质表现。此外，抗肿瘤治疗过程中出现的消化道黏膜溃烂及恶心、呕吐等症状，均可导致患者营养状况恶化，从而导致血清白蛋白含量下降而加重感染。

4. **神经心理因素**　患者一旦被告知确诊为恶性肿瘤，即会产生恐惧、否认、悲观、低沉、紧张、焦虑等情绪反应，而恶劣和消极的情绪可使交感神经抑制，内分泌功能紊乱，免疫功能下降，极易发生感染。

5. **其他因素**　占位性病变所致的胆道梗阻、肠梗阻等都会增加感染的机会；放疗所致的溃疡、皮肤受损等，易引起细菌或病毒感染；长期使用广谱抗生素易发生耐药菌、真菌或病毒感染。

知识链接　**癌性发热的特点**

1. 热程或短或长，有的可达数月之久，可呈间歇性。

2. 常为不规则热或弛张热，少数呈稽留热，体温 37.5～38.5℃。

3. 发热时全身症状可不明显，患者有时不能获知或无明显不适。

4. 抗感染治疗无效，对解热镇痛药反应较好。

5. 单纯的癌性发热常以低热为主或仅自觉身热，而体温并不升高，外周血中白细胞计数及中性粒细胞比值大多正常。

6. 癌性发热患者多不伴有恶寒或寒战，表现为中低度发热，以下午或夜间发热为主。

三、辨证思路

中医无癌性发热的记载，结合其起病较缓、发热反复且热势较低的特点，可将之归于"内伤发热"的范畴。其病因病机复杂，大体可分为虚实两证，气滞、血瘀、痰湿、热毒郁结，壅遏化热为实，气、血、阴、阳亏损发热为虚。肿瘤疾病消耗人体正气，正虚是本病的基本病机，而邪实以热毒、痰湿、瘀血为主，它们既是促进癌性发热形成与发展的原因，亦是本病重要病理产物和病理基础。主要分为以下类型：

（一）阴虚发热型

症见发热缠绵不断，以低热多见，午后至夜间加重，手足心热，伴口干咽燥，骨蒸盗汗，干咳痰黏，尿少色黄，大便偏干等，舌红或有裂纹，苔少或光剥无苔，脉细数。此型较多见于鼻咽癌、口腔癌、肺癌、食道癌等。

（二）气虚血亏型

症见发热或高或低，劳累后加重，乏力明显，头晕倦怠，少气懒言，心悸汗出，易外感，舌淡胖，边有齿痕，脉沉细无力，或濡。此型较多见于贲门癌、胃癌、结肠癌、卵巢癌、膀胱癌等。

（三）热毒炽盛型

症见高热不退，面赤汗出，口干烦渴，便秘尿黄，舌红，苔黄，脉滑数。此型较多见于血液系统肿瘤、直肠癌等。

（四）湿热蕴结型

症见身热，头重身困，胸脘满闷，大便黏腻不畅，小便色黄，舌红，苔黄腻，脉滑数。此型较多见于肝癌、胆囊癌、膀胱癌、食道癌等。

（五）瘀毒内阻型

症见发热，午后夜间明显，口干不欲饮，体内包块明显，固定不移，面色晦暗，舌质紫暗或有瘀斑，脉弦细或细涩。此型较多见于肝癌、腹盆腔肿块明显的恶性肿瘤等。

（六）肝经郁热型

症见发热，时高时低，心烦易怒，胸胁胀满，口苦咽干，便干尿黄，舌质偏红，苔薄，脉弦。此型较多见于肝癌、乳腺癌、胃癌及肝癌介入术后等。

知识链接 ▶ **发热分型**

1. **稽留热**　是指体温常在 39℃ 以上的高水平达数天或数周，24 小时内体温波动范围不超过 1℃。常见于大叶性肺炎、斑疹伤寒及伤寒高热期。

2. **弛张热**　又称败血症热型。体温常在 39℃ 以上，波动幅度大，24 小时内波动范围超过 2℃，但都在正常水平以上。常见于败血症、风湿热、重症肺结核及化脓性炎症等。

3. **间歇热**　体温骤升达高峰后持续数小时，又迅速降至正常水平，无热期（间歇期）可持续 1 天至数天，如此高热期与无热期反复交替出现。常见于疟疾、急性肾盂肾炎等。

4. **波状热**　体温逐渐上升达 39℃ 或以上，数天后又逐渐下降至正常水平，持续数天后又逐渐升高，如此反复多次。常见于布鲁氏菌病。

5. **回归热**　体温急剧上升至 39℃ 或以上，持续数天后又骤然下降至正常水平。高热期与无热期各持续若干天后规律性交替一次。可见于回归热、霍奇金淋巴瘤等。

6. **不规则热**　发热的体温曲线无一定规律，可见于结核病、风湿热、支气管肺炎、渗出性胸膜炎等。

四、护理要点

(一)起居调护

1. **环境** 保持室内空气新鲜,控制室温在 20～24℃,湿度 55%～60%,床单元整洁干燥,维持患者的舒适,注意休息,以减少能量消耗。

2. **皮肤护理** 高热患者在降温过程中常伴有大量出汗,应及时擦干汗液,更换潮湿的衣裤、床单、被褥等;对长期高热患者应协助其改变体位,防止压疮的发生。

3. **口腔护理** 高热患者唾液分泌减少,口腔黏膜容易干燥,易发生口腔干裂、口干等现象,应保持口腔清洁,协助患者漱口或口腔护理。对口腔干裂者给予甘油涂抹。

4. **运动与休息** 发病初期患者应适当休息,减少体力活动,年老体弱者应卧床休息;低热者可酌情减少活动,适当休息;高热者应绝对卧床休息。

(二)病情观察

1. 严密观察患者体温、脉搏、呼吸、血压、神志的变化,并做好记录。高热患者每 4 小时监测体温、脉搏,必要时可增加测量频率。

2. 观察患者的面色、呼吸、皮肤弹性、食欲、出汗及大小便情况等;高热伴呼吸困难者给予氧气吸入,随时监测动脉血气变化,以观察疗效。

3. 询问患者是否出现眩晕、疼痛加剧等症状,若肌肉或关节疼痛,根据患者疼痛程度给予解热镇痛药,以缓解疼痛;发生肿瘤中枢神经系统转移或感染的患者易出现意识障碍、头痛和抽搐,应设专人看护,拉起床挡,以避免坠床。

4. 观察患者高热同时是否伴有寒战、皮疹等。若有寒战时,应尽量让患者保暖、协助患者饮温开水,待患者无明显的发冷、寒战时,准确测量体温。必要时遵医嘱抽血培养后行退热治疗。

5. 观察患者饮水量、饮食摄入量、尿量和体重变化等,并做好记录。

(三)情志护理

肿瘤患者易产生烦躁不安、焦虑、猜疑等心理问题,尤其是高热持续不退时，患者又会因担心病情恶化、预后不佳而使原有的心理问题加重，或出现新的心理问题，甚至面临绝望和走向轻生，故护士应通过对患者的评估，及时了解其心理健康状况的动态发展趋势。

（四）用药护理

对诊断明确，但物理降温效果不明显者，可遵医嘱给予退热药，如阿司匹林、对乙酰氨基酚、吲哚美辛等。如服药后患者出现大汗淋漓，鼓励其多饮糖盐水；勤更换内衣，以防着凉；若患者有面色苍白、皮肤湿冷和呼吸急促等症状，即虚脱表现，应及时通知医师，及时对症处理。

五、常用中医护理适宜技术

（一）大椎穴刺血拔罐疗法

1. 原理　刺血疗法古称"启脉""刺络"，今又称刺络刺血疗法、刺络疗法、放血疗法等。早在《黄帝内经》中就有论述，《灵枢·寿夭刚柔》记载"久痹不去身者，视其血络，尽出其血"。通过后世医家的继承和发展，刺血疗法的刺血部位有了衍生，治疗病种相应扩展，并通过专篇进行相应病种的论述。刺血疗法具有良好的泄热清火作用，如《素问·刺论》中就对此进行论述，"肺热病者……刺手太阴阳明，出血如豆大立已。"张景岳也明确指出："三棱针出血，以泻诸阳热气。"已有研究表明，刺血疗法通过消除体内炎症反应、调节体温调节中枢而达到降温退热的目的，还可促进组织再生和修复。大椎穴归属于督脉，为阳中之阳，诸阳之会，具有清热泻火作用。在大椎穴刺血并予以拔火罐，有泄热祛邪，清热解毒的功效，可使体内之风、寒、湿、热诸邪得以宣泄，振奋全身之阳气，从而调整阴阳。大量临床观察显示，针刺大椎有退热、消炎和提高人体抗病能力的作用。因此，将大椎穴刺血拔罐的方法用于治疗癌性发热中的实证患者。针刺大椎穴可清热泻火，刺血拔罐可化瘀解毒、祛毒外出，以起到退热的作用（图 13-1）。

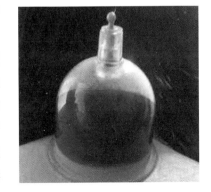

图 13-1　大椎穴刺血拔罐疗法

2. **操作方法** 发热时于大椎穴（第7颈椎棘突下）常规消毒，用三棱针在穴位处浅刺出血，后取一小号火罐拔罐放血，30分钟后取罐，一般可吸出血1～2ml。

3. **注意事项**

（1）治疗前询问患者有无进食，进食多少，注意观察患者的生命体征，皮肤有无过敏、有无水肿。

（2）避免过饥、过饱、劳累或身体极度虚弱时进行操作，避免在皮肤过敏、水肿处拔火罐。

（3）注意火罐不宜大，罐口要光滑，应用透明的玻璃火罐，忌用竹制等不透明的火罐，以便观察出血情况。

（4）针刺大椎穴时应注意进针的深度，不宜过深，以浅刺出血为宜；拔罐时火力要足，罐口靠近穴位，操作要迅速而轻巧。

（5）取罐时切忌硬拔，应用手指压在罐口旁侧皮肤，使空气进入罐内，轻松取罐。

（6）治疗取罐后，用生理盐水棉球擦去血迹，再用安尔碘皮肤消毒剂消毒针眼处。

（7）嘱患者拔罐后24小时内不要洗澡，不要穿面料很硬的衣服，以防止针眼处感染。

（二）中药灌肠疗法

1. **选药** 新癀片。

2. **操作方法**

（1）将新癀片2～4片研碎，温开水稀释至10～20ml备用。

（2）灌肠前嘱患者排空大小便，取卧位姿势，臀下垫以10cm高的枕垫。

（3）用20ml注射器抽吸药液，连接14号导尿管，导尿管前端涂石蜡油，缓缓插入肛门15～20cm，缓缓推入药液。

（4）灌肠完毕后，患者取平卧位，抬高臀10cm，保留10～20分钟，根据病情每4～8小时灌肠1次，直至体温降至正常。

3. **注意事项**

（1）注意灌肠后体位及保留时间。

（2）灌肠后注意观察患者体温变化，并注意患者有无腹痛、腹泻等不适，如大便稀水样超过每日3次，暂停灌肠，并及时处理。

（3）对长期灌肠患者要注意保护肛门及直肠黏膜，避免损伤，选用柔软的 14 号导尿管前端涂润滑油，且插管要深，15～20cm 为宜，插管动作宜轻柔。

（4）如果患者有痔，尽量避开痔部位插管，灌肠后及时涂擦痔疮膏，以防感染。

（三）耳尖放血疗法

1. 操作方法（图 13-2）

（1）患者取舒适体位，用 75% 乙醇消毒双手及患者耳尖穴处。

（2）将耳尖穴处揉搓至局部发红、发热。

（3）将耳轮自然向耳屏对折用一次性采血针、一次性注射器针头或小号三棱针在耳尖穴直刺约 2mm（以不穿透软骨膜为度），接着采取双手拇、示指一捏一放。

（4）同时用 95% 乙醇棉签或棉球擦拭点刺处（便于血液的顺利外泄），以见血色由黑紫变为淡红为度，按压止血并用碘伏消毒。

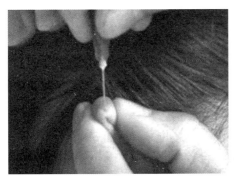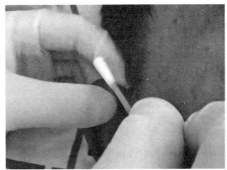

图 13-2 耳尖放血疗法

2. 注意事项

（1）医生手指和患者治疗部位严格消毒，防止感染。

（2）患者治疗时取仰靠坐位，防止发生晕针。

（3）挤压时不能局限于耳尖局部，应从较远的范围向耳尖进行轻微挤按，尽可能减轻或消除疼痛等不良反应。

六、膳食指导

发热期间选用富含营养且易消化的流质饮食，如豆浆、藕粉、果泥、菜汤等。体温下降、病情好转时，可改为半流质饮食（如面条、粥等），配以高蛋白、高热量菜肴（如豆制品、鱼类、蛋黄）及新鲜果汁。恢复期改为普通饮食，鼓励患者进食鸡、鸭、牛肉、鱼、猪肉、蛋、牛奶、豆类等食物。

饮食宜清淡为主，如芹菜、香菇、黄花菜等疏肝理气，清热解郁。忌辛温香燥食品。可常以佛手片 10g，泡水代茶，若胁痛较显著者，可以醋炒青皮煎服或研末吞服。

（一）阴虚发热型

鳖鱼滋肾汤

原料：鳖 1 只，枸杞子 30g，生地黄 15g。

做法：上述材料共炖至鳖肉熟透食之。

功效：滋补肝肾，滋阴养血。

（二）气虚血亏型

党参粥

原料：党参 10g，粳米 100g。

做法：将党参用温水浸泡 2 小时，再与粳米同入砂锅，加水适量煮成稀粥，加入红糖再煮沸即可服食。

功效：补脾益气。

（三）热毒炽盛型

蜂蜜金银花茶

原料：金银花 30g，蜂蜜 20g。

做法：金银花洗净加水煮沸 3 分钟后，取汁去渣，加蜂蜜调服。

功效：清热解毒，疏散风热。

（四）湿热蕴结型

薏米杏仁粥

原料：薏苡仁 50g，苦杏仁（去皮尖）10g，白糖适量。

做法：薏苡仁洗净，浸泡 2 小时，后加水煮至半熟，放入苦杏仁，煮至粥成，加适量白糖调味。

功效：清热利湿，解毒散结。

（五）瘀毒内阻型

马齿苋粥

原料：马齿苋 50g，薏苡仁 50g。

做法：马齿苋切碎，薏苡仁淘净，二者加适量清水煮粥，粥成调味。

功效：清热解毒，调气行血。

（六）肝经郁热型

荷菊饮

原料：薄荷（干）8g，菊花 12g。

做法：薄荷与菊花用沸水冲泡，加盖闷 10 分钟即可饮用。

功效：清泻肝火，开郁安神。

七、健康教育

1. 汗出较多者应及时用干毛巾擦身，更换衣被，切忌汗出当风，以防感受风寒；同时，可给予果汁、稀饭以养胃增液。

2. 应起居有节，温暖适度，防止受凉和上呼吸道炎症。

3. 加强体质锻炼，增强机体抵抗力，平时多进行室外活动，呼吸新鲜空气，保持室内空气流通及室内的清洁。

4. 高热伴恶寒者，不宜用酒精擦浴、冷敷，以免病邪内闭而不能宣透。

5. 宜食用清淡、凉润，易消化食物，多食新鲜蔬菜或果汁。

八、病例讨论

（一）病例简介

患者彭某，女，62 岁。

1. **入院日期**　2021 年 6 月 3 日。

2. **主诉** 乙状结肠癌 8 月余，发热 2 天。

3. **现病史** 患者于 2020 年 8 月 14 日开始出现右下腹胀痛，在外院进行治疗，效果欠佳。2020 年 9 月 17 日在我院行腹腔穿刺置管引流腹水，查肠镜显示"乙状结肠肿物，升结肠息肉"，病理显示"乙状结肠黏膜内癌，并腹腔、腹膜、盆腔多发转移"，并行 4 程氟尿嘧啶 + 奥沙利铂（mFOLFOX6）方案化疗。2021 年 6 月 3 日因确诊"乙状结肠癌 8 月余"，无明显诱因出现发热，体温波动在 37.6～38.6℃，于我院就诊。入院症见：患者神疲乏力，下腹疼痛不适，呈阵发性，发热 2 天，新冠咽拭子核酸检测（－），食欲、睡眠欠佳。小便可，大便 2 天 / 次，量少成形，舌红，苔薄黄，脉弦数。

4. **生命体征** T：38.2℃，P：90 次 /min，R：20 次 /min，BP：128/64mmHg。

5. **既往史** 于 1990 年行剖宫产术，于 1995 年行右侧输卵管切除术，2015 年因腺性膀胱炎行膀胱黏膜激光消融术 + 膀胱活检术；有输血史，否认其他手术、重大外伤。2020 年 10 月 14 日在我院行输液港置入术，否认高血压、心脏病、糖尿病、肾病等其他重大疾病史。否认肝炎、肺结核等传染病病史。

6. **相关实验室检查**

项目	正常值	6月3日	6月7日	6月9日	6月11日	6月12日
白细胞总数 /（×10⁹/L)	4～10	9.76	5.35	1.50 ↓	2.00 ↓	2.64 ↓
血红蛋白 /（g/L)	110～150	106 ↓	96 ↓	101 ↓	75 ↓	70 ↓
血小板 /（×10⁹/L)	100～300	323 ↑	263	219	128	169
白蛋白 /（G/L)	35～55	38.4	33.9 ↓	—	—	—
C 反应蛋白	0.00～6.00	—	—	—	161.67 ↑	182.17 ↑

（二）四诊

1. **望诊** 患者神志清楚，神疲乏力，舌红，苔薄黄。

2. **闻诊** 语言流畅，应答自如，未闻及异常气味。

3. **问诊** 下腹疼痛不适，呈阵发性，发热 2 天，食欲、睡眠欠佳。

4. **切诊** 脉弦数。

5. **专科查体** 浅表淋巴结未触及肿大，腹部稍膨隆，未见肠型及蠕动波，未见腹壁静脉曲张，左下腹轻压痛，可触及大小约 3.5cm×3cm 包块，肝、脾肋下未触及，肝、肾无叩击痛。

6. **中医诊断** 肠癌（脾虚湿滞证）。

7. **西医诊断** 乙状结肠恶性肿瘤（腺癌腹腔广泛转移）。

（三）辨病辨证

患者平素饮食调摄不慎，久之损伤脾胃，加之久居岭南潮湿之地，脾气亏虚，无以运化水湿，水湿内生，聚结肠道，阻滞经络气血运行，血滞成瘀，湿瘀互结，久之发为肠癌。舌红，苔薄黄，脉弦数，四诊合参，辨证为脾虚湿滞证。

（四）中医护理

1. 中医特色技术

（1）耳尖放血疗法：用三棱针刺破耳尖浅表小静脉，放出 3～5 滴血液，以见血色由黑紫变为淡红为度。

（2）刮痧疗法：风池至大椎穴，具有清热泻火作用。运用铜砭或牛角刮痧板从风池至大椎穴刮痧，一般刮治 5～10 分钟，以局部无新痧显现为止。

2. 合理膳食
多食清淡食物，新鲜水果与蔬菜，如乳类、甲鱼、西红柿、西瓜、梨、藕等，忌食烟酒辛辣之品；若患者发热 38.0℃ 以上，可用银花 30g，菊花 10g，加水煮沸 3 分钟后，取汁去渣，加蜂蜜调服。

3. 情志调护
保持心情舒畅，多听与大自然相关的水声、风声等音乐，勿焦躁；嘱家属多陪伴、多交流，调畅患者情志。

参考文献

[1] NORMAND C V, ZENDER H O, STAEHLI D M, et al. Acute cytokine release syndrome after a first dose of pembrolizumab as second-line treatment for metastatic, programmed death-ligand 1-positive, non-small-cell lung cancer [J]. Journal of Oncology Pharmacy Practice,2020,27(6):813.

[2] 薛卡明 . 清热灵系列方治疗癌性发热 16 例 [J]. 湖北中医杂志 ,2003(8):40.

[3] 胡佳娜 , 董惠娟 . 大椎穴放血治疗肝癌癌性发热 [J]. 第二军医大学学报 ,2001(5):417.

[4] 王淑平 . 新癀片灌肠治疗癌性发热的观察及护理 [J]. 内蒙古中医药 ,2007(6):30.

[5] 林芝娴 , 陈江锋 , 郭勇 . 基于灰色筛选法联合多元分析法的癌性发热处方规律分析及

新方发现 [J]. 中国中药杂志 ,2019,44(13):2849-2857.

[6] 刘瑞春 , 赵洪梅 , 段秋雯 , 等 . 浅析 "阴火" 理论与癌性发热 [J]. 中西医结合心血管病电子杂志 ,2019,7(1):35,38.

[7] 阳国彬 , 刘松林 , 刘玉芳 . 基于 "少阳为枢" 理论探讨《伤寒论》柴胡类方治疗癌性发热 [J]. 中华中医药杂志 ,2020,35(10):5024-5027.

[8] 谭姿 , 张虹 . 肺癌发热的中医治疗概况 [J]. 内蒙古中医药 ,2020,39(6):154-156.

[9] 壮雨雯 , 吴存恩 , 赵智明 , 等 . 浅议青蒿鳖甲汤在阴虚内热型癌性发热治疗中的运用 [J]. 中华中医药杂志 ,2018,33(10):4666-4669.

[10] 杨丽惠 , 张可睿 , 王曼 , 等 . 中药灌肠在肿瘤相关疾病中的应用 [J]. 中医杂志 ,2018, 59(17):1513-1516.

[11] 秦英刚 , 花宝金 . 癌性发热辨治经验浅析 [J]. 中医杂志 ,2013,54(9):796-797.

[12] 王蓉 , 冯军 , 王宇岭 . 加味青蒿鳖甲汤治疗晚期肺癌癌性发热 32 例 [J]. 南京中医药大学学报 ,2011,27(5):484-486.

[13] 邢丽菊 . 癌性发热的中西医认识和治疗 [J]. 中医杂志 ,2011,52(11):924-926.

[14] 刘非 , 杨宗宇 , 蒋玥 . 西黄丸治疗血瘀型癌性发热疗效观察 [J]. 辽宁中医药大学学报 ,2018,20(4):141-144.

[15] 文赟 , 尚静 , 侯天将 , 等 . "甘温除热" 法论治癌性发热探讨 [J]. 国医论坛 ,2016(6):21-23.

[16] RODGERS G, TACKITT H, KUNAPAREDDY G, et al. Management of low risk febrile neutropenia in solid tumor patients in the outpatient setting [J]. Oncology Nursing Forum,2018,45(2):1473.

[17] NASTRI M M F, NOVAK G V, SALLUM A E M, et al. Immunoglobulin G4-related disease with recurrent uveitis and kidney tumor mimicking childhood polyarteritis nodosa [J]. Acta Reumatologica Portuguesa,2018,43(3):226-229.

[18] LAWAL A, WONG R C S, TAN G H, et al. Recent modifications and validation of QuEChERS-dSPE coupled to LC-MS and GC-MS instruments for determination of pesticide/agrochemical residues in fruits and vegetables: review [J]. Journal of Chromatographic Science,2018,56(7):656-669.

[19] 向江 , 廖晓春 , 邓天好 . 癌性发热临床验案举隅 [J]. 湖南中医杂志 ,2019,35(1):75-76.

第十四章　骨髓抑制

骨髓抑制（myelosuppression）是化疗后最常见毒副反应之一，由于化疗药物抑制了血细胞的快速分裂，致使骨髓中血细胞前体活性降低，从而出现骨髓抑制。临床上以白细胞、红细胞、血小板及血红蛋白数量减少为主要表现，其中白细胞数量减少较为常见，同时还可伴随不同程度贫血、出血及继发感染。据统计，化疗后患者出现骨髓抑制的概率高达 80%，其中由Ⅳ度骨髓抑制相关并发症（如感染、出血、休克等）导致的死亡率达 4%～12%。骨髓抑制会导致化疗患者化疗周期的延长，甚至被迫中止化疗，无法在预期时间内完成化疗疗程，最终影响化疗效果。

一、中医病因病机

由于化疗所致骨髓抑制是现代药物所造成的毒副作用，在中医古籍文献中并未记载，根据其临床症状"少气懒言、全身乏力疲倦、声音低沉、动则气短、易出汗、面色萎黄、舌淡而胖，边有齿痕，脉弱"等，多可将其归入"虚劳""血虚"等范畴。《金匮要略·血痹虚劳病脉证并治》云："脉虚弱细微者，善盗汗也……虚劳里急，悸……四肢酸疼，手足烦热。"《诸病源候论·虚劳羸瘦候》提到"虚劳之人，精髓萎竭，血气虚弱，不能充盛肌肤"。《医宗必读》也有记载"夫人之虚，不属于气，即属于血，五脏六腑，莫能外焉"。化疗药物为火热之毒，具有毒性，药性猛烈，易毁损气血，加之癌症患者病程日久，化疗疗程长，易致正气亏耗。故本病临床表现以"虚"证为主，其基本病机为人体五脏六腑阴阳虚损，其发病根本是正气耗伤、气血失调。

（一）化疗药毒，邪犯骨髓

《黄帝内经》有云："肾主骨，生髓""髓生血"，化疗药毒直接侵袭骨髓，导致造血无能，引起白细胞减少、血小板减少及贫血等。

（二）脏腑虚弱，生化乏源

《诸病源候论·积聚候》中记载"积聚者，由阴阳不和，腑脏虚弱，受于风邪，搏于腑脏之气所为也"，认为积聚的产生多是由于脏腑气血亏虚，阴阳失调所致；肿瘤患者正气已伤，多数患者在经历手术、化疗、放疗等治疗，气血俱伤。多次化疗，如同雪上加霜，不但损伤骨髓功能，而且损伤心、脾、肾、肝等脏腑功能，心虚不能主血，脾虚不能生血，肝虚不能藏血，肾虚不能化生，气血俱虚。

（三）正不胜邪，正气亏虚

中医认为正气亏虚是疾病发生的内在因素，正如《灵枢·百病始生》描述了正气的重要性："风雨寒热不得虚，邪不能独伤人……此必因虚邪之风，与其身形，两虚相得，乃客其形。"骨髓抑制严重者，可形成正不胜邪的病变格局，如此时再有外邪侵袭，则出现发热、出血之变，严重者危及生命。

二、现代医学认识

化疗所致骨髓抑制是化疗药物对周围血细胞的损害，导致其数量减少的现象。化疗药物的毒性作用或高剂量化疗药物的使用导致造血干细胞损伤，而大多数的化疗药物，诸如烷化剂、嘧啶类似物、甲氨蝶呤及铂类等，对骨髓具有高度毒性，从而造成造血细胞的损伤。目前分子水平的试验发现，机体内造血干细胞衰退的原因与 DNA 损伤或 p53-p21Cip1/Waf1 信号途径和 RasRaf-MEK-Erk/p38 MAPK 串联活化的 p16 Ink4a-Rb 信号途径这两种通路有关。分子水平领域的研究为今后治疗骨髓抑制提供了新思路。

1. **细胞凋亡**　细胞凋亡是通过遗传控制有序的调节细胞死亡的形式。通过调节造血系细胞的死亡，平衡细胞增殖和分化，进而维持造血稳态。细胞凋亡的控制因子大致可分两类：一类具有抗细胞凋亡的活性，如 Bcl-2、Bcl-XL 等；另一类具有促进细胞死亡的活性，如 Bax 等，共同调控着细胞的凋亡过程。

2. **造血干细胞的衰老**　目前认为，放化疗导致 HSCs 的衰老是潜在骨髓损伤发生最为关键的机制。细胞衰老的机制十分复杂，其中氧化应激损伤是细胞衰老的主要机制之一。活性氧（ROS）水平增加和抗氧化酶活性下降的失衡可以导致氧化应激的发生。研究已经证实，高浓度的活性氧（reactive oxygen stress，ROS）可损伤 DNA 的结构或者通过调控衰老相关的信号通路诱导细胞发生衰老。

3. **骨髓细胞增殖周期的异常**　细胞周期（cell cycle）是指细胞从一次有丝分裂完成到下一次有丝分裂结束所经历的全过程，分为间期和分裂期两个阶段。细胞周期蛋白（cyclin）、周期蛋白依赖性激酶（cyclin-dependent kinase，CDK）、周期蛋白依赖性激酶抑制因子（cyclin-dependent-kinase inhibitor，CKI）是细胞周期调控机制中三类重要蛋白。其中 cyclins 对 CDKs 正性调控，CKIs 对 CDKs 负性调控。G_1-S 期、G_2-M 期时相的细胞分布是细胞周期调控最重要的两个检查点，分别是进入 DNA 合成期与有丝分裂期。细胞周期能否顺利启动进行细胞增殖，关键取决于 G_1 期能否进入 S 期。以 cyclin D-CDK4/6 为核心的信号途径能够使细胞正常进入细胞周期从而进行生长、分裂。大量资料表明，^{60}Co-γ 射线可以引起细胞损伤，各器官细胞出现 G_0/G_1、G_2-M 期阻滞，以及 S 期比例下降。另研究表明，放化疗联合运用可以导致造模后骨髓有核细胞中 cyclin D1 mRNA、cyclin E mRNA、CDK2 mRNA 和 CDK4 mRNA 基因表达皆显著降低，发生细胞周期阻滞。

4. **发病原因**

（1）化疗药物对骨髓中特定干细胞的损害，或抑制祖细胞生长，导致周围血液中成熟、有功能的血细胞数量减少。其减少程度与外周血液中血细胞成分的生存期有关，红细胞（RBC）的半衰期为 120 天，血小板（PLT）为 5～7 天，粒细胞为 6～8 小时。所以化疗通常最先导致白细胞（WBC）减少，然后是 PLT 减少，最后是 RBC 减少。临床上最常见的是白细胞减少和粒细胞缺乏症。

（2）骨髓干细胞对射线极为敏感，放疗后造血干细胞、祖细胞以及幼稚造血细胞数量急剧减少，其增殖功能降低或丧失，从而导致外周血中成熟血细胞数量下降。射线损伤造血细胞的重要途径是诱导细胞凋亡，射线对成熟血细胞直接杀伤作用不甚显著，但对处于细胞周期内的造血细胞杀伤作用较为显著。射线可直接损伤骨髓微环境，使基质细胞受损，同时与造血实质细胞在微环境中回输、定位、成熟、释放密切相关的黏附因子表达降低，从而影响造血功能。骨髓抑制的程度与放射剂量、照射时间及照射范围密切相关，多数患者在较长时间内难以缓解，严重者的远后效应有诱发白血病、白细胞减少、再生障碍性贫血等病变可能。

（3）生物制剂和分子靶向治疗如 IL-2、IFN、LAK 细胞、TIL 细胞治疗可引起短暂白细胞减少，严重者可出现贫血或血小板减少。西妥昔单抗、利妥昔单抗及曲妥珠单抗等也可引起白细胞、粒细胞减少和轻度贫血。

三、辨证思路

现代中医将化疗后骨髓抑制归于"髓劳""血劳""虚劳"等范畴。髓劳者，强调其病位在骨髓，偏重于骨髓抑制后首先发现的粒细胞和血小板减少，总以"髓劳"冠之；血劳者，偏重于骨髓抑制进一步造成的血红蛋白减少，出现继发性贫血；以上二者皆从属于"虚劳"病名。有学者提出，"血劳"是外周血发生病变，病位浅，在气血，脏腑损伤在脾，易治疗；"髓劳"是骨髓血发生病变，病位深，在精血（髓），脏腑损伤及肾，较难治疗。化疗药物属大寒大热、有毒之品，化疗杀伤骨髓造血干细胞属"药毒"致病范畴，病因明确，毒邪直入机体，与正气交争，扰乱中焦气血，久则累及脾肾，损伤精髓，暗耗阴血。骨髓抑制主要分型如下：

（一）气血两虚型

面色苍白，贫血貌，全身无力，饮食减少，头昏头晕，或易出汗，或伴浮肿。舌苔薄，舌质淡白，脉细，重按无力。

（二）肾虚血亏型

身体虚弱，形寒怕冷，四肢欠温，腰膝酸软，面色无华，头昏头晕，食欲缺乏，或易自汗。舌苔薄，舌质淡，脉细、数、软。

（三）阴虚血亏型

贫血貌，神疲乏力，五心潮热，自汗盗汗，或有低热口干，眩晕耳鸣，腰膝酸软，小便短赤。舌苔少，舌质红，脉细数。

（四）脾肾阳虚型

面色淡白，畏寒怕冷，身倦乏力，胃纳减少，大便溏薄，腰膝酸软，心慌气急。舌胖，苔白或腻，质淡白，脉细、软、数，重按无力。

知识链接 ► 骨髓抑制的分度

　　目前骨髓抑制的分度采用的是世界卫生组织抗癌药物急性及亚急性毒性反应分度标准（表14-1）。以前对红系抑制的关注较少，原因在于贫血的处理相对简单且见效迅速，输血或输入浓缩红细胞均可。但实际上贫血不仅使患者的组织乏氧导致一般状况差，而且还可能降低放疗或化疗的效果。对粒系抑制而言，中性粒细胞绝对值比白细胞总数更有临床意义。注意两个关键节点：一是中性粒细胞绝对值低于$1×10^9$/L，二是血小板计数低于$50×10^9$/L。它们分别是Ⅲ度粒细胞减少和Ⅲ度血小板减少的临界点，是容易出现并发症的信号，也是需要给予干预的指征。

表14-1　骨髓抑制分度

	0	I	II	III	IV
血红蛋白 /(g/L)	≥ 110	95 ~ 109	80 ~ 94	65 ~ 79	< 65
白细胞 /($×10^9$/L)	≥ 4.0	3.0 ~ 3.9	2.0 ~ 2.9	1.0 ~ 1.9	< 1.0
粒细胞 /($×10^9$/L)	≥ 2.0	1.5 ~ 1.9	1.0 ~ 1.4	0.5 ~ 0.9	< 0.5
血小板 /($×10^9$/L)	≥ 100	75 ~ 99	50 ~ 74	25 ~ 49	< 25

　　一般认为，粒细胞减少通常开始于化疗停药后一周，至停药10~14日达到最低点，在低水平维持2~3天后缓慢回升，至第21~28天恢复正常，呈U形。血小板减少比粒细胞减少出现稍晚，也在两周左右下降到最低值，其下降迅速，在谷底停留时间较短即迅速回升，呈V形。红细胞减少出现的时间更晚。

四、护理要点

　　1. 为患者创造一个安静、舒适的病室环境，增加患者舒适度。夜间患者休息时尽量减少不良刺激。若患者夜间入睡困难，遵医嘱给予镇静药物，改善睡眠，以减轻疲劳。

　　2. 患者皮肤褶皱处如腋窝、腹股沟、臀部应保持清洁干燥。患者的内衣应宽松柔软。床单消毒处理，床铺保持平整干燥。骨突受压处给予按摩。

3. 预防口腔糜烂和溃疡，协助患者进行正确的口腔护理，严密观察口腔黏膜变化，一旦出现溃疡，则应停止刷牙，用生理盐水棉签清洁牙齿、牙龈。增加漱口次数，防止口腔 pH 值降低，滋生真菌，溃疡疼痛时可加用利多卡因漱口。

4. 预防泌尿系统损伤，嘱患者多饮水，保持每日尿量在 2 000ml 以上，并观察尿量及颜色的变化。

5. 应安排严重的骨髓抑制患者进入单间或无菌间进行保护性隔离。

6. 限制陪床及探视，房间紫外线消毒、消毒水拖地，患者所用物品消毒，体温计、血压计、听诊器专用。医务人员出入病房戴口罩帽子、穿鞋套，进行查体治疗护理时，要用消毒液和流动水反复洗手，严格执行无菌操作规程，防止交叉感染。

7. 严密观察体温变化，区分药物热和感染性发热，以便更好地对症处理。

8. 预防出血，刷牙时使用软毛牙刷，禁止挖耳朵、鼻子等行为。对发热患者避免使用阿司匹林类退热药物，尽量不选用肌内注射，如必须肌内注射，肌内注射完毕应按压 3 分钟以上。

9. 监测生命体征，观察患者意识、瞳孔的变化，随时询问患者有无头痛、视物模糊、喷射性呕吐、腹胀、腹痛，发现异常及时报告，并随时做好抢救治疗的准备。

10. 对患者进行积极的心理护理，并贯穿于整个治疗过程中。

知识链接 ► **血小板减少的治疗**

1. 轻度血小板减少常用药物如复方阿胶浆、血康口服液、益血生胶囊、八珍颗粒、人参皂苷等。

2. 短期血小板显著减少，可使用低剂量的皮质激素，如泼尼松 5 ~ 10mg，每日 2 次。

3. 严重血小板减少伴有出血时或低于 15×10^9/L 时通常需输注血小板，每次 5 ~ 10 单位（每单位含 6×10^9/L 存活的血小板）。

4. 临床上还经常使用促进血小板生成的细胞因子，如白介素 -11、血小板生成素等制剂。

（1）白介素 -11（IL-11）：又称巨和粒，是 FDA 首个批准上市的血小板生长因子，为推荐的化疗所致血小板减少的首选用药。IL-11 通过直接促进造血干细胞、多能祖细胞和巨核细胞增生、分化，促进巨核细胞的成熟，从而使血小板数目增加。

（2）血小板生成素（TPO）：是近年应用于临床的造血因子，通过与其特异性受体 Mpl 结合而产生生物学效应。TPO 能刺激血小板形成，增加血小板计数，使化疗后血小板尽快恢复，耐受性好，安全性高。

知识链接 ▶ 粒细胞减少的治疗

常用的升高白细胞药物有重组人粒细胞集落刺激因子（rhG-CSF）、重组人粒 - 巨噬细胞集落刺激因子（rhGM-CSF）、鲨肝醇、维生素 B_4、盐酸小檗胺片、氨肽素、茜草双酯等。中药制剂如益血生胶囊、地榆升白片、八珍颗粒、盐酸小檗胺片、人参皂苷、鹿血精、苦参素等，可以两药或三药合用。若患者出现寒战、发热、体温 38.5℃ 以上应行血培养等检查，尽快明确感染部位，使用广谱抗生素。

1. 当白细胞低于 $3.0×10^9$/L 时应立即停药，并使用 rhG-CSF 或 rhGM-CSF 治疗。

（1）重组人粒细胞集落刺激因子（rhG-CSF）：150～300μg，皮下或静脉注射，每日 1 次。中性粒细胞上升 > $5×10^9$/L，或 WBC 总数 > 10^{10}/L 时停药。若需持续使用可减半量维持。临床常见注射本品后短期内中性粒细胞数量可迅速上升，此时不宜过早停药，否则又会再度下降。rhG-CSF 的不良反应较轻，一般为皮疹、肌痛、骨痛、头痛、倦怠、发热，有时有恶心呕吐，少数有肝损害，表现为谷丙转氨酶（GPT）、碱性磷酸酶（AKP）、γ- 谷氨酰转肽酶（γ-GT）、乳酸脱氢酶（LDH）轻度升高。

（2）重组人粒 - 巨噬细胞集落刺激因子（rhGM-CSF）：5～10μg/kg 皮下或静脉注射，连用 7～10 天。一般在化疗后 24～72 小时使用，或待白细胞下降明显时（中性粒细胞 < $0.5×10^9$/L～$1.0×10^9$/L）开始使用。持续应用至中性粒细胞升至 ≥ $2×10^9$/L，需达 3 日之久，连用 7～10 天，或 WBC 升至 $10×10^9$/L。停药后需间隔 48 小时以上再开始下一个疗程化疗。不主张与化疗同步使用。rhGM-CSF 的不良反应较 rhG-CSF 明显，多为轻、中度，常见不良反应为发热，其次为皮疹，再次为肌痛、骨痛、头痛、恶心呕吐、厌食、腹痛腹泻、低血压、浮肿、肾功能损害等。

2. 当 WBC < 2.0×10^9/L 时患者应接受保护性隔离。

3. 当 WBC < 1.0×10^9/L 时，尤其是 WBC < 0.5×10^9/L 时患者应当配合输注粒细胞。

知识链接 ▶ **中药汤剂治疗骨髓抑制**

1. 加味附子理中汤

组成：制附子 12g，干姜、白术各 30g，炙甘草、党参、女贞子、菟丝子各 15g，砂仁 10g，冬虫夏草 3g（磨粉冲服）。

功效：补虚回阳，温中散寒。

2. 补肾升白汤

组成：熟地黄 30g，山茱萸、山药、肉苁蓉各 25g，巴戟天、仙茅、阿胶（烊化）、炮山甲、当归各 15g，炙黄芪 40g，太子参、枸杞子各 20g，紫河车粉（冲服）、陈皮各 10g，升麻、甘草各 6g。

功效：补肾填精，益气生血。

3. 益气升白汤

黄芪 30g，党参、当归、熟地黄、阿胶、女贞子、骨碎补各 20g，山药、黄精、白芍各 30g，白术 12g，陈皮、甘草各 10g。

功效：温度脾肾，益气养血。

4. 补肾生血汤

组成：人参 10g，生黄芪 24g，鹿角胶 12g，龟板胶 12g，阿胶 12g，当归 12g，熟地 12g，制首乌 30g，紫河车 12g（打粉冲服），枸杞子 15g，黑磁石 10g，炙甘草 6g。

功效：补肾填精，益气生血。

五、常用中医护理适宜技术

遵医嘱选择适宜的中医特色疗法，以缓解及治疗肿瘤患者骨髓抑制，如热敏灸疗法、针灸疗法、穴位注射疗法、穴位贴敷疗法等。

（一）热敏灸疗法

1. **原理** 热敏灸疗法是陈日新教授及其团队通过临床研究而发展的一

种新型灸法，是对传统灸法的继承和创新。热敏灸在传统艾灸作用的基础上通过灸条的热效用可实现循经感传，进而调节经气运行，激活机体的调节功能，可提高经络感传性，促进机体内的经气直达病所，提高疗效。人体穴位的正常状态是静息态。而热敏灸可使穴位处于敏化态，此时会使各穴位对外界刺激的反应增大，出现扩热、透热或传热感。通过循经往返灸可激发传感活动，使经气有序运行。热敏灸具有提高机体免疫能力、有效对抗运动性疲劳、调节人体激素水平、消除炎症等作用。热敏灸改善功能性疾病优势显著，对于器质性病变热敏灸可缓解病情、提高机体免疫力。热敏灸可以补虚扶正、温阳补气，能有效改善化疗所致的骨髓抑制（图 14-1）。

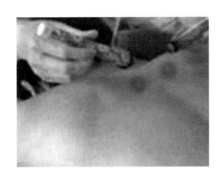

图 14-1　热敏灸疗法

2. **取穴**　取双侧足三里、气海、关元和双侧三阴交。

3. **操作方法**

（1）行热敏探测，以出现传热、透热、局部不热或微热但远部热、扩热、表面不热或微热但深部热为宜。

（2）确定敏感穴后应详细标记穴位，将艾条燃烧，对热敏穴实施回旋灸治疗，时间为 2 分钟，以温热气血。

（3）通过循经往返灸进行治疗，时间为 1 分钟，以激发经气。

（4）用雀啄灸治疗 1 分钟，以增强热敏化。

（5）用温和灸治疗，艾条与皮肤距离为 3cm，直至灸感完全消失。连续治疗 10 天。

4. **注意事项**

（1）如因施灸不慎灼伤皮肤，局部出现小水疱，嘱患者保护好水疱，勿使破溃，任其吸收，一般 2～5 日即可愈合。若水疱较大，可用消毒毫针刺破水疱，放出水液，再适当外涂烫伤油等，保持疮面洁净。

（2）若发生晕灸现象，按晕针处理。

（3）患者在精神紧张、大汗、劳累后或饥饿时不适宜艾灸。

（4）注意防止艾灰脱落或艾炷倾倒而烫伤皮肤或烧坏衣被。艾条灸毕后，应将剩下的艾条套入灭火管内或将燃头浸入水中，以彻底熄灭，防止再燃。如有绒灰脱落床上，应清扫干净，以免复燃。

（二）针刺疗法

1. 取穴　取穴合谷、气海、关元、足三里、三阴交、阴陵泉、太溪。

2. 操作方法

（1）用75%乙醇进行皮肤消毒。

（2）用30号2寸毫针进针，针用补法，得气后留针30分钟，且关元、足三里、三阴交三个主穴加用温针灸。

（3）每日1次，15日为一个疗程。

3. 注意事项

（1）观察患者施针处皮肤情况，注意有无过敏、破溃等。

（2）年龄在18岁以下或80岁以上者慎用。妊娠和哺乳期、月经期妇女，患有严重器质性病变及免疫系统疾病者，精神疾病者，存在全身性疾病患者如疼痛、发热、咳嗽等，酗酒或精神活性物质、镇静催眠类药物滥用者和依赖者禁用。

（3）若出现晕针、晕血立即停止治疗，令患者平卧，注意保暖，室内注意通风，给予患者温糖水，如果症状不缓解，可针刺人中、内关等急救穴位。对于晕车或者饥饿患者，嘱咐患者休息片刻，进食之后进行针刺。

（三）穴位注射疗法

1. 参附注射液穴位注射疗法

（1）取穴：选穴上体现脾肾同治，选取足三里、三阴交。

（2）操作方法（图14-2）：取双侧足三里、三阴交，常规消毒后，垂直进针2.0～

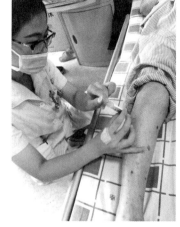

图 14-2　穴位注射疗法

3.0cm，待患者感觉胀、麻、酸、痛时，回抽无血，分别注射参附注射液各2.5ml，每日 1 次。化疗前 3 日开始治疗，并在化疗期间持续给予。

（3）注意事项

1）注意药物性能，对存在过敏的药物需要经过皮试，才可以使用。

2）药液不宜注入关节腔内，以免引起关节红肿、酸痛。

3）局部皮肤有感染、瘢痕、有出血倾向及高度水肿者不宜进行注射。

4）严格执行三查九对及无菌操作规程。

5）注意针刺角度，观察有无回血。避开血管丰富部位，避免药液注入血管内，患者有触电感时针体往外退出少许后再进行注射。

6）如患者在注射药物时出现不适症状时，应立即停止注射并观察病情变化。

2. 地塞米松穴位注射疗法

（1）取穴：足三里。

（2）操作方法：遵医嘱配制地塞米松注射液。患者取坐位屈膝 90°，在足三里穴处先按压，有酸胀感后以安尔碘或碘酒、75% 乙醇消毒皮肤，消毒范围应大于 5cm×5cm，垂直进针，进入皮下后针尖缓慢推进，并进行提插，待有较明显的酸、麻、胀感（针感）后，观察针梗进入约 2/3，抽吸无回血，缓慢推注药物，推注完毕将针逐步退至皮下快速拔针，局部以无菌棉签按压约 3 分钟止血。两侧足三里穴交替注射，连续 3 ~ 5 天（Ⅰ骨髓抑制 3天，Ⅱ骨髓抑制 5 天）。

（3）注意事项

1）注射后让患者休息 15 ~ 20 分钟再活动。

2）治疗时应对患者说明治疗的特点和注射后的正常反应，如注射后局部可能有酸胀感，48 小时内局部可有轻度的不适，24 小时内缓解，若无缓解，及时通知护士。

3）注意药物性能，对存在过敏反应的药物需要经过皮试，才可以使用。

4）一般情况下，药液不宜注入关节腔内，以免引起关节红肿、酸痛。

5）局部皮肤有感染、瘢痕、有出血倾向及高度水肿者不宜进行注射。

6）严格执行三查九对及无菌操作规程。

7）遵医嘱配制药物，注意配伍禁忌。

8）注意针刺角度，观察有无回血。避开血管丰富部位，避免药液注入血管内，患者有触电感时针体往外退出少许后再进行注射。

9）如患者在注射药物出现不适症状时，应立即停止注射并观察病情变化。

（四）穴位敷贴疗法

1. **选药和取穴** 中药方剂由肉桂、当归、附子、干姜、冰片等组成。选取神阙、足三里、三阴交为主穴。

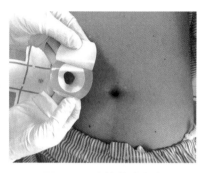

图14-3　穴位敷贴疗法

2. **操作方法**（图14-3）

（1）按比例配制药物，磨成粉，以醋调和，制成厚0.3cm、直径10mm的药饼。

（2）取穴神阙、足三里、三阴交，于每日9时进行敷贴，每日1次，贴敷4小时后撕去。

3. **注意事项**

（1）对胶布过敏者，可改用曲安奈德新霉素贴膏或用绷带固定贴敷药物。

（2）刺激性强、毒性大的药物，敷贴量不宜过多，敷贴面积不宜过大，敷贴时间不宜过长，以免发疱过大或发生药物中毒。

（3）久病体弱消瘦以及有严重心脏病、肝病等的患者，使用药量不宜过大，敷贴时间不宜过久，并在敷贴期间注意病情变化和有无不良反应。

（4）孕妇的脐部、腹部、腰骶部及某些敏感穴位，如合谷、三阴交等处都不宜敷贴，以免局部刺激引起流产。

（5）患有皮肤疾病、水肿者禁用。

（6）敷贴部位应交替使用，不宜单个部位连续敷贴。

（7）患处有红肿及溃烂时不宜敷贴药物，以免发生化脓性感染。

（8）对于残留在皮肤上的药物不宜使用肥皂或刺激性物品擦洗。

（9）使用敷贴药物后，如出现红疹、瘙痒、水疱等过敏现象，应暂停使用，报告医师，配合处理。

六、膳食指导

骨髓抑制患者容易出现乏力、全身疲乏、不愿活动、食欲下降等症状。宜高热量、高蛋白、高维生素、低脂、易消化食物，避免生冷硬食物，防止口腔、消化道黏膜出血。

可予患者富含优质蛋白质、多种维生素和微量元素的各类食品，以及一些滋补的药物和食物，如龟甲胶、阿胶、鱼鳞胶、蜂王浆、胎盘粉、炖猪蹄等。为防止或减轻骨髓抑制引起的白细胞、血小板等的下降，宜多食血肉有情之品如猪肉、牛肉、羊肉、禽肉、鱼类及枣、花生等，烹制上以煮、炖、蒸等方法为佳，烹制过程中尽量去除油脂。可以选择含铁量较高的食品，如动物（鸡、鸭、猪、牛、羊等）的肝脏、肾、心脏，蛋黄，瘦肉，蔬菜中的菠菜、芹菜、番茄，水果中的杏、桃、李、葡萄干、红枣、菠萝、杨梅、无花果等，以纠正肿瘤患者缺铁性贫血。菌类中的香菇、蘑菇、猴头菇、木耳等，富含多糖类，能够提高人体细胞免疫功能，可以抑制或消灭癌细胞。

1. 枣米粥

原料：花生米、红枣各 30g，龙眼肉 10g，粳米 50g。

做法：上述原料加水 500ml，同煮粥，每日早晚食用。

功效：益气养血。

2. 花生米炖骨头

原料：花生米连红衣 100g，猪脊椎骨、扁骨 500g

做法：上述原料加水 1 000ml，慢火炖 2 小时。每周 1～2 次。

功效：养血补髓。

3. 党参红枣汤

原料：党参 15g，红枣 50g，红糖 25g。

做法：以党参、红枣洗净，用冷水泡发后，放入砂锅内，加 500ml 清水，先煎煮 1 小时，再加红糖 25g 煮开，即可。每日 2 次，吃枣喝汤。

功效：补中益气。

4. 黄芪鸡血藤烧母鸡

原料：母鸡 1 只，黄芪、鸡血藤各 50g。

做法：鸡去内脏，取鸡血与黄芪、鸡血藤拌和，置于鸡腹内，加水适量慢火炖熟，加少许食盐调味。饮汤食肉，每周 1～2 次。

功效：补养气血。

5. 红枣枸杞炖猪心

原料：猪心 1 个，红枣 30g，枸杞子 20g。

做法：将猪心切开，红枣、枸杞子放入猪心内，慢火炖 1 小时。每周 1～2 次。

功效：益气养血。

6. 海参茯苓羹

原料：枸杞子 20g，茯苓 20g，海参（湿）250g。

做法：先将枸杞、茯苓煎水，取水与海参煮熟烂，和盐调味，作羹服食。每日 1 次。

功效：滋补脾肾，养阴生血。

7. 龙眼大枣炖甲鱼

原料：甲鱼 1 只（约 250g），龙眼肉 20g，大枣 20g，盐、姜适量。

做法：甲鱼宰杀去肠脏洗净，与龙眼肉、大枣姜一起放入锅中，加水 1 000ml，炖 1 小时，以盐调味。每周 1～2 次。

功效：健脾补中，添精生血。

七、健康教育

1. 放化疗之前，告知患者治疗药物可能出现的不良反应等相关知识，促使患者配合治疗。

2. 注意个人卫生，定期修剪指甲、洗澡、漱口及刷牙等，若患者出现身体虚弱易出汗，及时擦干或更衣，皮肤褶皱处保持干燥卫生。

3. 若出现骨髓抑制，需积极配合治疗，注意卫生，进行保护性隔离，限制探视，并使患者明确保护性隔离的意义。

八、病例讨论

（一）病例简介

患者周某，男，73 岁。

1. **入院日期**　2020 年 2 月 15 日。

2. **主诉**　反复气促胸闷、咳嗽 1 周，乏力、眠差 3 天。

3. **现病史**　患者 2019 年 9 月无明显诱因下出现气促胸闷，活动后加重，遂至外院就诊，行胸部 CT 提示"右肺下叶阴影，考虑为肿瘤性病变"。后至外院活检确诊为肺腺癌Ⅳ期，于 11 月行 5 程免疫治疗 + 化疗，治疗后 1 周患者出现咳嗽、气促、乏力。入院症见：患者神清，精神极度疲乏，咳嗽，乏力，时有气促胸闷，纳一般，眠差，二便正常，舌暗红，苔白微腻，脉沉细数。

4. **生命体征**　T：36.3℃，P：105 次 /min，R：20 次 /min，BP：114/79mmHg。

5. **既往史**　无特殊。

6. **相关实验室检查**

项目	正常值	2月16日	2月17日	2月20日	2月22日
白细胞总数 /（×10⁹/L）	4 ~ 10	2.52 ↓	16.47 ↑	5.03	4.32
血红蛋白 /（g/L）	110 ~ 150	106 ↓	100 ↓	97 ↓	95 ↓
血小板 /（×10⁹/L）	100 ~ 300	374 ↑	376 ↑	184	189
白蛋白 /（G/L）	35 ~ 55	33.5 ↓	—	30 ↓	32 ↓
谷丙转氨酶 /（U/L）	5 ~ 40	12	—	15	14
谷草转氨酶 /（U/L）	8 ~ 40	13	—	22	24

（二）诊断

1. **望诊**　神志清楚，精神疲倦，形体偏瘦，舌暗红，苔白微腻。

2. **闻诊**　语言流畅，应答自如，咳嗽气促，未闻及异常气味。

3. **问诊**　咳嗽，乏力，时有气促胸闷，纳一般，眠差。

4. **切诊**　脉沉细数。

5. **专科查体**　右下肺呼吸音稍减弱，余肺呼吸音稍粗，双肺闻及干啰音。

6. **中医诊断**　肺癌（气虚痰瘀证）。

7. **西医诊断**　肺恶性肿瘤　腺癌（Ⅳ期，纵隔及右肺门、右侧心膈角淋巴结、肝、骨、右肾多发转移）。

（三）辨病辨证

患者长期嗜烟，烟为辛热之魁，烟毒袭肺，痰阻于肺，肺失宣降，子病及母，脾气亏虚，水湿运化失司，痰浊内生，痰结阻于脉络，日久发为肺癌。舌暗红，苔白微腻，脉沉细数，四诊合参，辨证属气虚痰瘀证。

（四）中医护理

1. 中医特色技术

（1）艾灸疗法：取气海、关元、神阙、中脘等穴，每日一次，每次20～30分钟。

（2）拍打保健操：基于"整体衡动观"的循经拍打联合茶饮，循手阳明大肠经、督脉、足太阳膀胱经和足阳明胃经走行，连接手、头、足、腹，进行有序、有节律地拍打，诸经相合，经气环流，血脉通行，则麻木、疼痛、乏力等诸症向愈。每日下午16：00—16：30拍打一次。

2. 合理膳食　避免生冷、辛辣刺激性食品。可服用滋阴补气之品，如麦冬茶，每日3次。

3. 情志调护　保持健康积极的心态，可于巳时（11：00—13：00）聆听《月儿高》《春江花月夜》《平湖秋月》等五行音乐以辅助提升人体白细胞数量。

参考文献

[1] 范奎，代良敏，伍振峰，等.放化疗所致骨髓抑制的研究进展[J].中华中医药杂志，2017,32(1):210-214.

[2] 刘申香，汪竹，袁听，等.肿瘤化疗致Ⅳ度骨髓抑制临床观察与分析[J].中国老年保健医学，2015,13(2):95-97.

[3] 苏轲，司文涛，侯爱画.中医治疗化疗所致骨髓抑制的研究进展[J].中医肿瘤学杂志，2020,2(5):87-91,73.

[4] 安永恒，孙衍伟.不同剂量rhEPO治疗131例癌症贫血的临床疗效评价[J].中国医院用药评价与分析，2007,7(1):17.

[5] 张梅兰，刘学武，张芳兰.加味附子理中汤治疗肿瘤化疗后白细胞减少症140例[J].陕西中医，2007,28(7):843.

[6] 曾春艳.综合性护理对白血病化疗后骨髓抑制的改善效果观察[J].首都食品与医药，2019,26(6):135.

[7] 吴锦燕，吴蕙婷.恶性肿瘤患者化疗后行热敏灸对骨髓抑制的预防效果[J].中国当代医药，2017,24(20):76-78.

[8] 王海燕,权毅,罗杰.参附注射液对于乳腺癌化疗患者的骨髓抑制及消化道症状的临床效果观察与分析[J].辽宁中医杂志,2017,44(2):315-317.

[9] 李克强.益气升白汤治疗肿瘤化疗后白细胞减少症68例[J].陕西中医,2005,26(6):495.

[10] 张泽绪,徐健,孙晶波.重组人粒细胞刺激因子对肿瘤化疗后骨髓抑制作用分析[J].北华大学学报(自然科学版),2019,20(2):201-204.

[11] 林举择,梁荣华,黄旭晖.王昌俊教授治疗化疗相关性骨髓抑制的经验[J].环球中医药,2018,11(8):1310-1312.

[12] 何正秋,王培术,谢丽琼,等.中西医结合治疗恶性肿瘤化疗骨髓抑制的效果观察[J].内蒙古中医药,2018,37(2):49-50.

[13] 郑宇春.足三里穴位注射地塞米松治疗恶性肿瘤化疗后骨髓抑制的观察护理[J].当代医学,2010,16(25):100-101.

[14] 吴茜,王荣福.利可君在放射性核素内照射治疗疾病中预防骨髓抑制作用[J].标记免疫分析与临床,2015,22(10):1059-1061.

[15] 石燕,周日花,林立华,等.中药穴位贴敷治疗抗结核药所致白细胞减少临床观察[J].浙江中西医结合杂志,2019,29(2):157-159.

[16] 卜永静.足三里穴位注射地塞米松治疗肺癌化疗后骨髓抑制的疗效观察及护理[J].中医临床研究,2020,12(17):32-34.

[17] 刘殿龙,侯炜.从痰、瘀辨证论治肺癌机制探讨[J].中华中医药杂志,2020,35(2):783-785.

[18] 易静,周爱民,王小园,等.热敏灸治疗恶性肿瘤患者化疗后骨髓抑制的临床研究[J].当代医学,2019,25(35):113-115.

[19] 肖彩芝,王维,夏冬琴.艾灸联合中药穴位贴敷防治恶性肿瘤化疗后骨髓抑制的临床观察[J].中医肿瘤学杂志,2019,1(4):30-33.

[20] 谢传华,王志强,郭守俊,等.参附注射液对非小细胞肺癌化疗患者的骨髓抑制及消化道症状的影响[J].江西医药,2015,50(8):795-797.

第十五章　淋巴水肿

淋巴水肿（lymphedema）在世界卫生组织《国际疾病分类（第11版）》（ICD-11）中被定义为一种由淋巴系统机制性失灵引发的慢性炎症淋巴滞留性疾病，是因外部或自身因素引起的淋巴管输送功能障碍，早期以水肿为主，晚期以结缔组织增生和纤维化、脂肪沉积和炎症等增生性病变为特征。淋巴水肿患者后期皮肤增厚、粗糙、坚韧如象皮，亦称"象皮肿"。淋巴水肿是高致残类疾病，在世界卫生组织常见病的致残类疾病排列第2位。全世界罹患淋巴水肿的患者数大约为17亿，4 000万人处于象皮肿阶段，大约有4 500万是肢体的淋巴水肿，并且人数越来越多。

随着我国恶性肿瘤发病率和发病数不断攀升，癌症治疗后淋巴水肿已经成为继发性淋巴水肿的主要原因。据2017—2019年临床医学统计，淋巴清扫术后患者出现同侧肢体水肿的概率高，大部分患者在未来1~2年会出现肢体肿胀。肢体水肿虽然不会危及生命，但会极大影响生存质量，长期肢体水肿患者，易反复发生感染，诱发淋巴水肿向纤维化改变，导致不可逆的损伤，并常伴有皮肤粗糙、瘙痒、疼痛等各种不适症状，外观上肢体粗细不等，严重影响日常工作及生活，因此越来越多的科研工作者开始关注淋巴水肿问题。

一、中医病因病机

根据淋巴水肿的临床表现，可将其归属中医学的"痰瘀""溢饮""水肿""癯病"范畴，如果兼有索状硬物，则归于"脉痹"范畴。中医对水肿很早便有认识，先秦时《黄帝内经》称其为"水病"，汉代张仲景称其为"水气病"。《素问》中提到"其有不从毫毛而生，五脏阳以竭也"。张仲景在《金匮要略·水气病》中提出血液运行不畅导致水液积聚局部，发为水肿这一观点。肿瘤手术破坏人体经络，导致正气耗伤，气虚则血行不畅，水液输布失司，泛溢肌肤发为水肿。脾为后天之本，《素问·至真要大论》指出水肿与脾脏关系密切。《丹溪心法》则认为"水肿，因脾虚不能制水，水渍妄行"，论述了脾虚湿盛发为水肿。故水肿的病因有三：虚、瘀、湿。肿瘤患者常因情志不畅发病，肝气郁滞也是其术后并发症上肢水肿的病机特点。其病理因素为气滞、血瘀、水湿，水液停蓄不去。血为气之母，气为血之帅，气行则血行，气滞则血瘀。《血证论》云："瘀血不行，则新血断无生理……盖瘀血去则新血已生，新血生而瘀血自去。"而水饮属阴寒，非阳而不运。《灵枢·刺节真邪》："脉中之血，凝而留止，弗之火调，弗能取之。"《素问·调经论》："血气者喜温而恶寒，寒则泣不能流，温则消而去之。"

（一）气血亏虚

人体液体循环由气体驱动，气虚则水液代谢失调，潴留体内，泛滥肌肤，发为水肿。癌病本身会耗伤人体气血，加之外科手术对人体的损伤，术后患者气血亏虚不能维持水液代谢，水湿潴留于患侧肢体，故发此病。气行则血行，气虚则血滞，血积日久，水液输布失司，泛溢肤外，水肿乃成。因不通则痛，患者则常伴有疼痛，正虚者更虚，邪实者更实，气虚则无力推动血行，血行不畅则脉络瘀阻加重，血不利则为水，并且气虚不得运化水湿，致水液不能输布而停滞，溢于肌肤而生水肿。

（二）瘀血阻络

肿瘤患者气血损耗，气虚不能行血摄血。气不能行，血滞而成瘀；气不固摄，血溢脉外而瘀。唐宗海在《血证论》中道："血积既久亦能化为痰水"，阐明了水肿与瘀血阻络关系密切。手术可消耗损伤人体自身正气，暗耗津液气血，损伤人体脉络，以致使气虚血瘀，加之病积久延，人体自身正气日益受损，会影响津液正常的输布以及运行，又因络脉不通，津液又不能循脉络正常运行，会渗出脉外而发为水肿。

（三）肝郁脾虚

肿瘤患者大多情志不畅，术后给身体带来损伤的同时，亦使患者情绪处于易于失衡状态。肝气郁结，气机不畅，致血不能行，必会血瘀。肝气郁结日久，横乘脾土，脾虚则气血化生不足，运化水湿无力，水停则肿。肝郁脾虚日久致水肿加剧。

（四）热毒阴虚

传统医学认为，放疗属热毒，可致脉络损伤加重。热毒伤阴，日久积累,伤阴耗气,终致气阴两伤,正虚而邪实,水肿日趋加重。患者一般都接受放、化疗,进一步损伤正气,而全身气不足,无力推动血行,气又主摄血,所以气不足会影响津血,使其溢出脉外,日久则发生阴阳失衡、气血不足,甚则导致血瘀、水湿、痰凝。

知识链接 ▶ 水肿分级

1. 肢体水肿分级(表 15-1)

表 15-1 肢体水肿分级

分期	特征
Ⅰ期	轻度肢体水肿,肢体功能不受影响,水肿的范围仅限于肢体上端或末端,加压时出现凹陷性浮肿,肢体抬高时凹陷可消退
Ⅱ期	中度肢体水肿,肢体有肿胀感觉,活动受影响,肿胀部位为患病肢体,质地较坚硬,无凹陷性浮肿,皮肤发亮,毛发脱落
Ⅲ期	重度肢体肿胀,肢体活动明显受限,肿胀为患病肢体,甚至呈象皮肿,皮肤极度紧绷发亮,皮肤明显增厚,伴有皱褶

2. 淋巴水肿分级(表 15-2)

表 15-2 淋巴水肿分期

分期	特征
0期	亚临床期,淋巴系统已受损害,水肿不明显;患者多无症状,但部分患者自述有肢体沉重感,此期可持续数月或数年
Ⅰ期(轻度)	肢体抬高后水肿可消退,通常在 24 小时内消退;肢体外观为可凹陷的软性水肿,没有真皮纤维化;此期有时称为可逆性水肿
Ⅱ期(中度)	水肿不能单纯通过抬高肢体消退,逐渐出现真皮纤维化;随着疾病进展,肢体不再出现凹陷;此期可称自然不可逆性淋巴水肿
Ⅲ期(重度)	淋巴淤滞性象皮肿;没有凹陷,皮肤出现营养改变;出现色素沉着或感觉异常、运动功能下降、皮肤破溃渗液等一系列症状

Ⅰ~Ⅲ期病变的严重程度取决于体积差异,体积增加 < 20% 为轻度,

增加 20% ~ 40% 为中度，增加 > 40% 为重度。

二、现代医学认识

淋巴水肿的发病机制目前尚未明确，主要有淋巴限流假说、淋巴泵功能衰竭假说、组织间隙压力失调假说等。

（一）淋巴限流假说

原始淋巴管与淋巴液集合管的形态与功能损坏将直接导致淋巴系统负载停滞，从而引发蛋白质、透明质酸、水以及细胞碎片在间质组织中积累，这将导致人体四肢、躯干、生殖器官或远侧解剖结构肿胀，导致慢性炎症、组织纤维硬化、脂肪堆积，进一步阻碍淋巴回流。

（二）淋巴泵功能衰竭假说

该假说的理论是乳腺癌根治术后上肢淋巴水肿（BRCL）患者先天的淋巴泵功能不足，而腋窝淋巴结清除又增加了上肢淋巴泵的后负荷，长期过负荷引起淋巴泵功能失代偿，引起淋巴水肿。

（三）组织间隙压力失调假说

基于淋巴泵功能衰竭假说，Bates 等提出组织间隙压力失调假说。由于淋巴泵功能衰竭，组织间液的流速降低，毛细血管内皮细胞对水分的渗透增加，大量水分从毛细血管滤出，导致了淋巴液的生成增加。

手术、淋巴结阳性和放疗、高龄和肥胖是淋巴水肿的独立危险因素。手术特别是腋窝淋巴结清扫可能切除过多的淋巴管或者引流上肢的淋巴结从而引起回流受阻导致水肿。区域放疗由于可能引起局部静脉闭塞，淋巴管水肿堵塞，或组织纤维化硬化，从而导致淋巴回流不畅，也可能引起上肢淋巴水肿。由于高龄患者淋巴管静脉网数量随年龄的不断增长不断减少，从而影响淋巴引流的代偿功能，使代偿能力降低，致使机体出现上肢淋巴水肿。当患者身体质量指数 ≥ 30（kg/m^2）时，机体的淋巴液及血液量增多，加重了机体循环负荷，导致循环系统失衡，淋巴负荷超过了淋巴系统的输送能力，从而引起滤过的液体在间质组织中聚集。此外，此类患者易出现脂肪坏死，造成上肢淋巴水肿加重。相关研究表明，对存在上肢淋巴水肿的患者实施体重控制，可减轻淋巴水肿。

知识链接 ▶ 淋巴水肿发病率

乳腺癌患者术后出现上肢淋巴水肿的概率约为 6%～62%，75% 的患者会在 1 年内出现水肿，80% 的患者会在 2 年内出现水肿；3 年内的发病率约为 35%，5 年内的发病率约为 42%。美国约有超过 200 万例继发性淋巴水肿患者，大多数是乳腺癌手术治疗引起，在我国每年继发性上肢淋巴水肿患者新增 3 万～5 万例。在国外对 5 686 例乳腺癌患者的研究发现，1 405 例患者发生上肢淋巴水肿，乳腺癌根治术后不做放疗的患者水肿发生率为 22.3%，乳腺癌术后加放疗患者的水肿发病率为 44.4%，改良根治术后不放疗患者的水肿发生率为 19.0%，改良根治术后加放疗患者的水肿发生率为 28.9%。

在一项 Meta 分析中，非乳腺部位恶性肿瘤患者中淋巴水肿的总体发病率为 16%。与各种恶性肿瘤相关的淋巴水肿发病率分别为：肉瘤 30%，下肢黑素瘤 28%，妇科癌症 20%，泌尿生殖系统癌症 10%，头颈癌 3%。

知识链接 ▶ 淋巴水肿征象

1. 水肿通常较为局限，特征是腋窝淋巴结清扫后同侧（单侧）上肢或腹股沟淋巴结清扫后同侧（单侧）下肢出现缓慢进行性肿胀。

2. 癌症治疗或创伤的病史。癌症治疗包括手术、清扫或切除淋巴结（如腋窝淋巴结、腹股沟淋巴结）和放疗。

3. 无全身性水肿的病因（如心力衰竭、肾病综合征）。偶有患者同时存在淋巴水肿和全身性水肿，如已确诊有心力衰竭并进行了淋巴结清扫的癌症患者，或长期存在慢性下肢静脉功能不全（CVI）的肥胖患者。在此情况下，两侧肢体不对称提示淋巴水肿。

4. 出现皮肤和皮下组织增厚，见于重度淋巴水肿。

5. 非凹陷性水肿提示淋巴水肿，但存在凹陷性水肿并不能排除淋巴水肿，需进一步评估。

三、辨证思路

中医古籍中记载治疗水肿应"开鬼门，洁净府，去菀陈莝"，"凡肿者，必先治水。治水者，必先治气"，"诸有水者，腰以下肿，当利小便"。有学者认为淋巴水肿是术后久病体虚不能运化水湿所致，为阴水。阴水的治疗当以扶正为主，健脾温肾，同时配以利水、养阴、活血、祛瘀等法。

（一）阳虚水气型

凹陷性水肿，坚韧如象皮，口淡不渴，舌质淡，苔白滑，脉沉弱。可能伴随手足不温，或畏寒怕冷，或肢体增粗，或皮肤增厚，或大便溏泄等。

（二）阴虚水气型

凹陷性水肿，坚韧如象皮，口干咽燥，舌红少苔，脉沉细。可能伴随五心烦热，或潮热，或头晕目眩，或肢体增粗，或皮肤增厚，或大便干结等。

（三）瘀热水气型

凹陷性水肿，坚韧如象皮，身热，舌质暗红瘀紫，苔薄黄，脉沉涩。可能伴随夜间加重，或心烦失眠，或多梦，或肢体增粗，或皮肤增厚等。

（四）寒瘀水气型

凹陷性水肿，坚韧如象皮，口淡不渴，舌质暗淡瘀紫，苔薄白，脉沉涩。可能伴随因寒冷及夜间加重，或手足不温，或肢体增粗，或皮肤增厚等。

（五）寒痰水气型

凹陷性水肿，坚韧如象皮，口淡不渴，肢体困重，舌质淡，苔白腻，脉沉滑。可能伴随头沉，或形体肥胖，或手足不温，或肢体增粗，或皮肤增厚等。

（六）气虚水气型

凹陷性水肿，坚韧如象皮，倦怠乏力，因劳累加重，舌质淡，苔白腻，脉沉弱。可能伴随心悸，或头晕目眩，或嗜卧，或肢体增粗，或皮肤增厚等。

（七）湿热水气型

凹陷性水肿，坚韧如象皮，口苦口腻，肢体困重，舌质红，苔黄腻，脉沉滑。可能伴随头沉头昏，或午后身热，或嗜卧，或肢体增粗，或皮肤增厚等。

（八）阴阳俱虚水气型

凹陷性水肿，坚韧如象皮，五心烦热，或手足不温，肢体困重，舌红少苔，或舌质淡，苔白腻，脉沉弱。可能伴随畏寒怕冷，或潮热，或自汗，或盗汗，或耳鸣，或头晕目眩，或肢体增粗，或皮肤增厚等。

四、护理要点

1. **心理护理**　护理人员对患者与家属开展心理引导，指导家属给予患者充分支持，认真观察患者情绪变化，掌握患者对疾病治疗与护理的感受，防止患者出现严重不良情绪。

2. **皮肤护理**　注意保持患肢皮肤，特别是皱褶和手指间隙清洁，每日清洗，清洗时最好选用碱性的肥皂，彻底擦干。选用合适的润肤品，避免含酒精、防腐剂，或含石油和矿物油的护肤品，以免刺激皮肤或堵塞毛孔，阻碍天然的油脂覆盖表层皮肤，加重皮肤干燥，推荐选用植物配方的护肤品。使用电动剃须刀剃除腋毛，不要使用刀片或刮毛刀，避免损伤皮肤。

3. **功能锻炼**　利用重力的作用，抬高患肢，促进淋巴液回流；指导患者可以随意活动，如日常的吃饭、穿衣、洗漱等可照常进行，但不可以刻意加强运动，以免造成回心血量增加，加快炎症扩散。患者的运动原则是增加患肢的淋巴回流，但不增加回心血量。

4. **疼痛护理**　有疼痛的患者，准确评估患者疼痛的程度，遵医嘱给予止痛药，制动并抬高患肢。在进行各项护理操作时，正确引导患者配合，动作轻柔缓慢，避免碰撞引起患者疼痛。注重患者对疼痛的主诉，鼓励患者主动参与疼痛管理，能改善患者对疼痛控制的效果。

5. **加压工具的护理**　指导患者在跟腱、足背、手指关节、肘窝等易受压力损伤的特殊部位选用聚酯衬垫、聚氨酯泡沫衬垫，以减少压力和摩擦力，如果没有以上材料，也可用棉球、棉垫等进行减压保护。指导特殊部位压力工具的佩戴技巧，如对肘部等关节部位进行压力治疗时，应适当屈肘；对手部包扎时，应用力张开五指等。

对淋巴水肿的干预

1. **有术后淋巴水肿风险**　对于术后可能发生淋巴水肿的所有患者（ISL 0 期），除一般措施外，还建议通过物理治疗来改善上肢活动度。

2. **轻度淋巴水肿（ISL Ⅰ 期）**　除了采取一般措施外，建议行物理治疗（简单淋巴引流，通常教会患者让其自行操作）和穿加压衣物。应根据血管状况和压力耐受能力来确定加压程度。

3. **中度淋巴水肿（ISL Ⅱ 期）**　除采取一般措施外，建议只要没有特定禁忌证，应开展强化物理治疗而不是低强度治疗，通常采用综合消肿治疗。

4. **重度淋巴水肿（ISL Ⅲ期）**　除了采取一般措施外，建议只要没有特定禁忌证，应行强化物理治疗而不是低强度治疗，通常采用综合消肿治疗或间歇性充气加压（IPC），若淋巴水肿得到控制且可被 IPC 减轻，则应穿加压衣物以维持肢体周径和防止进一步肿胀，或者进行手术治疗。

五、常用中医护理适宜技术

（一）穴位敷贴疗法

1. **选药**　常用温经化痰方，如四子散，具有温经通络、行气化痰的功效；扶正消水散（深圳市名老中医张仲海教授经验方）除较强的消散能力外，还可以加强循环，促进新的淋巴通道形成，能更有效、更持久地减轻水肿；活血散结方，如双柏散，具有活血化瘀，软坚散结之功效；消热消肿方有行气活血、消肿止痛功效。

2. **取穴**　患侧上肢天泉、曲池、太渊。

3. **操作方法**

（1）将药末倒入碗内，与调和剂调制成糊状。

（2）根据敷药面积，取大小合适的棉纸或薄胶纸，用油膏刀将所需药物均匀地平摊于棉纸上，厚薄适中。

（3）将摊好药物的棉纸四周反折后敷于患处，以免药物受热溢出污染衣被，加盖敷料或棉垫，以胶布或绷带固定。

4. 注意事项

（1）敷贴后患者局部皮肤出现发红、微痒及灼热感，应揭去贴敷药，无须特殊处理；过敏严重者，暂停贴敷，及时就诊。

（2）贴敷药厚薄要均匀，1～5mm，太薄药力不够，效果差；太厚则浪费药物，且受热后易溢出，污染衣被。

（3）敷贴期间饮食宜清淡为主，忌生冷、甜食、油腻、海鲜等易致敏及刺激食物；戒牛肉、烧鹅、鸭、花椒、大小茴香、狗肉、羊肉等温燥之品；忌大量进食寒凉之品及辛辣刺激性食物。此外要睡眠充足和情绪乐观。敷贴治疗不宜空腹进行、不宜剧烈运动，多注意休息。

（4）夏天使用蜂蜜、饴糖作赋形剂时，宜现配现用或冷藏保存。

（5）治疗前清洁皮肤，以防感染。在敷药处出现热、凉、麻、痒、蚁行感或轻中度疼痛属于正常现象，无须处理，取下药膏后如出现灼痛，可涂烫伤膏等，切忌外用刺激性药物，以免进一步伤害皮肤；如出现小水疱或小水疱已破，应保持局部清洁避免感染，大水疱应到医院接受治疗。

（6）合并有艾滋病，结核病或者其他感染者；合并有糖尿病、血液病、恶性高血压、严重心脑血管病、支气管扩张、恶性肿瘤、慢阻肺急性期患者慎用。贴敷部位有皮肤创伤、皮肤溃疡、感染者，对贴敷药物或敷料成分过敏者，瘢痕体质者，咳黄浓痰、咯血者，孕妇均不宜贴敷。

（二）温针灸疗法

1. 取穴　选择曲池、外关、三焦等上肢局部穴位。

2. 操作方法

（1）选穴，针刺得气后留针。

（2）将艾绒搓团捏在针柄上，或用一段长约3～5cm的艾条插在针柄上，点燃施灸。

（3）艾绒燃尽，视具体情况，易炷再灸。

（4）一般可连续灸2～5炷。

（5）施灸完毕，除去艾灰，起出毫针，用无菌棉球轻压针孔片刻。

3. 注意事项

（1）施灸时，注意观察有无出现针刺意外。

（2）及时清除脱落的艾灰，防止灰火脱落烧伤皮肤。

（3）患者在饥饿、疲劳、精神过度紧张时不宜进行针刺。对身体瘦弱、气虚血亏的患者，进行针刺时手法不宜过强，并应尽量选用卧位。

（4）妇女行经时，除非必要，慎用针刺。

（5）常有自发性出血或损伤后出血不止的患者不宜针刺。

（6）皮肤有感染、溃疡、瘢痕或肿瘤的部位不宜针刺。

（7）针尾上装裹艾绒一定要装好，以免燃烧时艾团和火星落下，造成烧伤。

（8）如用银针治疗，装裹的艾团宜小，因银针导热作用强。

（9）点燃艾绒时，应先从下端点燃，这样可使热力直接向下辐射和传导，增强治疗效果。

（10）如有艾火落下，应将艾火吹向地下，或直接熄灭，同时嘱咐患者不要更改体位，以免针尾上装裹的艾绒一起落下，造成烧伤。为了防止造成弯针事故，以及可能发生的烧伤，可在温针的周围皮肤上，垫上毛巾、衣物等。

知识链接 ▶ **腹针疗法**

　　腹针是以"神阙布气假说"为依据，通过刺激腹部穴位来调节脏腑的失衡，从而治疗全身性疾病的一种微针体系。吴陈秀等通过腹部选取穴位，证实了腹针可明显减少患者患侧上肢臂围，显著改善肿胀感和疼痛感；詹静等也证实腹针可明显减少双侧上肢周径差值，减轻患肢水肿程度，明显降低VAS评分及疼痛分级。

（三）艾灸疗法

1. **取穴**　选择天泉、曲泽、内关、大陵、劳宫、中冲。

2. **操作方法**

（1）将艾条点燃对准并距离穴位约3~4cm，温度以患者感觉舒适为度，及时弹掉艾灰。

（2）注意观察皮肤情况及询问患者感受，每次治疗30~45分钟。

（3）每日治疗1次，10次为1个疗程，1个疗程结束后休息3天再继续下一个疗程。

3. **注意事项**

（1）大血管处，皮肤感染、溃疡、瘢痕处，有出血倾向者不宜施灸。空腹或餐后一小时以内不宜施灸。

（2）一般情况下，施灸顺序自上而下，先头身，后四肢。

（3）施灸时防止艾灰脱落烧伤皮肤或衣物。

（4）注意观察皮肤情况，对糖尿病、肢体麻木及感觉迟钝的患者，尤应注意防止烧伤。

（5）如局部出现小水疱，无须处理，可自行吸收；若水疱较大，可用无菌注射器抽吸疱液，用无菌纱布覆盖。

（6）对艾灸有严重过敏史、对艾灸不能耐受者、头部肿瘤患者和局部皮肤破损者、长期服用精神类药物或镇静安眠药物者、阻塞性睡眠呼吸暂停综合征患者慎用灸法。

（四）经穴推拿疗法

1. **取穴**　可选择鱼际、内关、外关、曲泽、少海、手三里、手五里、臂臑、肩髃、肩髎等。

2. **操作方法**　按揉，操作手法应均匀柔和，避免用力过大对患者皮肤造成损伤。操作过程中观察局部皮肤情况，以患者感觉酸胀、局部皮肤发热为宜。

3. **注意事项**

（1）按摩手法得当，点揉结合，节奏由慢到快，力度由弱到强，取穴位置准确。

（2）加强心理护理，即按摩时通过运用正确的心理语言与患者交谈、解释病情，调动其积极因素。

（3）按摩时帮助患者在床上尽量放松全身，引导患者的意念集中在护理人员所按的穴位上，同时护理人员还要注意患者腹部的保暖，按摩时要先搓热自己的掌心后再为患者按摩。

六、膳食指导

对于大部分单纯的外周淋巴水肿来说，没有特别的饮食被证实具有治疗价值。研究表明限制水分摄入对外周淋巴水肿没有益处，但肢体淋巴水肿以及肥胖患者可能通过减肥获益。

七、健康教育

1. 禁在冷湿地久立，保持室内干燥通风，勿常乘船行于水面。须慎房事。忌大怒。不宜贪睡，常步行，舒畅性情，以使气行散。不宜多服补药，以防壅滞。

2. 修剪指（趾）甲时注意不要修剪指（趾）甲周围的皮肤或切割甲根部外皮。

3. 保持皮肤清洁，每日用温和的肥皂清洗皮肤。使用乳液来避免皮肤干燥和开裂。

4. 使用电动剃须刀而非剃须刀片来剃毛。

5. 每次外出时都要使用防晒霜。

6. 如果手臂受累，做园艺、烹饪或其他可能伤害皮肤的事情时应戴上手套。

7. 如果腿部受累，外出时应穿硬底鞋。

8. 如果手臂、手、腿或足出现小的切口、刮伤或咬伤，应使用肥皂和水充分清洗，然后涂抹抗生素乳膏，如杆菌肽。若没有迅速痊愈或有感染征象，应联系医护人员。

9. 尽可能避免对有淋巴水肿的肢体进行注射、抽血和静脉内插管。避免进行其他会刺伤皮肤的操作，如针灸或文身。

10. 不要在有淋巴水肿的手臂常规测量血压。

11. 避免桑拿浴、蒸汽浴和热水缸浴。

12. 可采取以下措施预防肿胀：

（1）穿戴宽松的衣服和饰品，除非是医护人员允许使用的特殊衣物或绷带。

（2）控制体重。

（3）不要让手臂长时间静止地垂在身体一侧。如果腿部受累，应避免长时间站立。

（4）坐或躺时用枕头垫高肢体。

13. 尽量不要负重劳动，休息时尽量抬高患肢；保持清洁；避免感染，避免患肢受到损伤（如患肢进行抽血以及注射）；坚持适当的体育锻炼，当患肢有痛感时就要休息；建立良好的饮食习惯，宜少盐高蛋白易消化的饮食；避免吸烟、饮酒。

八、病例讨论

（一）病例简介

患者周某，女，47岁。

1. **入院日期** 2021年1月7日。

2. **主诉** 左上肢肿胀2周。

3. **现病史** 患者于2020年3月行左侧乳房改良根治术，并于术中行腋下淋巴结清扫，术后予"AC-T方案"化疗6次。2021年1月7日，因左上肢肿胀2周来院就诊。入院症见：神清，左上肢发红、肿胀、牵拉痛，活动度轻度受限。上肢血管彩超示：双上肢无血栓形成。纳眠一般，二便调。舌红，苔黄，脉数。

4. **生命体征** T：36.7℃，P：76次/min，R：18次/min，BP：128/64mmHg。

5. **既往史** 幼年曾接种卡介苗、脊髓灰质炎疫苗、百白破混合疫苗，已多年未接受预防接种。

6. **相关实验室检查**

项目	正常值	1月8日	1月9日	1月10日	1月11日
白细胞总数/（×10⁹/L）	4～10	4.05	—	—	5.26
血红蛋白/（g/L）	110～150	100↓	—	—	98↓
白蛋白/（G/L）	35～55	33↓	—	—	35
活化部分凝血活酶时间/s	25～37	28	—	—	—
凝血酶原时间/s	11～14	12	—	—	—
凝血酶时间/s	12～16	14	—	—	—

（二）诊断

1. **望诊** 患者神志清楚，神疲乏力，舌红，苔黄。

2. **闻诊** 语言流畅，应答自如，未闻及异常气味。

3. **问诊** 左侧乳房改良根治术8月余，左上肢肿胀2周。

4. **切诊** 脉数。

5. **专科查体** 左侧上肢肿胀，按之无凹陷。

6. **中医诊断** 癌病（热毒浸淫证）。

7. 西医诊断　左乳腺癌术后。

（三）辨病辨证

患者手术后，经脉受损，加之术后行放化疗，耗气伤血，气血亏虚，气血运行不畅，导致体内产生离经之血，离经之血则为瘀，瘀阻脉络，水道不通，水湿内停，泛溢肌表成水肿。聚久化热，变生热毒，则出现皮温偏高；经脉不通则痛，触之灼痛；舌红，苔黄，脉数，四诊合参，辨证属热毒浸淫证。

（四）中医护理

1. 中医特色技术

（1）中药湿热敷疗法：选用四妙勇安汤内服加湿敷。金银花15g、当归15g、玄参15g、甘草6g。四味中药水煎成300ml，其中100ml的中药煎剂于每日早上9点口服，剩下的中药煎剂用棉纱毛巾浸汁后缠绕于患侧上肢（肘关节到肩关节），湿热敷30分钟后取下。同时每日早晚配合功能锻炼操（爬墙运动，上举捏握弹力球，梳头运动，吊绳运动）锻炼1次，每次15分钟。

（2）经穴推拿疗法：选取患侧上肢的手太阴肺经、手阳明大肠经、手少阴心经、手太阳小肠经、手厥阴心包经、手少阳三焦经，遵照十二经络的循行路径依次进行按摩。同时对经络中相应的敏感点运用推、揉、按等方法进行按摩疏通。

2. 合理膳食　因乳腺癌患者术后各类治疗损伤人体正气，因此可多食扶正祛邪类食物。

（1）扶正食物：①肉类。多食猪肉、鸡肉和鸭肉，少吃羊肉、牛肉。②参类。可用西洋参、白参，不宜用红参。

（2）祛邪食物：①软坚散结食物，如荸荠、橘核、橘络、橘皮、海参、海带、海蜇皮、海蜇头、紫菜、鲍鱼等。②活血化瘀食物，如螃蟹、山楂、鱼等。③清热解毒食物，如豆腐、丝瓜、丝瓜藤汁、绿豆、各种瓜果（冬瓜、黄瓜、西瓜）。

（3）忌口食物：忌食油腻以及含致癌物质的食品；忌食含有雌激素、生长激素的食物，如蜂王浆等雌激素含量高的食品。

3. 情志调护　日常保持情绪稳定乐观，忌大怒，引导患者及家属调整心态，及时与医务人员沟通，避免消极情绪。

参考文献

[1]　李杰 , 高子辰 , 宋奎全 , 等 . 下肢淋巴水肿治疗的最新进展 [J]. 中外医学研究 ,2018,
　　　16(24): 183-186.

[2]　HOFFNER M, BAGHERI S, HANSSON E, et al. SF-36 shows increased quality of life
　　　following complete reduction of postmastectomy lymphedema with liposuction[J].
　　　Lymphat Res Biol,2017,15(1): 87-98.

[3]　GILLESPIE T C, SAYEGH H E, BRUNELLE C L, et al. Breast cancer-related
　　　lymphedema: risk factors, precautionary measures, and treatments [J].Gland Surg,2018,
　　　7(4): 379-403.

[4]　黄巧丽 , 张丽娟 , 覃惠英 . 国内乳腺癌淋巴水肿护理研究现状的文献计量学分析 [J].
　　　现代临床护理 ,2018,17(9): 7-12.

[5]　战祥毅 , 隋鑫 , 王文萍 . 中药外治法治疗淋巴水肿 Meta 分析 [J]. 临床军医杂志 ,2019,
　　　47(3):314-316.

[6]　战祥毅 , 隋鑫 , 王文萍 . 中医治疗乳腺癌术后上肢淋巴水肿研究进展 [J]. 临床军医杂志 ,
　　　2017,45(2):216-220.

[7]　张丽娅 , 朱潇雨 , 刘丽坤 . 乳腺癌术后淋巴水肿的中医研究进展 [J]. 世界最新医学信
　　　息文摘 ,2019,19(13):25-27.

[8]　黄婧慧 , 黄枫 , 朱佩 , 等 . 女性乳腺癌术后上肢淋巴水肿危险因素调查分析 [J]. 康复
　　　学报 ,2019,29(5): 5-9.

[9]　刘飞 , 路潜 , 欧阳倩 , 等 . 乳腺癌患者术后淋巴水肿与其相关症状的关系研究 [J]. 中
　　　华护理杂志 ,2016,51(5): 518-522.

[10]　孔颖 , 杨翀 . 乳腺癌相关淋巴水肿诊治进展 [J]. 浙江中西医结合杂志 ,2020,30(2):168-
　　　170.

[11]　GARDENIER J C, KATARU R P, HESPE G E, et al. Topical tacrolimus for the treatment
　　　of secondary lymphedema[J]. Nat Commun,2017,8:14345.

[12]　刘婉丽 . 康复小组干预模式在乳腺癌患者术后上肢淋巴水肿康复护理中的应用 [J]. 中
　　　国社区医师 ,2020,36(15):145-146.

[13]　郑小利 . 四子散外敷辅以物理治疗对乳腺癌术后上肢淋巴水肿的改善作用 [J]. 检验医
　　　学与临床 ,2017,14(12):1791-1793.

[14]　樊杜英 , 张洁文 , 罗溢昌 , 等 . 中药硬膏穴位贴敷联合中药喷雾治疗乳腺癌术后淋巴

水肿疗效观察 [J]. 湖南中医药大学学报 ,2018,38(1):73-76.

[15] 吴陈秀 . 腹针联合上肢功能锻炼治疗乳腺癌术后上肢淋巴水肿的效果分析 [J]. 中国冶金工业医学杂志 ,2018,35(3):324-325.

[16] 宋奎全 , 孙庆 , 张恒龙 , 等 . 活血洗剂熏洗治疗下肢淋巴水肿临床效果观察 [J]. 中国医学创新 ,2019,16(18):62-66.

[17] 万卉 . 穴位按摩对乳腺癌术后患者上肢淋巴水肿的疗效观察 [J]. 中国社区医师 ,2019,35(20): 100-101.

[18] 李呈 , 刘腊根 , 程芳 , 等 . 穴位按摩结合自我淋巴引流预防乳腺癌术后上肢淋巴水肿的临床研究 [J]. 医药高职教育与现代护理 ,2020,3(3): 200-203.

[19] 外周淋巴水肿诊疗的中国专家共识 [J]. 中华整形外科杂志 ,2020(4): 355-360.

[20] 王盈 , 强万敏 . 乳腺癌相关淋巴水肿影响因素及预防方法的研究进展 [J]. 护士进修杂志 ,2017,4 (32):326-328.

第十六章　手足综合征

手足综合征（hand-foot syndrome，HFS）又称掌跖感觉丧失性红斑综合征（palmoplantar erythrodysesthesia syndrome，PPES），是由抗肿瘤药物引起的一种手足皮肤特征性的毒性反应。其主要的临床表现为：手和/或足的麻木、感觉迟钝、感觉异常（如针刺感、烧灼感）、无痛性或疼痛性的红斑、肿胀、干燥、脱屑、疼痛，严重者出现溃疡、水疱、表皮脱落、脱皮、脱甲、出血、重度的疼痛，并且伴有行走和抓物困难等，主要发生于受压区域。手通常比脚受的影响更严重，而且可能是唯一受影响的部位，该症状严重影响了患者的日常生活质量。临床上诱发 HFS 相关的药物主要有卡培他滨、多柔比星脂质体、氟尿嘧啶以及酪氨酸激酶抑制剂等，尤其以卡培他滨诱发 HFS 发生率较高。临床发病率可达 45%～56%，发病的中位时间为 79天，从 11 天至 360 天不等。

一、中医病因病机

中医学无手足综合征相关疾病的记载，国内大多数中医学者按病因及症状归类，将其归属于中医学"药毒疹""络病""痹症""血痹""肌痹"，严重者为"疮疡"等范畴。《素问·五脏生成》曰："血凝于肤者，为痹。"《素问·长刺节论》曰："病在肌肤。肌肤尽痛者，名曰肌痹。"

（一）初病在络

中医认为体虚邪侵或邪毒内生致营卫不和、痰凝气滞、气阻血瘀，以致络脉损伤，发为络病。中医古籍中记载皮肤和内脏为络脉循行部位，阴络近经布于里，阳络浮浅散于外，络脉就如网络一样分布全身，外络肌表，内联脏腑，无处不至。络病病变初起伤及阳络，而随着疾病的发展，由表入里，由阳络而及经脉，再由经脉传变至阴络。正如《素问·皮部论》云："邪客于皮，则腠理开，开则邪入客于络脉，络脉满，则注于经脉，经脉满，则入舍于腑脏也，故皮者有分部不与而生大病也。" HFS 患者手足皮肤出现肿胀，为外感化疗之邪阻于肌肤之络（孙络），络脉使布散于皮肤的津液还于脉中，"血不利则为水"，当外邪犯络，络脉瘀阻时，津液不能入于脉中而渗于脉外，于是出现皮肤水肿；络脉瘀阻，气血失和，久则络中津血不足，肌肤失养而致皮肤失荣、脱屑萎缩；络脉乃气血运行之通道，致病邪气使络脉血行不畅，气滞血凝、络脉瘀阻，细急挛缩，不通则痛。可见，HFS 病位在于络脉，其病变演化过程也完全符合络病传变规律。HFS 的发病机制与络病相似，乃为气虚血瘀，络脉瘀阻。

（二）气血亏虚，经络瘀阻

汪机《医学原理》中提到"有气虚不能导血荣养筋脉而作麻木者，有因血虚无以荣养筋肉，以致经隧凝涩而作麻木者"。沈金鳌《杂病源流犀烛》认为："麻，气虚是本，风痰是标；木，死血凝滞于内，而外挟风寒，阳气虚败，不能运动。""痛，实乃寒、湿、痰、瘀等阻滞气机，致不通则痛，虚乃气、血、阴、阳虚衰致不荣则痛。"该病究其病因为内因、外因两种，外因大多为风寒湿邪，内因多为营卫气血失调、脏腑虚损。《黄帝内经》有云："邪之所凑，其气必虚"，恶性肿瘤始于癌毒内生，但根本在于正气亏虚，故本病病机为正气不足，寒凝络脉，瘀血内停。多数学者认为化疗药物导致的 HFS，其病因为"瘀""虚""毒""风寒""湿"，单一或者多个因素同时致病，则导致经脉、皮毛肌肤失于濡养，和／或气血运行受阻，进而引起肢体肌肤疼痛麻木。总的病因病机是气血亏虚，经络瘀阻，差异体现在中医证候的不同上。

（三）癌毒

HFS 是恶性肿瘤化疗后的副作用，论述其病因病机时，不能脱离恶性肿瘤的发病。现代诸多中医专家认为，恶性肿瘤的发生乃是癌毒所致，癌毒是一种毒邪，贯穿于恶性肿瘤的发生发展过程。癌毒之邪，具有不同于普通毒邪的特性。其一，癌毒一旦伤人，则病情进展迅速，虽体质强健者，也难免病情恶化；其二，癌毒具有流窜性，其在体内的流窜造成了肿瘤的转移；其三，癌毒还具有伏毒之性，癌毒沉伏体内，病变早期无任何症状，难以发觉。HFS 的发生乃是癌毒阻滞手足部络脉，癌毒虽根于脏腑，但流窜为患，阻于四肢百骸。正气素虚，脾失健运而痰湿内停或情志不舒，肝失疏泄而瘀滞内生，痰、湿、滞、瘀合而化热形成癌毒，正气虚弱，无力抗邪，聚结成形，日久血败肉腐是为癌病。故论治 HFS 时不可忽视患者的原发疾病。因此，营卫失和、气血虚弱、血瘀痹阻、热毒内蕴、寒凝经络均可为手足综合征的病机。

二、现代医学认识

（一）HFS 病理机制

1. **金属离子诱导炎症发生**　化疗药物渗透毛细血管壁与皮肤中的铜离子相互作用，产生活性氧（reactive oxygen species，ROS）；ROS 攻击角质细胞，释放趋化因子和炎症细胞因子 IL-1β，IL-6 和 IL-1α，细胞因子诱导角质细胞凋亡，趋化因子诱导产生血细胞的正性趋化现象，血细胞转而释放 IL-1β 和发生凋亡；成纤维细胞释放 IL-1β，以对 ROS 作出应答；ROS 攻击胶原蛋白纤维并引起细胞死亡；聚集的细胞因子和胶原蛋白的破坏导致了炎症的发生和角质细胞的凋亡，后者最终导致了皮肤组织损伤。该学说认为 HFS 的发生主要与以下因素有关：化疗药物所固有的强细胞毒性、化疗药物在体循环中存在持续时间过长、皮肤组织中存在丰富的金属离子。

2. **环氧合酶诱导炎症发生**　掌跖深层毛细血管损伤或参与卡培他滨代谢的数种酶，导致了炎症反应的发生。已有证据表明，足部的胸苷磷酸化酶（TP 酶）浓度较其他部位明显增高，导致卡培他滨代谢产物增加，最终造成 HFS 的发生。予以 COX-2 特异性抑制剂则可降低 HFS 发生率及其临床表现的严重程度，可减轻卡培他滨所致的腹泻和延长肿瘤进展中位时间等，同时证明了化疗药物所致的 HFS 发生机制与 COX-2 参与炎症反应的相关性。

3. **化疗药物经汗液排泄蓄积于局部**　最常出现 HFS 的区域为掌跖区和褶皱区（如腋下和腹股沟），二者皆存在丰富的汗腺和毛细血管网。将化疗药物的局部损伤作用与重复出现的临床表现相结合而得出结论：化疗药物随着汗液的排出而到达体表，为化疗药物的直接损伤作用创造了微环境，并对表皮的稳态造成损伤。

4. **血管生成信号通路受到抑制**　索拉非尼和舒尼替尼等多激酶抑制剂能够抑制血管内皮生长因子受体（VEGFR）和血小板衍生生长因子受体（PDGFR），从而阻碍血管的正常修复。由此，承受较高压力的区域如掌跖区可反复暴露于亚临床损伤，并最终导致 HFS 的发生。部分学者推测多激酶抑制剂分泌到汗腺中而对皮肤造成了直接毒性作用，但尚无直接证据表明多激酶抑制剂为汗腺所分泌，这也是多激酶抑制剂所致 HFS 的发病机制不同于化疗药物之处。

（二）HFS 相关因素

1. **药物因素** 抗肿瘤药物为有毒之品，药毒损伤机体，致使气血阴阳受损，亦可损伤脾胃，而致气血生化乏源，最终导致手足综合征。HFS 发生率及严重程度与药物的种类、浓度及联合用药有一定关系。

首先，在药物种类方面，HFS 发生率最高的药物是卡培他滨和多柔比星脂质体。这可能与各药物所引起的 HFS 的机制差异相关。如卡培他滨的主要机制为 COX 介导的炎症反应以及代谢酶的差异分布。多柔比星脂质体的主要机制为 COX 介导的炎症反应以及药物和代谢物的蓄积，而酪氨酸激酶抑制剂（TKI）的主要机制为 COX 介导的炎症反应以及毛细血管损伤。

其次，HFS 的发生具有剂量依赖性。有关研究指出，同一药品，当提高其蓄积浓度或延长其在体内时间时，其 HFS 发生率也会相应升高。如索拉非尼给药剂量 < 300mg（bid）时，HFS 发生率为 4.7%；当药物剂量增加至 300 ~ 400mg（bid）时，发生率为 31.7%；剂量增加至 600 ~ 800mg（bid）时，发生率上升为 53.8%。持续泵入的给药方式可增加药物有效浓度的持续时间，也会诱发 HFS，因此，持续泵入给药的 HFS 发生率要高于静脉推注或静脉滴注。而每日口服卡培他滨可使氟尿嘧啶具有较高且持续的蓄积浓度，因此卡培他滨的 HFS 发生率要高于氟尿嘧啶。另外，多柔比星脂质体在体内具有更高和更持久的蓄积浓度，因此其 HFS 发生率较高。此外，研究表明，当药物进行联合使用时，HFS 发生率也会升高，如多柔比星联合氟尿嘧啶、多西他赛联合卡培他滨，其 HFS 发生率均高于单药使用时的发生率。

2. **患者因素** HFS 发生率与严重程度还与患者年龄、性别有关。研究表明，老年患者、女性以及亚洲人群更容易出现 HFS。因为患者年龄越大，皮肤表皮就越脆弱。此外，女性患者患病风险更高，这可能是因为女性的新陈代谢或血液循环比男性慢。有研究认为接受卡培他滨治疗的黑种人患者比白种人患者更容易出现 HFS，这可能是由于黑种人患者色素沉着可能影响手掌和脚底或手脚背侧，它可能先于或伴随角质样皮肤出现。

3. **肿瘤类型** 研究表明索拉非尼在肾癌患者中的 HFS 发生率高于其他肿瘤，如肝癌、恶性黑色素瘤、软组织肉瘤、神经内分泌瘤、多发性骨髓瘤等，说明肿瘤类型也是 HFS 发生的影响因素。

三、辨证思路

本病病位在肌肉血脉，脏腑病位在脾胃。因此本病以"正虚血瘀"为基本病机，其中以"虚"为本、以"瘀"为标。由于病在脾胃，而脾主四肢肌肉，因此导致皮肤、腠理、血脉失养。而肿瘤的发生多因正气不足，脾虚失运化，化源不足，化疗药物又进一步损伤机体正气，在出现 HFS 的同时常合并出现神疲乏力、少气懒言、食少便溏等脾虚表现，此为该病之本；同时 HFS 具有四肢末端溃烂红肿的表现，故辨证为中医血瘀络阻证，此为该病之标。根据其病因病机，治法多为补脾健胃、活血化瘀，从而达到标本兼治的治疗目的。除此之外，亦有医家有寒凝瘀阻、脾胃不和、毒瘀阻络等论述，但以补脾健胃、活血化瘀为主。

吴师机《理瀹骈文》云："外治之理，即内治之理。"中药外治是将药物直接施用于体表，经皮肤或黏膜表面吸收后，药力直达病所，这可以避免口服后的灭活作用及由于药物内服带来的一些副作用。对于 HFS 患者，特别是晚期癌症患者，正气已虚，不耐攻伐，脾胃吸收能力减弱，单靠内服药物效果不佳，中药外治更具优势。临床治疗时可辨病与辨证相结合，根据症状和个人体质，灵活运用。

知识链接 ▶ **手足综合征分型**

1. 裴育莹对 HFS 的中医证型进行统计，将其统一归类后得到 5 种证型，分别为：气血亏虚、经络瘀阻证（最多），气虚血瘀、寒凝经脉证，脾胃虚弱、湿热瘀阻证，瘀热内结、气阴两虚证，血热受风、营伤血瘀证。用于治疗抗癌药物所致手足综合征的外治中药，临床应用以补虚药、活血化瘀药、清热药、解表药及祛风湿药为多。

2. 贾立群通过对临床抗癌药物所致手足综合征的病例观察，根据患者手足局部皮损表现及患者自觉症状进行归纳分析，总结出 HFS 三种中医证型：①虚寒瘀阻证，表现为患者手足皮肤色素沉着，皮肤晦暗、青紫，伴有暗红色斑疹，以疼痛、麻木为主要自觉症状；②热毒蕴肤证，表现为患者手足皮肤为鲜红色，肿胀明显，伴有鲜红色斑丘疹及血疱；③血虚风燥证，表现为患者手足皮肤粗糙、干燥、脱屑、角质化，自觉瘙痒明显。并提出了"行气活血，通络解毒"的总治疗原则。

3. 国际上对 HFS 有多种分级方法，但较常用美国国家癌症研究所（NCI）分级标准（表 16-1）和加拿大国立癌症研究所（NCIC）常见毒性反应分级标准（表 16-2）。

表 16-1　NCI 手足综合征分级标准

分级	症状表现
一级	轻微皮肤改变或皮炎(如红斑、脱屑)伴感觉异常(如麻感、针刺感、烧灼感)，但不影响日常活动
二级	如前皮肤改变有疼痛，轻度影响日常活动，皮肤表面完整
三级	溃疡性皮炎或皮肤改变，伴有剧烈疼痛，严重影响日常生活，明显组织破坏(如脱屑、水疱、出血、水肿)

表 16-2　NCIC 手足综合征分级标准

分级	症状表现
一级	不痛,红斑或肿胀、麻木、感觉迟钝、感觉异常和麻刺感、不影响日常生活
二级	疼痛、红斑伴肿胀、影响日常生活,水疱或溃疡直径 < 2 cm
三级	皮肤潮湿、脱屑、溃疡、水疱和严重疼痛干扰日常生活,不能穿日常衣服
四级	病变弥散或局部进展引起感染并发症,卧床或住院

四、护理要点

1. **生活起居**　指导患者一年四季穿棉袜和宽松舒适的鞋，减少手足部的摩擦和受压，在病情许可的情况下适度活动，行走不便者活动以大关节为主，例如耸肩、抬腿、翻身等。

2. **皮肤护理**　指导患者保持手足皮肤湿润清洁，如局部可外涂凡士林软膏、尿素软膏等；不可搔抓皮肤异常区域；避免接触冷热水、化学洗涤剂、酒精等刺激性液体；避免阳光直射；避免对手掌和足底进行摩擦和施加压力等活动，如长时间站立、步行、用力洗手、鼓掌、握手、握工具、打字、开车、演奏乐器等，用菜刀切菜也可能导致手掌额外的压力和摩擦。皮肤有小水疱者不做处理，可自行吸收，有大水疱者消毒后用无菌注射器将液体抽出，对水疱已破溃的患者，给予换药处理。

3. 观察患者有无伴随疼痛、疼痛性质及程度等，必要时遵医嘱予以镇痛治疗，指导分散注意力等方法，以减轻疼痛。

4. 遵医嘱进行药物干预治疗，如维生素 B_6、塞来昔布胶囊、皮质类固醇等。

5. 做好患者 HFS 相关知识的教育，如 HFS 的发生原因和临床表现，告知早期识别并及时干预可减轻症状、缩短病程，让患者对 HFS 有正确的认识，树立患者对 HFS 康复信心，增加患者依从性。

6. 指导患者保持心情舒畅，积极配合治疗。

7. **饮食护理**　指导患者注意营养均衡、合理膳食，尽量避免生冷、辛辣、油腻等刺激性食物。适当进食富含 B 族维生素、维生素 C、维生素 E 的食物，如粗粮谷物、动物肝脏、奶类、蛋类、新鲜蔬菜水果、坚果等，以有效保护神经系统、抗炎、抗氧化，有助于 HFS 的康复。

五、常用中医护理适宜技术

（一）中药泡洗疗法

1. 原理

中药泡洗疗法是根据患者症状表现及证型，利用中药配方，熬成中药水或将中药材打粉装包，浸泡于热水来泡洗的一种外治疗法。中药泡洗疗法通过温热和药物刺激作用部位的皮肤、肌肉和神经。根据寒凝、血瘀、阴虚、毒热等不同的证型辨证选方，达到温经散寒、活血通络、调气和血、透邪外出的目的。

2. 操作方法（图 16-1）

（1）依据辨证配制中药处方，将中药材打粉装包浸泡于热水中或将煎制好的药液（量约 1 000ml）注入泡洗装置内。

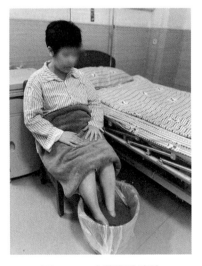

图 16-1　中药泡洗疗法

（2）药液温度保持 35～37℃，将患肢部位浸泡于药液中，每次浸泡 30 分钟，早晚各一次。

（3）浸泡完毕，用柔软毛巾轻轻抹干药液，涂上保湿霜，如凡士林软膏等。

3. 注意事项

（1）心肺功能障碍者、出血性疾病患者禁用。糖尿病、心脑血管病患者及妇女月经期间慎用。

（2）防烫伤，糖尿病、足部皲裂患者泡洗温度适当降低。

（3）泡洗过程中，避免患者感受风寒。

（4）泡洗过程中护士应加强巡视，注意观察患者的面色、呼吸、汗出等情况，如出现头晕、心慌等异常症状，停止泡洗，报告医师。

（5）所用物品需清洁消毒，用具一人一份一消毒，避免交叉感染。

（6）皮肤有破溃者，严格按照无菌技术操作。

知识链接▶ 中药泡洗用药

于然等探索中药泡洗治疗 HFS 的用药规律，总结得出主要运用益气活血、温经通络中药治疗 HFS，同时加用清热解毒、养血润燥中药协同增效。最主要的用药为黄芪、红花、当归、桂枝，主要作用为益气活血、温经通络。现代研究显示，黄芪、当归、紫草三药可明显促进皮肤创伤愈合。黄芪、桂枝是黄芪桂枝五物汤的重要组成药物。HFS 是由化疗药毒引起的血败肉腐、气血不通，出现肢体感觉异常，肌肤不荣则皲裂变暗，属于血痹范畴。黄芪为补气要药，当归、红花为活血经典组合。同时红花、当归配伍使用可促进有效成分析出。HFS 多因气血失常、寒凝血瘀，红花配当归活血养血，再加桂枝温经通络，在临床上多获佳效。配合紫草、金银花等，起到清热解毒的作用。临床治疗时可辨病与辨证相结合，根据症状进行加减，根据个人体质，灵活运用。

1. 气血亏虚，经络瘀阻　治疗以补气活血，通经活络为原则。经典方为补阳还五汤（黄芪、当归、川芎、赤芍、桃仁、红花、地龙）。方中黄芪为君药，甘温而补气升阳，行滞生血，大补元气，使气旺血行，瘀消而不伤正，瘀去则络通；臣药当归，活血和血，兼能养血止痛，有化瘀不伤血之妙；佐药赤芍、川芎、桃仁、红花助以活血祛瘀，地龙长于行散走窜，以通经活络。

2. 气虚血瘀、寒凝经脉 治疗以益气活血，温经通络为原则。经典方为当归四逆汤（当归、桂枝、芍药、细辛、通草、大枣、炙甘草）。方中当归甘温补血活血，为君药；辅以桂枝、芍药宣通阳气，益阴和营；细辛辛温宣散，发越阳气；通草通经通脉；大枣、甘草补益中气、助营和血。

3. 脾胃虚弱，湿热瘀阻 治疗以健脾通络，清热祛湿为原则。经验方组成：黄芪、鸡血藤、络石藤、黄柏、蒲公英、桑枝、当归、桂枝、金果榄、秦艽、牛膝、川芎等。

4. 瘀热内结，气阴两虚 治疗以解毒祛瘀，益气养阴为原则。可选用四妙勇安汤（金银花、玄参、当归、甘草）。金银花为君药，清热解毒，而且其活性成分绿原酸有显著的抗菌消炎、抗氧化、抗肿瘤等作用；玄参清热凉血，泻火解毒，滋阴，同时又能扩张血管，促进局部血液循环；当归活血止痛，能抑制血小板和红细胞的积聚，起到消除血栓的作用，同时当归的活性成分阿魏酸具有明显的抗炎作用；甘草抗炎解毒，调和药性。四药煎后外洗，起到清热解毒、滋阴养血、活血止痛之功效。

5. 血热受风，营伤血瘀 治疗以凉血祛风，和营祛瘀为原则。经验方组成：桂枝、白芍、赤芍、红花、甘草。本方具有凉血祛风之功，使血热得清，风邪得去，营卫和顺，经络通达。

（二）中药湿热敷疗法

1. 操作方法（图 16-2）

（1）遵医嘱配制药液，将纱布放置在药液中浸泡。

（2）综合评估患者，暴露患处，适当清洁局部皮肤。

（3）将温度适宜的中药浸泡纱布（以纱布不滴水为宜），敷于患处，湿敷范围应大于患处边缘1~2cm，每次20~30分钟，每日2~3次。

2. 注意事项

（1）湿敷液应现配现用，注意药液温度，以35~37℃为宜，防烫伤。

（2）治疗过程中观察局部皮肤反应，如出现异

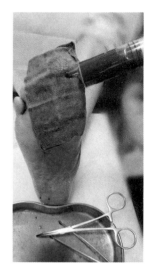

图 16-2 中药湿热敷疗法

常或原有症状加重应立即停止治疗，并报告医师。

（3）注意保护患者隐私并保暖。

（4）湿敷纱布须与皮肤密切紧贴，方能达到湿敷目的。

（5）操作前询问患者有无药物过敏史，湿敷过程中若出现过敏现象，应立即停止并给予相应处理。

（6）如有皮肤破溃者，严格执行无菌操作技术。

知识链接 ▶ **湿敷药液的选择**

根据患者患处实际情况，可选择复方黄柏液、康复新液，或辨证使用中药汤剂作为湿敷药液。

1. **复方黄柏液**　主要由连翘、黄柏、金银花、蒲公英、蜈蚣组成，是外用制剂，凡病机为湿热邪毒瘀结的溃疡溃破皮肤者均可使用。黄柏能促进抗体的生成；连翘具有抗菌消炎、抗病毒、抗过敏作用，其含有的化学成分能调节和增强皮肤免疫功能；蜈蚣提取物亦有消炎镇痛的功效。实验研究表明，复方黄柏液具有抗菌消炎、增强非特异性免疫的功能。复方黄柏液通过加强肉芽组织中血管内皮生长因子与成纤维生长因子的表达，促进局部血管生长及微循环的重建，从而达到促进伤口愈合的作用。复方黄柏液是从中草药中提取出来的中药汤剂，不含有化学消毒剂如乙醇等，与正常皮肤的 pH 值相近，对皮肤没有刺激，患者易于接受，治疗的依从性好。

2. **康复新液**　是由美洲大蠊干燥虫体提取而制成，含有黏氨酸、黏糖氨酸、多元醇和多种氨基酸等多种成分。康复新液可口服亦可外用，能够促进血管新生、肉芽组织生长，改善局部血液循环、炎症、水肿，有助于创面的修复，缓解疼痛。

（三）中药涂药疗法

1. **原理**　中药涂药疗法通过将中药制成水剂、酊剂、油剂、膏剂等剂型，涂抹于患处或涂抹于纱布外敷于患处，可使药物经局部吸收，就近作用于患病局部，使药力直达病所取效，避免了口服药经消化系统多次吸收所遇到的多环节灭活作用，提高了疗效。最终达到祛风除湿、活血化瘀、清热解毒、消肿止痛、止痒镇痛、抗炎生肌的作用（图16-3）。

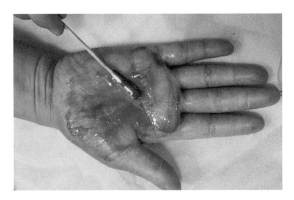

图 16-3　中药涂药疗法

2. **操作方法**

（1）患处铺治疗巾，用生理盐水棉球清洁皮肤并观察局部皮肤情况。

（2）将中药制剂均匀涂抹于患处或涂抹于纱布外敷于患处，范围超出患处 1～2cm 为宜，根据涂药的位置、药物的性质，必要时选择适当的敷料覆盖并固定。

3. **各类剂型用法**

（1）混悬液先摇匀后再用棉签涂抹。

（2）水、酊剂类药物用镊子夹棉球蘸取药物涂擦，干湿度适宜，以不滴水为度，涂药均匀。

（3）膏状类药物用棉签或涂药板取药，涂药厚薄均匀，以 2～3mm 为宜。

（4）霜剂应用手掌或手指反复擦抹，使之渗入肌肤。

4. **注意事项**

（1）涂药前需清洁局部皮肤，患处若有敷料，不可强行撕脱，可用生理盐水棉球沾湿敷料后揭除，并擦去药迹。皮肤破溃者，需按无菌技术操作。

（2）涂药不宜过厚以防毛孔闭塞。

（3）涂药后，观察局部及全身的情况，如出现丘疹、瘙痒、局部肿胀等过敏现象，或患处症状加重者，停止用药，将药物擦洗干净并报告医生，配合处理。

六、膳食指导

古代有"药食同源"之说，依据患者体质和辨证结果，根据食物性味与归经，指导患者饮食。

食品除保证新鲜、易消化吸收外，尽量做到色香味俱佳。患者进食时保持心情愉快，冬季不可过多进食寒性食物，腹胀者不宜食用甘薯、南瓜等产气食品。同时注意寒证宜温食、热食，热证宜凉食的原则。

1. 黄芪枸杞当归泥鳅汤

原料：黄芪 30g，枸杞子 15g，当归 6g，泥鳅约 300g。

做法：泥鳅剖净去肠脏。黄芪、枸杞子、当归洗净，一起加适量清水武火煮 30 分钟，然后加入泥鳅煮熟，去黄芪、当归渣，和盐调味，温热服食。

适用人群：适用于手足麻木、感觉迟钝、疼痛，属气血亏虚、经络瘀阻者。

2. 鸡血藤川芎黄芪水蛇汤

原料：鸡血藤 100g，川芎 15g，黄芪 30g，水蛇约 300g，生姜 15g。

做法：水蛇理净去肠脏，切成块；鸡血藤、川芎、黄芪、生姜洗净；将全部食材一齐放入炖盅内，加开水适量，炖盅加盖，用文火隔水炖 2～3 小时至各物熟烂后，和盐调味，饮汤食肉。

适用人群：适用于食欲下降、乏力、恶心呕吐、大便溏泻、舌质淡紫或暗淡，舌体胖大边有齿痕，舌苔白腻，脉象弦细或沉细，伴有手足肿胀、红斑、水疱，甚至血疱，属气虚血瘀、寒凝经脉者。

3. 黄芪怀山土茯苓龟汁

原料：黄芪 30g，怀山药 30g，土茯苓 200～250g，乌龟一只，带肉猪骨 200g。

做法：乌龟宰后去肠脏，连龟甲同用。土茯苓洗净斩块，猪骨斩细，黄芪、怀山药洗净，以上材料加清水 1 500ml，煎 3 小时以上，和盐调味，饮汤食肉。

适用人群：适用于手足肌肤麻木、感觉迟钝，伴有患处的疼痛、肿胀、红斑，水疱、血疱渗出，甚至局部皮肤溃烂，属脾胃虚弱、湿热瘀阻者。

4. 水鱼石上柏汤

原料：水鱼一只（约 500g），石上柏 60g，猪骨约 200g。

做法：水鱼宰杀去肠脏后切细，石上柏洗净，猪骨斩细，将前三物加适量清水煮熟，和盐调味，饮汤食鱼。

适用人群：适用于手足麻木、感觉迟钝、麻刺感，局部肿胀、红斑、脱屑和水疱，伴有口唇、舌尖及舌边、上腭、齿龈等多处发生溃疡，周围红肿疼痛，溃疡面有糜烂，属瘀热内结、气阴两虚者。

七、健康教育

1. 根据四时季节特点，调节人体精神、起居和饮食，以养生防病。"春夏养阳，秋冬养阴"，春天主生发，万物生长，肝气内应，应以养肝为主，起居宜"夜卧早起"；夏天主长，万物茂盛，心气内应，应以养心为主，起居宜"夜卧早起"；秋天主收，万物收敛，肺气内应，应以养肺为主，起居宜"早卧早起"；冬天大地收藏，万物皆伏，肾气内应，应以养肾为主，起居宜"早卧晚起"。做到春防风，夏防湿，秋防燥，冬防寒，为患者创造良好的休养环境。

2. 针对患者不同时期的心理反应，指导合理应用情志调护的方法，改善和消除患者的不良情绪，以促进患者的身心康复，避免因情志而诱发或加重病情。

3. 指导患者每日进行适量的有氧运动，以不觉疲劳为宜。例如太极拳、八段锦等，充分调动患者的积极性。如足部病患影响下床，可选择坐势八段锦等有氧锻炼，以达到畅通经络，调理脾胃，行气养血等强身健体的功效（图 16-4）。

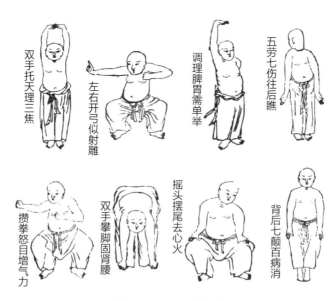

图 16-4　八段锦疗法

4. 保护手足皮肤，勿搔抓、撕破局部皮肤，减少增加局部皮肤受压的动作，如久站等。

5. 避免穿紧身鞋，日常工作过程中，注意避免过度摩擦皮肤。为减轻对手和足的压力，可穿戴稍厚的棉质手套或袜子，防止受伤，保持手掌和足底的干燥，在治疗过程中，应穿带鞋垫的鞋子以减少对足的压力。

6. 保持手足皮肤的清洁及湿润，定时外涂润肤用品。避免接触刺激性药物及酒精、碘酒、肥皂、洗衣液等，避免接触过冷或过热的物品。

7. 避免阳光暴晒，外出时建议长袖衣裤，戴遮阳帽，避免阳光直晒刺激局部皮肤。

知识链接 ► **八段锦疗法**

八段锦是一套独立而完整的健身功法，起源于北宋，八段锦的"八"字，不光是单指段、节和八个动作，更是表示其功法有多种要素，相互制约，相互联系，循环运转。"八段锦"有坐式、立式，静、动之分。其每一式的歌诀都与预防疾病，调理脏腑相联系，并且选择的动作都是已被传统健身术证明行之有效的，每式的练习都要求上下肢的协调配合，动作柔和，不用僵劲，并且在整个过程中做到连贯自然。八段锦属有氧运动，安全可靠，功法具有"柔和缓慢，圆活连贯；松紧结合，动静相兼；神与形合，气寓其中"的特点。

练习"八段锦"可分 3 个阶段：第一阶段学姿式，求其形似，这是必不可少的，是入门。第二阶段锻炼筋骨、疏通气血。练法要求每个姿式必须做到位，如第一节，双手托天理三焦，两手上升时必须慢慢伸直，伸直后还要使点暗劲，使全身的筋骨都要舒展开，这样才算到位。第三阶段疏通气血，使气血运行周身，使不通的经络逐渐打通。同时，在练功中多有加强手腕的上提和提踵动作，中医认为五脏有疾当取十二原，原穴很重要，而十二经络的原穴大部分就布在腕和踝附近，所以加强腕、踝动作，就可以起到刺激原穴，畅通经络的作用。从中医经络方面进行探讨，八段锦以形体导引，可以调节人体经络气血运行，调理脾胃，故十分有助于 HFS 的康复。

八、病例讨论

（一）病例简介

患者陈某，女，67岁。

1. **入院日期**　2020年10月3日。

2. **主诉**　双手足多发皮肤改变，伴疼痛1月余。

3. **现病史**　患者于2020年8月13日开始行呋喹替尼口服靶向药物治疗，后出现全身皮肤干燥起皮，逐渐出现双手足红斑、足部皮肤皲裂、足跟硬结样水疱伴疼痛，影响日常生活，伴有行走和抓物困难。2020年10月3日患者入住某医院。患者于2018年12月18日行乙状结肠直肠切除术伴肠吻合术，术后病理显示中分化腺癌。入院症见：患者疲倦乏力，双手足可见多发散在红斑，足部皮肤皲裂，部分破溃，足跟见硬结样水疱，最大5cm×4cm，受压及摩擦后，伴刀割样疼痛，NRS评分为6分，解除诱因后，NRS评分为2分，未口服止痛药物，纳眠可，二便调。舌暗红，少苔，脉沉细。

4. **生命体征**　T：36.7℃，P：67次/min，R：18次/min，BP：125/74mmHg。

5. **既往史**　否认急性传染病史，幼年曾接种卡介苗、脊髓灰质炎疫苗、百白破混合疫苗，已多年未接受预防接种。否认重大外伤史，否认食物及药物过敏史，否认输血史、输注血制品史。高血压病史20余年，规律口服苯磺酸氨氯地平片降压，血压控制在110～135/70～80mmHg。

6. **相关实验室检查**

项目	正常值	10月4日	10月11日
白细胞总数/（×10^9/L）	4～10	5.19	6.02
血红蛋白/（g/L）	110～150	95↓	108↓
血小板/（×10^9/L）	100～300	112	115
白蛋白（G/L）	35～55	30.3↓	33↓

（二）诊断

1. **望诊**　神志清，疲倦乏力，舌暗红，少苔。

2. **闻诊**　语言清晰，应答自如，未闻及异常气味。

3. **问诊**　足部伤口受压疼痛，NRS评分为6分，解除压力后NRS评分为 2 分，纳眠可，二便调。

4. **切诊** 脉沉细。

5. **专科查体** 双手足见多发散在红斑，足部皮肤皲裂，部分破溃，足跟见硬结样水疱，最大 5cm×4cm。

6. **中医诊断** 肠癌（瘀毒内结证）。

7. **西医诊断** 降结肠恶性肿瘤。

（三）辨病辨证

患者平素饮食失调，致使湿热瘀毒蕴结于肠内，瘀结不通，日久变生肠癌。患者湿热内蕴化热，致脏腑失和，肝木夹火内犯脾土，火盛则灼伤阴血，气血瘀滞；脾虚则痰湿内阻，痰瘀毒滞；舌暗红，少苔，脉沉细，四诊合参，辨证属瘀毒内结证。

（四）中医护理

1. **中医特色技术**

（1）中药沐足疗法：选用四妙勇安汤泡洗，达到清热解毒、活血祛瘀、止痛之功效。将患肢部位浸泡于药液中，每次浸泡 30 分钟，早晚各一次。浸泡完毕，用柔软毛巾轻轻抹干药液，涂凡士林软膏保湿。

（2）中药湿热敷疗法：选用康复新液局部湿敷，以促进血管新生、肉芽组织生长，改善局部血液循环，有助于创面的修复，缓解疼痛。湿敷前用无菌生理盐水清洗患处，无菌纱块抹干。

2. **合理膳食** 以优质蛋白、高维生素、易消化食物为宜，忌食生冷、辛辣刺激性食物。多食具有清热解毒、化瘀软坚功效的食品，如桃仁、紫菜、苋菜、田七、鳖甲、荸荠、莲藕、葛根粉、茯苓饼等。可用食疗方田七鳖甲瘦肉汤、桃仁紫菜汤等，也可以用冬瓜皮、荸荠煮水代茶饮。

3. **情志调护** 日常保持情绪稳定乐观，可看电视、聊天，打坐式八段锦，有畅通经络，行气养血的功效，可促进病灶痊愈，减轻焦虑。同时鼓励家属多陪伴，给予患者情感支持。

参考文献

[1] 赵德华，王继生，楚明明，等.抗肿瘤药物引起手足综合征的机制及防治措施 [J]. 中国现代应用药学,2019, 36(11):1437-1442.

[2] 师悦，李崇慧.化疗药所致周围神经毒性中西医治疗进展 [J]. 中医药临床杂志,2017, 29(3):327-330.

[3] 文菊，周礼平，汤利萍.仙芍通络方外洗对卡培他滨所致手足综合征的护理干预效果观察 [J]. 四川中医,2018,36(9):212-213.

[4] ZHANG R X, WU X J, LU S X, et al. The effect of COX-2 inhibitor on capecitabine-induced hand-foot syndrome in patients with stage II/III colorectal cancer: a phase II randomized prospective study [J]. J Cancer Res Clin Oncol,2011, 137(6): 953-957.

[5] NIKOLAOU V, SYRIGOS K, SAIF M W. Incidence and implications of chemotherapy related hand-foot syndrome [J]. Expert Opin Drug Saf, 2016,15(12): 1625-1633.

[6] 周梅，陈孟溪.内外合治法治疗卡培他滨所致手足综合征 1 例 [J]. 实用中医药杂志,2018,34(4):496.

[7] 马慧森，陈媚，杨嘉欣，等.基于数据挖掘探索中药外用治疗手足综合征的用药规律 [J]. 湖南中医药大学学报,2019,39(9):1120-1124.

[8] 董元鸽，陆箴琦，杨瑒.卡培他滨致手足综合征的护理研究进展 [J]. 护理研究,2016, 30(3) : 275-278.

[9] 徐娜.恶性肿瘤化疗患者手足综合征的中西医综合护理疗效观察 [J]. 当代护士,2019, 26(31):71-73.

[10] 郭婷，何虹，胡丰阳，等.复方黄柏液治疗卡培他滨所致手足综合征的疗效观察 [J]. 中华中医药杂志,2019,34(6): 2829-2832.

[11] 王文珣，郑爱林，李真真，等.甲磺酸阿帕替尼致手足综合征的临床观察与护理 [J]. 全科护理,2018,16(20) :2511-2512.

[12] LOU Y, WANG Q, ZHENG J Q, et al. Possible pathways of capecitabine-induced hand-foot syndrome [J]. Chem Res Toxicol,2016,29 (10) :1591-1601.

[13] 陈州华，周胜涟，徐婪，等.手足浸泡方治疗手足综合征临床研究 [J]. 河南中医,2017,37(4) :703-705.

[14] NIKOLAOU V, SYRIGOS K, SAIF M W. Incidence and implications of chemotherapy related hand-foot syndrome [J]. Expert Opin Drug Saf,2016,15 (12):1625-1633.

[15] 张汉超,耿福能,沈咏梅,等.康复新液药理作用及临床应用的研究进展 [J].中国民族民间医药,2017,26(3):57-60.

[16] 李响,刘铎,吴东媛,等.卡培他滨相关基因多态性与手足综合征关系的研究进展 [J].实用肿瘤学杂志,2018,32(2):59-63.

[17] 李荣振,张思森,杨铁健,等.CDA 基因变异对卡培他滨治疗结直肠癌患者出现手足综合征的影响 [J].中国肿瘤临床,2018,45(9):458-461.

[18] 张晓迪,陈嘉璐,高静东.温经化瘀方外治化疗相关性手足综合征的临床观察 [J].浙江中医药大学学报,2017,41(2):142-145.

[19] 马燕妮,廖文静,张军辉,等.为使用卡培他滨的恶性肿瘤患者进行中药熏洗治疗对其手足综合征发生率的影响 [J].当代医药论丛,2019,17(13):208-209.

[20] 裴育莹.抗癌药物所致手足综合征的中医分型及其相关因素分析 [D].北京:北京中医药大学,2019.

第十七章　口腔炎

口腔炎是指发生于口腔和咽部黏膜组织的炎症性和溃疡性反应。临床表现为黏膜充血肿胀，继而破溃糜烂，形成一个或数个溃疡点，溃疡周围红肿、疼痛，严重时黏膜广泛糜烂，累及咽部，深达肌层，表面覆盖假膜和坏死组织，患者痛感剧烈，甚至无法吞咽和进食，严重影响生活质量。口腔黏膜上皮细胞增殖活跃，一般 7～14 日分化更新一次，因此相较其他组织，更易受到细胞毒药物或放疗的影响（图 17-1）。

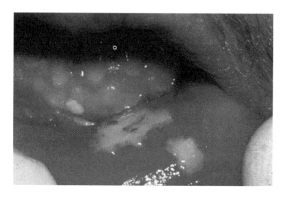

图 17-1　口腔炎

化疗性口腔炎是指与癌症化疗药物治疗相关的口腔炎，是化疗常见不良反应之一。多在化疗第 2～14 日出现，表现为黏膜红斑、水肿，进而出现疼痛、溃疡、假膜、出血，甚至坏死。溃疡可发生于口腔黏膜的所有区域，但最常出现在颊黏膜、舌中部及侧面、口底及软腭。化疗性口腔炎的发生率与化疗药物的种类、剂量、持续时间及患者自身因素有关。在接受高剂量化疗或持续化疗患者中，口腔炎的发生率更高，造血干细胞移植前的高剂量化疗所致 3～4 级口腔炎发生率高达 75%。部分患者因为严重的口腔炎，出现营养摄入障碍，诱发营养不良、感染等，导致无法完成化疗周期，进而影响预后。

放射性口腔炎是放疗常见副反应之一，常见于口腔癌、口咽癌、鼻咽癌及约 2/3 的下咽或喉癌放疗后的患者。其中，在头颈部恶性肿瘤放疗中，放射性口腔炎的平均发生率为 80%。放射性口腔炎一般在放疗开始 1~2 周后出现，表现为口腔内膜充血、水肿、口干、疼痛等。随着放射剂量增加，口腔疼痛感加重，并出现进食受限。在 5~6 周时，患者可出现口腔溃疡、疼痛剧烈、进食困难，甚至体重下降。

一、中医病因病机

口腔炎属中医学的"口疮""口糜""口舌生疮"范畴，古代医家对"口糜""口疮"病因病机有各自不同的认识。

（一）心脾积热

中医认为舌为心之苗，心脉分布于舌上，若心火炎上，熏蒸于口，则口舌生疮。《素问·阴阳应象大论》中提出"脾主口""心主舌"的理论，大多数医家认为口疮多是由于火热之邪沿心脾二经上冲于口舌所致。《诸病源候论·口舌疮候》中说："手少阴，心之经也，心气通于舌。足太阴，脾之经也，脾气通于口。腑脏热盛，热乘心脾，气冲于口与舌，故令口舌生疮也。诊其脉，浮则为阳，阳数者，口生疮。"《圣济总录》中提到"口舌生疮者，心脾经蕴热所致也，盖口属脾，舌属心，心者火，脾者土，心火积热，传之脾土，二脏俱蓄热毒，不得发散，攻冲上焦，故令口舌之间，生疮肿痛"。王肯堂《证治准绳》中认为"心脉布舌上，若心火炎上，熏蒸于口，则为口舌生疮。脾脉布舌下，若脾热生痰，热涎相搏，从相火上炎，亦生疮者尤多"。基于此，因于火热，责之心脾，其主脏在心与脾，他脏之变亦可致之，是口腔炎的病因病机之一。

（二）虚火上炎

火热是口疮形成的核心病理因素之一，但其又有虚实之分。《外科正宗》记载"口破者，有虚火、实火之分，色淡、色红之别"，表明口疮虚实之火的不同表现。而虚火上炎也是诸多医家认为的口疮病机之一。《丹溪心法》云："口疮，服凉药不愈者，因中焦土虚，且不能食，相火冲上无制，用理中汤。"《圣济总论》则指出"又有胃气弱，谷气少，虚阳上发而为口疮者"。

（三）阳气不足

阳气不足，脏腑内寒亦可引起口疮。龚廷贤《寿世保元》中提到"口疮白脾脏冷"。《医学摘粹》言："脾胃湿寒，胆火上炎而生口疮"，指寒湿郁而化热，湿热上蒸而导致口疮。明代《秘传证治要诀及类方》记载"下虚上盛，致口舌生疮"，指出下虚上盛是口疮的发病机制，其中上盛指上焦气盛，阳热盛；下虚是指肾阳不足。

无论是外邪、情志变化或是饮食等都易引起气血阴阳失和，极易导致口腔内膜产生病损。而经过抗肿瘤药物的治疗，攻伐本已虚弱的脾胃之气，导致脾胃功能愈加脆弱，已破损的创面得不到胃气的滋养，难以愈合。

朱爱勤认为，化疗药物毒性易使脏腑功能紊乱，阴阳气血亏虚，从而导致口疮发生；发生口腔炎的患者中，以脾胃伏火及心火亢盛型较多，符合化疗后脾胃损伤、健运失司、气血虚弱或阴虚火旺的病因病机特点。唐伟兰认为，化疗损伤脾胃，使其健运失司，不能生养气血而致病，则病机为脾胃气虚；化疗也可致心脾肾之阴液不足而生内热，虚火上炎，口舌受灼，溃烂成疮，病机为阴虚火旺。金涛则提出，本病病机和变化离不开"火""瘀"，化疗属"药毒"之邪侵袭人体，致脾胃受损，耗气伤阴，身体阴阳平衡被破坏，热毒更甚，深伏于内，循经上扰，而致口腔黏膜损伤；因此发病机制以气血损伤、真阴亏损为本，瘀久化热、热毒炽盛为标实。虽每位医家阐述病因病机不同，但"正虚邪盛"是其共同特点。

二、现代医学认识

（一）病理机制

早期研究认为，口腔炎是化疗药物毒性直接或间接作用于上皮细胞致其损伤的结果。2004 年，Sonis 等人根据一系列的研究提出，口腔炎的发生发展是一个复杂的生物学进程，其病理生理机制分成五个阶段：

1. **起始阶段** 化疗药物或放疗产生氧化应激和活性氧（ROS），活性氧会直接损伤细胞、组织和血管，并激活大量转录因子，引发其他生物学效应。

2. **上调和产生信使信号阶段** 在此阶段，许多转录因子被激活，导致基因表达上调，有害细胞因子，如促炎细胞因子的释放增加；此外，神经酰胺合成酶、基质金属蛋白酶被激活，以上多种效应同时发生，导致黏膜下层组织损伤和细胞凋亡，基底上皮细胞原发性损伤。

3. **信号放大阶段** 促炎细胞因子除产生直接损伤作用外，还在放大化疗引起的黏膜损伤中起间接作用，这一阶段的损伤多集中在黏膜下层和基底上皮，所以黏膜外观正常。

4. **溃疡形成阶段** 此阶段有明显症状，基底上皮干细胞损伤和死亡导致黏膜萎缩性改变，进而形成溃疡，细菌定植于溃疡面，细菌产物激活巨噬细胞，导致促炎细胞因子释放，进一步加剧炎症反应。此外，溃疡形成期刚好发生在化疗后骨髓抑制最明显阶段，在中性粒细胞减少的患者中，细菌可能侵入黏膜下血管而引起菌血症或败血症。

5. **愈合阶段** 此阶段包括黏膜上皮细胞增殖和分化，重建正常的口腔菌群。然而，尽管愈合后口腔黏膜外观正常，但黏膜环境已经发生显著变化，后续抗肿瘤治疗更易引起口腔炎及并发症。

（二）危险因素

1. 治疗相关危险因素

（1）化疗药物：抗代谢类、抗生素类、烷化剂类抗肿瘤药，如化疗方案含 5- 氟尿嘧啶、甲氨蝶呤、紫杉烷是引起口腔炎的危险因素。

（2）化疗药物剂量与化疗时间：大剂量化疗可明显增加发生口腔炎的风险；随着化疗持续时间延长，口腔炎发生率也随之升高。

（3）药物用法：口服化疗比静脉滴注化疗发生口腔炎的风险更高。

（4）联合治疗：化疗联合放疗会使口腔炎发生率显著升高。

（5）骨髓移植：接受异体骨髓移植患者与接受自体骨髓移植的患者相比，口腔炎程度更严重，持续时间更长。

2. 患者相关危险因素

（1）性别：有研究认为女性患者化疗相关口腔炎发生率较高。

（2）年龄：儿童和高龄均是口腔炎的危险因素。

（3）体重指数（BMI）：营养状况较差的患者发生口腔炎的风险较高；低体重指数（BMI < 18.5）是发生化疗相关口腔炎的重要危险因素。

（4）口腔状况：口腔健康状况、清洁度越好，口腔炎发生的风险越低；而口腔 pH 值呈酸性、口腔唾液分泌减少，则发生口腔炎风险较高。

（5）遗传因素：研究结果表明，口腔炎风险的某些方面可能由基因决定，如特定化疗药物代谢所需酶缺乏导致代谢障碍，血药浓度持续处于高水平，出现严重黏膜毒性。

（6）骨髓抑制：白细胞计数下降、中性粒细胞减少是口腔炎的危险因素。研究表明，几乎所有发生口腔炎的患者都伴有中性粒细胞减少症。

（7）其他因素：研究表明，吸烟、肾功能降低、恶心呕吐、食欲缺乏、腹泻、睡眠异常也是口腔炎发生的危险因素。

知识链接 ▶ **口腔炎分级标准及常用量表**

WHO口腔炎分级标准 该标准（表17-1）是应用最广泛的口腔炎评估标准，从症状（疼痛）、体征（红斑、溃疡）、功能（进食类型）几个方面进行评估。

表 17-1　WHO 口腔炎分级标准

分级	特征
0 级	无口腔炎
Ⅰ级	黏膜红斑、疼痛，但不影响进食
Ⅱ级	黏膜有红斑、溃疡，但能进食固体食物
Ⅲ级	黏膜有严重红斑和溃疡，只能进食流质
Ⅳ级	黏膜有溃疡融合成片，有坏死，不能进食

三、辨证思路

后世历代医家对口疮的认识皆从"火毒论治"开始，而现代很多中医学者认为，"火毒伤阴"为其基本病机。其病位在口，发生发展与患者全身津液耗损，气血失调有关。根据病机不同，临床常分为阴阳两虚、气阴两虚、脾胃不和、脾肾两虚、正虚血瘀等。有学者提出放疗对机体产生损伤而导致的病机并非是一成不变的，可根据相关症状分为三期：初期热邪损伤脉络，耗散津液；中期热毒炽盛，气阴亏虚；末期正虚邪恋，气滞血瘀。故应根据不同阶段制订治疗方案。

（一）风热在表型

口疮初起，起病急骤。唇舌或两颊内出现疱疹、溃疡、红肿，疼痛，流涎，伴有发热、恶寒、咽红、咳嗽，舌尖红，苔薄白或薄黄，脉浮数。

（二）脾胃积热型

起病前多有过食厚味，贪食过量史。口腔溃疡较多，或满口糜烂，周围红赤，疼痛拒食，口臭涎多，牙龈红肿，小便黄，大便干结，或发热面赤，舌质红，苔黄或黄腻，脉滑数。

（三）心火上炎型

舌上、口腔糜烂或溃疡，色红疼痛，饮食困难，心烦不安，口干欲饮，小便短赤，舌尖红赤，苔薄黄，脉细数。

（四）虚火上浮型

病程较长，口舌溃疡反复发作，稀疏色淡，不甚疼痛，神疲颧红，口干不渴，盗汗，手足心热，舌质淡红，苔少，脉细数。

知识链接　口腔炎中医辨证分型

1. 戴永生等从五行角度分析，将脾胃虚弱证细分为土火上浮证、土虚心火亢证及土虚肾火浮证。

2. 史欣德等从肾虚角度考虑口疮证型，分为虚火上炎型、肾阴虚型及肾阳亏虚型。

3. 口疮证型中，肝郁化火型、火毒夹痰瘀型及气血亏虚型口疮较少被人提及。其中，肝郁化火型口疮多在女性生理期或生气易怒时发生，经常出现多数黄豆粒大小口疮，疮色红、疮周红肿、灼痛伴眠差、纳差等。

四、护理要点

化疗性口腔炎的发生是多种因素共同作用的结果，实施正确的护理方法有助于预防口腔炎发生、减轻症状，促进黏膜修复。

1. **口腔卫生护理** 保持良好的口腔卫生，通常包括刷牙、使用牙线和 1 种以上漱口水相结合，推荐使用软毛牙刷、含氟牙膏，每日至少在早晚轻柔刷牙两次，最好每月更换牙刷。保持口唇湿润，口干时可小口频繁饮水、咀嚼口香糖促进唾液分泌。对于佩戴义齿的患者，每餐后或每日至少两次，应取出假牙和密闭器，并用牙刷或假牙刷子仔细清洁。

2. **牙科护理** 治疗开始前，请牙科专业人员会诊，对患者口腔进行检查，清洗牙菌斑和牙垢，治疗龋齿，清除潜在的感染灶，修复缺损的牙齿，检查义齿是否合适等。

3. **合理选择漱口水** 漱口时宜选择温和的口腔清洗剂，如生理盐水、灭菌用水、蒸馏水、碳酸氢钠等，碳酸氢钠可中和口腔黏液酸度，减少酵母菌种植。已发生口腔炎，推荐使用吗啡漱口液、利多卡因黏性溶液、过饱和磷酸钙漱口液等减轻疼痛；使用苄达明漱口液减轻口腔炎的严重程度。一些研究表明，绿茶漱口水、车前草复方漱口水也可起到预防化疗性口腔炎的效果。推荐在进食后及睡前漱口，漱口液应与口腔各个部分充分接触。应避免使用含有乙醇的漱口液，因为乙醇会引起口腔干燥并刺激口腔黏膜。Meta 分析表明，氯己定并不能有效预防化疗性口腔炎的发生，且口感差，会使牙齿变色，因此不建议使用；同样，不推荐应用碘溶液降低大剂量化疗患者的口腔炎发生率。另外，粒细胞 - 巨噬细胞集落刺激因子（GM-CSF）漱口水不能用于预防接受造血干细胞移植患者的口腔炎。

4. **用药护理** 对于接受大剂量化疗和自体干细胞移植全身照射的恶性血液病患者，建议在预处理治疗前 3 日和移植后 3 日使用帕利夫明 60μg/（kg·d），以预防口腔炎。在用药前，应向患者详细解释用药的目的和方法，用药过程中密切观察不良反应，并及时评估疗效。

5. **情志护理** 重视患者的心理问题，一般可根据口腔炎出现的规律，指导患者在不同阶段的应对方法。评估患者心理状态，与家属做好沟通，必要时请精神科 / 心理科会诊。

6. **疼痛护理** 评估患者口腔疼痛程度，疼痛对生活、情绪、功能等的影响，帮助患者及时缓解疼痛。使用药物止痛后，及时评估口腔疼痛缓解情况，评价药物疗效，若疼痛控制不理想，应考虑采取其他措施。

五、常用中医护理适宜技术

（一）耳穴贴压疗法

1. **取穴**　主穴选择口、颌、颊，配穴选择脾、胃、肾上腺、神门等。

2. **操作方法**

（1）用探针探查耳穴敏感点，然后加压留印，确定贴压部位。

（2）用 75% 乙醇自上而下、由内到外、从前到后消毒耳部皮肤，待完全干燥后，选用王不留行籽或莱菔籽等丸状物黏附在 0.7cm×0.7cm 大小的胶布中央，用止血钳或镊子夹住敷贴于选好耳穴的部位上。

（3）给予适当按压（揉），使患者有热、麻、胀、痛感觉，即"得气"。

（4）嘱咐家属及患者每日按压各穴 3~5 次，每次 1~3 分钟，按压力度以患者耐受度为限；两耳交替贴压，3 天更换 1 次。

3. **注意事项**

（1）耳郭局部有炎症、冻疮或表面皮肤有溃破者不宜施行。

（2）耳穴贴压每次选择一侧耳穴，双侧耳穴轮流使用。夏季易出汗，留置时间 1~3 天，冬季留置时间 3~7 天。

（3）观察患者耳部皮肤情况，留置期间应防止胶布脱落或污染；对普通胶布过敏者改用脱敏胶布。

（4）患者侧卧位耳部感觉不适时，可适当调整。

（5）体质虚弱者，耳贴按压力度易轻，以防力度过大引起患者虚脱反应。

（二）紫草油复合剂外涂

对于已经发生黏膜破损的化疗性口腔炎，可用紫草油复合剂涂敷患处。以紫草及香油按 2∶25 的比例组成，紫草漂洗晾干后放入香油中浸泡，文火炸枯存性，滤油去渣即成紫草油（图 17-2）；取紫草油 10ml 与蒙脱石散 3g、维生素 B_2 20mg 混合制成紫草油复合剂，用时混匀，用药后 1 小时内禁食禁饮，避免药物流失。

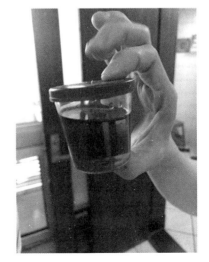

图 17-2　紫草油

（三）蜂蜜外涂

研究表明，蜂蜜能够辅助治疗放化疗口腔炎及缓解相关疼痛。蜂蜜是天然产物，味甘，性平，无毒，《本草纲目》中阐述了蜂蜜具有清热、补中、解毒、润燥、止痛的药用功能。现代研究发现，蜂蜜对口腔炎有效可能是因为蜂蜜具有高糖、高渗透性、pH 值酸性、营养丰富的特性，且含有葡萄糖氧化酶。蜂蜜与葡萄糖作用可产生低浓度过氧化氢，对细菌在黏膜上生长有抑制作用，通过其抗炎作用，可以减轻炎症水肿和渗出，缩小瘢痕，促进创面修复。

六、膳食指导

化疗后由于恶心、呕吐、食欲缺乏、口腔炎等不良反应，患者进食量减少，营养摄入不足，易导致水电解质紊乱。因此，必须保证患者营养摄入，重视患者的全身状况。指导患者进食清淡、易消化、高蛋白、高维生素食物，避免刺激性食物；对于疼痛明显的患者，可进食半流质或流质食物，进食前可先含漱 2% 利多卡因漱口液缓解疼痛。定期监测电解质、血红蛋白、白蛋白等相关指标，必要时给予肠外营养。研究表明，补充维生素 A 和维生素 E 也可防治口腔炎，维生素 A 可以抑制炎症过程，而维生素 E 是一种抗氧化剂，可以通过减少氧自由基的损害来减轻口腔炎的严重程度。中医学自古以来就有"药食同源"理论，认为许多食物同时也是药物，部分膳食与药物同样有防治疾病的作用。比如脾胃虚弱型的口腔炎患者，可进食健脾补气的膳食，如黄芪山药粥。

七、健康教育

1. **专家小组建议**　向患者提供有关口腔护理的书面指导和教育，采用多元化宣教方法向患者及家属讲解口腔炎的预防和观察方法，阐述营养支持的重要性，消除患者的疑惑，鼓励坚持治疗。

2. **化疗前指导患者制订完善的口腔卫生计划**　睡前、晨起及三餐后使用软毛牙刷刷牙，有效去除口腔内的食物残渣等异物，但刷牙时需要避免造成口腔内的机械性损伤。同时，增加漱口的次数和力度，常选用生理盐水或者碳酸氢钠溶液漱口：生理盐水可机械性清洁口腔内的残渣，湿润口腔黏膜；碳酸氢钠溶液在清洁口腔的同时可以中和口腔内的酸性、减少红斑的发生。

3. 口腔黏膜的保护和修复　口腔黏膜充血、水肿，可用西地碘片含化；呋喃西林溶液、氯己定及 1% 过氧化氢溶液等有抗炎和组织修复功能；将硫糖铝或维生素 E 胶囊刺破涂于口腔黏膜或溃疡处，既可以保护黏膜，又可以促进溃疡愈合。

八、病例讨论

（一）病例简介

患者李某，男，64 岁。

1. **入院日期**　2020 年 5 月 19 日。

2. **主诉**　脑淋巴瘤术后 2 月，化疗后 1 周余。

3. **现病史**　患者于 2020 年 2 月偶有头痛，左额部明显，未予重视，未进行系统治疗。2020 年 3 月 11 日头痛症状加重，至外院就诊，行 CT 检查示"左侧侧脑前角旁占位性病变"，行颅脑 MR 提示"左额叶占位并大脑镰下疝，高级别胶质瘤与转移瘤鉴别，右侧额叶异常信号性质待定"。3 月 18 日行脑病损切除术（左侧额叶），术后病理示"（左额叶肿物）B 细胞源性淋巴瘤，组织学类型倾向弥漫性大 B 细胞淋巴瘤"。4 月 26 日至我院治疗，5 月 9 日行化疗 1 次。入院症见：患者神清，精神疲倦，失语，可点头示意回答问题，右侧肢体乏力，不能行走，口干，口腔溃疡并疼痛，纳眠一般，二便调。舌淡，苔薄白，脉弦细。

4. **生命体征**　T：36.9℃，P：92 次 /min，R：18 次 /min，BP：125/71mmHg。

5. **既往史**　2013 年于外院行右侧白内障手术，2017 年诊断胆囊息肉、前列腺增生并钙化灶。否认急性传染病史，否认重大外伤史，否认食物及药物过敏史，否认输血史、输注血制品史。

6. **相关实验室检查**

项目	正常值	5 月 19 日	5 月 22 日	5 月 27 日
白细胞总数 /（×10⁹/L）	4 ~ 10	5.11	8.07	8.09
血红蛋白 /（g/L）	110 ~ 150	106 ↓	102 ↓	75 ↓

项目	正常值	5月19日	5月22日	5月27日
血小板 /（×10⁹/L）	100 ~ 300	207	279	245
白蛋白（G/L）	35 ~ 55	30 ↓	—	34 ↓

（二）诊断

1. **望诊** 患者神清，精神疲倦，右侧肢体乏力，不能行走，舌淡、苔薄白。

2. **闻诊** 失语，可点头示意回答问题，未闻及异常气味。

3. **问诊** 左侧额叶病损切除术后，化疗后1周余，口干，口腔溃疡并疼痛。

4. **切诊** 脉弦细。

5. **专科查体** 右侧肢体肌力3级，左上肢肌力5级，左下肢肌力4级，四肢肌张力正常，见散在口腔溃疡。

6. **中医诊断** 内科瘤病（气虚痰瘀阻络证）。

7. **西医诊断** B细胞非霍奇金淋巴瘤（左侧额叶淋巴瘤术后）。

（三）辨病辨证

患者年过六旬，脏腑亏虚，精气不足，气虚无力行血而血行不畅，不能上荣脑窍；脾气亏虚，水湿内停，日久聚湿成痰，痰瘀互结，痹阻脉络，脉络失养，停滞脑窍，日久变生瘤毒。故辨病为内科瘤病。脾气亏虚，气虚无力行血而血行不畅，津液疏布失常，水湿内停，日久聚湿成痰，痰瘀互结，痹阻脉络，脉络失养，舌淡、苔薄白，脉弦细，四诊合参，辨证属气虚痰瘀阻络证。

（四）中医护理

1. 中医特色技术

（1）中药漱口：选银荷漱口液（由金银花、薄荷、甘草组成），以疏风清热、利咽生津、止痛。漱口时取适量药液含漱，同时配合舌体运动，确保药液充分接触口腔溃疡表面，含5分钟后吐出药液，每日6次。亦可将药液制成冰块形状，方便患者含漱，配合冷疗，减轻患者疼痛不适，促进愈合。

（2）腕踝针：取双上区1区，如针刺处有血管或显著疼痛时宜调整进针方向，以针刺后患者无任何特殊感觉为宜，可减轻口腔疼痛。

2. **合理膳食** 以优质蛋白、高维生素、易消化食物为宜，食物宜柔软、易咀嚼吞咽，避免生冷油腻、辛辣刺激、坚硬粗糙等食物。多食清热解毒利咽之品，可服用臭草绿豆粥：绿豆 50g，加适量水，以小火炖熟，再加入适量臭草、鱼腥草，粥成后加入适量糖或盐调味后食用。每日 1 剂，分 2 次服用。还可用清热利咽方：取木蝴蝶、白茅根、胖大海、麦冬各 5g，加开水冲泡，加盖焖 10 分钟后代茶饮，以清热利咽、养阴生津。

3. **情志调护** 日常保持情绪稳定乐观，可看书、听轻音乐，听宫调式乐曲调理气机，如《月儿高》《春江花月夜》《塞上曲》《月光奏鸣曲》等，减轻焦虑，转移注意力。同时做好家属的思想工作，指导患者调整不良心理状态。

参考文献

[1] LALLA R V, BOWEN J, BARASCH A, et al. MASCC/ISOO clinical practice guidelines for the management of mucositis secondary to cancer therapy [J]. Cancer,2014,120(10): 1453-1461.

[2] ALLEN G, LOGAN R, REVESZ T, et al. The prevalence and investigation of isk factors of oral mucositis in a pediatric oncology inpatient population: a prospective study [J]. Journal of Pediatric Hematology/Oncology,2018,40(1): 15-21.

[3] 李庆福，李锡清，姜丽，等.化疗诱发口腔黏膜炎的危险因素分析 [J]. 口腔医学研究，2019,35(8): 810-813.

[4] 唐伟兰，金碧琳，周梅，等.分型辨治化疗后口腔溃疡40例临床观察[J].浙江中医杂志，2009,44(2):124.

[5] 徐慧颖，李亚洁，赵洁，等.口腔黏膜炎评估量表及其应用研究 [J].护理研究,2008,22(32): 2917-2918.

[6] 秦秀丽，周俊芳，付茜，等.儿童化疗性口腔黏膜炎测评工具的研究进展[J].护理学报，2019,26(16): 43-45.

[7] 裴露斯，杨雪梅，翟田田，等.冷冻疗法降低化疗患者口腔黏膜炎发生的 Meta 分析[J].护理学报,2020,27(6): 23-28.

[8] 喻燕敏，喻建华，万会平，等.耳穴贴敷预防5-氟尿嘧啶持续化疗所致口腔炎的作用

研究 [J]. 海军医学杂志 ,2014,35(2):117-118.

[9] 周琳琳 , 苏少晨 , 翟田田 , 等 . 蜂蜜预防放化疗导致的口腔黏膜炎及相关疼痛的系统评价 [J] . 中国护理管理 ,2019,19(5): 693-700.

[10] ORYAN A, ALEMZADEH E, MOSHIRI A. Biological properties and therapeutic activities of honey in wound healing: a narrative review and meta-analysis[J]. Journal of Tissue Viability,2016,25(2): 98-118.

[11] 方颖 , 黄丽华 . 非药物预防和处理癌症化疗所致口腔黏膜炎的研究进展 [J]. 护理与康复 ,2019,18(5): 45-48.

[12] 殷艳丽 , 许春梅 , 吴亚菲 , 等 . 龈下刮治和根面平整术联合 Nd:YAG 激光治疗慢性牙周炎的疗效评价 [J]. 华西口腔医学杂志 ,2017,35(6):618-624.

[13] 宋丹丹 , 方慧敏 , 曹阳 , 等 .Er:YAG 激光预备对牙釉质表面性能及树脂粘结强度的影响 [J]. 口腔医学研究 ,2017,33(1):38-41.

[14] LIU L S, GKRANIAS N, FARIAS B, et al. Differences in the subgingival microbial population of chronic periodontitis in subjects with and without type 2 diabetes mellitus—a systematic review [J]. Clinical Oral Investigations, 2018, 22(8):2743-2762.

[15] 何霞 . 口腔炎喷剂治疗儿童手足口病口腔溃疡的疗效观察 [J]. 世界最新医学信息文摘 , 2017,17(71):61-62.

[16] HASHEMINASAB F S, HASHEMI S M, DEHGHAN A, et al. Effects of a Plantago ovata-based herbal compound in prevention and treatment of oral mucositis in patients with breast cancer receiving chemotherapy: a double-blind, randomized, controlled crossover trial [J]. J Integr Med,2020,18(3): 214-221.

[17] 中国抗癌协会肿瘤护理专业委员会 . 中国癌症症状管理实践指南——口腔黏膜炎 [J]. 护士进修杂志 , 2020,35(20):1871-1878.

[18] HONG C, GUEIROS L A, FULTON J S, et al. Systematic review of basic oral care for the management of oral mucositis in cancer patients and clinical practice guidelines[J]. Support Care Cancer,2019,27(10): 3949-3967.

[19] IDAYU M N R, LEI C P, WAN I W, et al. Oral cryotherapy: prevention of oral mucositis and pain among patients with colorectal cancer undergoing chemotherapy [J]. Clin J Oncol Nurs,2018,22(5): 555-560.

[20] 陈凤琴 , 陈婵娟 , 余艳爱 . 自制绿茶漱口液预防 5- 氟尿嘧啶持续化疗所致口腔炎的研究 [J]. 中国实用医药 ,2016,11(10): 266-267.

第十八章　放射性皮炎

放射性皮炎（radiodermatitis，RD），又称放射性皮肤反应，是指皮肤暴露于电离辐射中受到损伤而产生的皮肤炎症反应。放射性皮炎分为急性放射性皮炎和慢性放射性皮炎。急性放射性皮炎（acute radiodermatitis，ARD）又称早期皮肤反应，是放疗开始 90 天内的皮肤反应，主要临床表现为局部皮肤红斑、水肿、色素改变、疼痛、毛发脱落、干性或湿性脱皮，严重者可导致局部皮肤坏死，继发形成溃疡。急性放射性皮炎是肿瘤患者放疗最常见的副反应之一，常发生于放疗后数小时至数周内，约 95% 的放疗患者会发生急性放射性皮炎。

知识链接▶ **慢性放射性皮炎和放射记忆性皮炎**

1. **慢性放射性皮炎**　是放疗开始第 90 天之后的皮肤反应，主要发生机制为实质细胞耗竭后无力再生而导致的皮肤和皮下组织的纤维化，多在放疗后数月甚至数年才出现。主要表现为真皮纤维化，皮肤干燥、角化过度、持续色素沉着、皮肤萎缩、毛细血管扩张等，皮肤变薄变脆，轻微损伤即可造成溃疡，疼痛且难以愈合。

2. **放射记忆性皮炎**　指放疗后，使用化疗药物或其他药物治疗后发生在放射野皮肤的急性炎症反应。临床表现主要为斑丘疹、干脱屑、瘙痒、肿胀和溃疡。可在最初的放疗和随后的化疗给药后数周、数月、甚至数年后发生，大多发生在放疗后 2 个月内，发生率约 6%。停药后，该反应常在 1～2 周内消失。

一、中医病因病机

根据放射性皮炎的临床表现，可将其归属于中医学的"疮疡""丹""烧烫伤"范畴。

（一）火热毒邪致病

中医认为放疗中的放射性属于"火热毒邪"。《素问玄机原病式》中有"微热则痒，热甚则痛，附近则灼而为疮"的说法，《医宗金鉴》则认为"痈疽原是火毒生，经络阻隔气血凝"。《灵枢·痈疽》有云："营卫稽留于经脉之中，则血泣而不行，不行则卫气从之而不通，壅遏而不得行，故热。大热不止，热胜则肉腐，肉腐则为脓。"放射线照射后，体内热毒过盛，郁结于肌肤腠理，热盛肉腐而发为疮疡，产生脱屑、溃疡等；热毒耗伤阴液，致血热互结，外发于皮肤则见红斑；肿瘤本身具有滞、瘀的特点，加之火热犯里，热入营血，血失濡养，血行不畅而瘀阻，经络不通而致灼痛。

（二）燥邪致病

《素问·阴阳应象大论》提到"热胜则肿，燥胜则干"。《素问玄机原病式》也有"诸涩枯涸，干劲皴揭，皆属于燥"的记载。《医门法律》曰："有干于外而皮肤皴揭者，有干于内而精血枯涸者，有干于津液而荣卫气衰，肉烁而皮着于骨者。"放疗后患者出现口干、咽干、皮肤干燥、红斑、脉弦细数等症状，均为燥邪伤阴的表现，故认为放射线属燥热邪气。燥热邪气伤于皮肤，耗灼津液而皮肤汗出减少、干燥，日久则见脱屑、瘙痒，热入营血、血热互结，则见红斑，血热伤经络，经络不通则疼痛。如病程日久，燥热邪盛，邪盛肉腐，则见溃疡、出血。

二、现代医学认识

放射性皮炎主要是皮肤受到照射后表层细胞损伤、丢失，细胞补充受损造成。表皮内含有基底干细胞，增殖能力活跃，增殖形成的细胞分化为表皮各层细胞；真皮内含有血管和毛囊，毛囊中有干细胞可协助表皮再生。放疗时，放射线可以直接损伤皮肤细胞 DNA、诱导细胞死亡，电离和激发体液中水分子形成自由基，作用于生物大分子如各种酶和蛋白质等导致间接损伤，并可损伤局部血管内皮，导致细胞膜和血管壁通透性改变，加上炎症反应、神经体液作用失调和毒血症的发生引起继发作用，进一步加重损伤。皮肤各层细胞均有损伤与丢失，但基底细胞、毛囊干细胞和黑色素细胞对放射线高度敏感，损伤后增殖能力受损，无法及时补充各层细胞，最终表现出各种皮肤症状。放射性皮炎发生的主要相关因素如下：

（一）放疗

放射线是导致皮肤损伤的直接因素，皮肤受到射线照射剂量越大，相对损伤越重。放射源种类，辐射束质量，放疗技术，放疗方案包括放疗总剂量、分割剂量、受照射体积和表面积等均会影响局部皮肤照射剂量。随着放疗技术不断改进优化，在治疗受益的情况下尽可能减少靶区周围正常组织受照射剂量，以减轻副反应发生。当皮肤受辐射剂量达 2Gy 时，患者数小时内开始出现局部血管扩张、水肿、渗出，出现早期红斑；6～10Gy，开始出现轻度红斑和脱毛；12～20Gy 可出现明显红斑和色素沉着；20～25Gy 出现干性脱皮；30～40Gy 可出现湿性脱皮。

（二）放疗部位

不同身体部位的皮肤组织对放射敏感性不一样，皮肤较薄的部位需要特别注意，如面部、颈部、躯干和四肢等均是脆弱的地方。毛囊比皮肤敏感，头皮上的毛囊又比其他部位毛囊敏感。乳腺组织也对放射敏感，乳房重塑和植入物会增加重度放射性皮炎的风险。身体潮湿、皱褶部位的皮肤易受放射线影响，放疗时皮炎发生概率会增加，如乳房、颈前、腋窝、腹股沟等。

（三）其他疾病和身体情况

50% 的硬皮病患者会发生放射野部位皮肤增厚；毛细血管扩张性共济失调、色素性皮肤干燥症、范科尼贫血等遗传性疾病患者可能因 DNA 修复能力异常，而增加皮炎的风险；肥胖患者需要更多的辐射才能穿透身体，因此也会增加皮肤损伤的风险。此外，糖尿病、甲状腺功能亢进、高龄、女性、长期日晒和吸烟等都是皮炎的风险因素。

（四）其他药物

部分药物的使用可增加皮肤对放疗的敏感性，从而加重放疗引起的细胞损伤，会阻碍皮肤组织的修复。常见药物有：甲氨蝶呤、氟尿嘧啶、紫杉醇、羟基脲和博来霉素等。表皮生长因子受体（EGFR）抑制剂联合放疗时，会增加放射性皮炎、皮疹和黏膜炎的风险。

知识链接 **急性放射性皮炎分级**

国际上尚无统一的急性放射性皮炎分级标准，使用较广泛的是美国放射治疗肿瘤协作组（RTOG）急性放射性损伤分级标准（表18-1）和美国国家癌症研究所的不良事件通用术语标准3.0版（NCI-CTCAE V3.0）分级。

表18-1　RTOG急性放射性损伤分级标准

分级	特征
0级	皮肤无变化
1级	滤泡样暗红色红斑,脱发,干性脱皮,出汗减少
2级	触痛性或鲜色红斑,片状湿性脱皮、中度水肿
3级	皮肤皱褶以外部位的融合的湿性脱皮,凹陷性水肿
4级	溃疡,出血,坏死

三、辨证思路

中医学认为放疗中的放射线属火热毒邪、燥邪，邪毒侵袭，损伤皮肤，由表犯里，瘀滞脉络，耗伤阴液，加上肿瘤患者久病后正气虚损，气滞、痰湿、瘀阻，外热内毒相结合而发生各症状，故燥热毒邪为放射性皮炎的基本病因，其基本病机以阴虚毒瘀为本、燥热为标，本虚标实贯穿始终。《素问·至真要大论》曾提及"燥则润之"，"燥淫于内，治以苦温，佐以甘辛，以苦下之"等，故治疗原则为清热解毒、活血祛瘀、养阴生肌。《理瀹骈文》曰："外治之理，即内治之理。"外治之法与内治并行，"补内治之不及"。辨证分型主要为血热风燥、湿热蕴结、气血两虚、肺热络瘀等。

四、护理要点

1. 提供良好的生活环境，保持病室清洁、安静、空气清新；合理控制病房温湿度，避免过热、过冷和过于干燥，病床处避免阳光直射。

2. 指导患者着装干净整洁，使用温水清洁皮肤，保持局部皮肤清洁、干燥，避免增加放射野局部的皮肤负担。

3. 帮助患者放松身心，尽可能转移其注意力，缓解患者疼痛感；必要时可遵医嘱用药，以达到镇痛效果。

4. 对于局部皮肤感染患者，护理人员应遵医嘱给予针对性药物，做好药物相关护理。

5. 做好知识宣教，增加患者对疾病的了解，包括疾病原因和治疗方法等，改善患者因知识缺乏而引发的恐惧情绪，逐渐提高患者的治疗信心和依从性。

6. 做好心理护理，及时了解患者心理问题，做好安抚，消除紧张、焦虑情绪。

知识链接 ▶ **放疗患者需注意的日常细节**

1. 宜穿宽松、柔软、吸汗的棉质衣物，避免紧身衣裤。头颈部放疗患者避免衣领摩擦颈部皮肤，胸部放疗患者避免穿内衣，下腹部放疗患者必要时避免穿内裤。

2. 保持放射野皮肤清洁、干燥，可使用清水和 / 或温和无刺激的肥皂清洗皮肤，水温不宜过高或过低。

3. 不可用手抓挠局部皮肤，不可用毛巾或纸巾用力擦洗局部。

4. 颈部放疗的男性患者禁止使用刀片剃须，建议使用电动剃须刀。

5. 放射野皮肤禁止穿刺、粘贴胶布，禁止热敷或冷敷。

6. 避免局部使用爽身粉，禁止使用香水、化妆品、含酒精的化学制品等。

7. 放疗期间禁止游泳，局部皮肤避免阳光直射。

8. 放疗皮肤皱褶处，如颈前、乳房下、腋窝、腹股沟等，应特别注意保持局部干燥，避免汗液浸渍，避免衣物和日常肢体活动时过多摩擦。

9. 局部皮肤用药需专业医护人员指导，避免使用含金属的外用药物。

五、常用中医护理适宜技术

（一）中药涂药疗法

1. 操作方法

（1）将所选药物根据要求制成相应剂型，备用。

（2）综合评估患者，暴露患处，适当清洁局部皮肤。

（3）将药物涂在患处，涂药范围应大于患处 1 ~ 2cm，厚度约 1mm，每日 2 ~ 3 次。

2. 注意事项

（1）放疗前 1 小时内不宜施行治疗，以免药物残留影响放疗效果。

（2）观察患者局部皮肤情况，如有瘙痒、皮疹等皮肤过敏者不宜使用。

（3）操作轻柔，避免加重局部刺激。

（4）保持放射野皮肤清洁及干燥。

知识链接 **常用涂药药物**

1. **金盏花乳膏** 外涂于放射野局部，每日 2 次，具有清热解毒、活血散瘀的功效，有抗炎、抗真菌、抗肿瘤、抗氧化等作用，可降低 2 级放射性皮炎的发生率，减轻局部疼痛。适用于预防放射性皮炎的发生和 1 级放射性皮炎。

2. **湿润烧伤膏** 外涂于放射性皮炎局部，每日 2 次，可清解热毒，活血通络止痛，燥湿收疮生肌。方中含黄连、黄芩、黄柏、地龙、罂粟壳等。黄芩可清热解毒，善清肺胃之热；黄柏清热疗疮；黄连解毒生肌、清热止痛，并有抗菌消炎、促进伤口愈合之效；地龙可清血热、活血通络。适用于各级放射性皮炎。

3. **紫草油** 外涂于放射野皮肤，每日 2 次，具有清热凉血、解毒止痛的功效，有抑菌、抗炎、镇痛、促进伤口愈合等作用。方中含新疆紫草、白芷、忍冬藤、冰片、麻油等。紫草可凉血活血、解毒透疹；忍冬藤和白芷可清热解毒、消肿止痛；冰片清热止痛、防腐止痒。适用于 2 ~ 3 级放射性皮炎。

4. **自制溃疡油** 涂抹于皮炎处，厚度 1 ~ 2mm，每日 2 ~ 3 次，有清热解毒、凉血止血、消肿止痛、敛疮生肌之效。方中含黄芪、当归、红花、紫草、大黄、炉甘石等，与植物油同熬制成。黄芪敛疮、生肌、排脓；当归和大黄可活血；炉甘石有生肌长肉的功能；紫草凉血活血、解毒透疹；红花活血通络、祛瘀止痛。可用于放射性皮炎防治。

（二）中药湿热敷疗法

1. 操作方法

（1）遵医嘱配制药液，将纱布放置在药液中浸泡。

（2）综合评估患者，暴露患处，适当清洁局部皮肤。

（3）将温度适宜的中药浸泡纱布（以纱布不滴水为宜），敷于患处，湿敷范围应大于患处边缘 1～2cm，每次 20～30 分钟，每日 2～3 次。

2. 注意事项

（1）放疗前 1 小时内不宜施行治疗，以免药物残留影响放疗效果。

（2）观察患者局部皮肤情况，如有瘙痒、皮疹等皮肤过敏者不宜使用，如敷药后如出现过敏，应暂停使用，报告医生，配合处理。

（3）药液必须保持无菌，防止感染。如患处已存在感染、出血，不宜施行。

（4）操作轻柔，治疗过程中保持湿敷纱布湿润，及时补充药液，避免纱布过干发生粘连，导致去除时撕拉皮肤引起损伤和出血。

（5）注意保护患者隐私及保暖，避免药液过多沾染衣物。

（6）保持放射野皮肤清洁及干燥。

知识链接　**中药冷敷疗法用药**

1. **康复新液**　敷于皮炎局部，每日 2～3 次。该药剂有通利血脉、祛腐生肌之效，可促进肉芽组织增生和血管新生、改善黏膜创面微循环、促进组织修复再生。适用于 2～3 级放射性皮炎。

2. **三黄液**　将黄连、黄芩、黄柏浓煎，去渣取汁，晾凉后湿敷，每日 2 次，亦可制膏剂使用，有清热燥湿、凉血解毒、止血活血功效。黄连、黄芩、黄柏均属于清热燥湿药，可清利上、中、下三焦湿热；黄芩还具有抗过敏、降低毛细血管通透性、减少渗出的作用。适用于 1～2 级放射性皮炎。

六、膳食指导

药食同源，根据辨证选择合适的药膳可以调理身体状况，促进恢复。

1. **沙参茅根绿豆汤**

原料：沙参 20g，白茅根 100g，绿豆 200g，猪肉适量。

做法：将猪肉洗净切块，加入沙参、白茅根、绿豆及适量水同煮，煮至肉烂、绿豆开花，调味后食用，隔日 1 次。

适用人群：适用于放射野皮肤红斑、潮红，色素沉着，皮肤干性脱皮者。

2. **红萝卜马蹄薏苡仁粥**

原料：红萝卜、马蹄各 200g，薏苡仁 50g。

做法：以上材料文火煮粥后服用，每日 1 剂。

适用人群：适用于湿性放射性皮炎伴局部潮红、疼痛、灼热，小便黄赤者。

3. **二参川连蜜饮**

原料：南北沙参各 20g，川黄连 3g，蜂蜜 20g。

做法：将南沙参、北沙参、川黄连加适量水煎煮，去渣留汁，调入蜂蜜后饮用。

适用人群：适用于皮炎伴口干、腹部不适，舌红少津苔黄者。

4. **臭草绿豆汤**

原料：臭草、绿豆、粳米、鲜鱼腥草各 50g。

做法：以上材料加适量水煎煮，调味后使用，每日 1 剂，分次服用。

适用人群：适用于皮炎伴口渴、咽干者。

5. **黄精黑豆瘦肉汤**

原料：黄精 10g，黑豆 10g，猪肉适量。

做法：将黄精、黑豆、猪肉入锅，加适量水煮汤，调味后食用，每日 1 次。

适用人群：适用于皮肤坏死，体质虚弱、气血不足者。

6. **绿豆海带汤**

原料：绿豆 30g，海带 30g。

做法：将绿豆、海带加水同煮，熟后调味食用，每日 1 次。

适用人群：适用于各类皮炎患者。

七、健康教育

1. 创造舒适、空气清新、温湿度适宜的环境，避免天气过热导致出汗过多，引起局部皮肤潮湿和汗液浸渍。

2. 注意生活细节，避免刺激局部皮肤，使用温水轻轻蘸洗，保持局部皮肤干燥、清洁。

3. 适当运动，如太极、八段锦等，但应避免运动时衣物或肢体过多地摩擦到局部皮肤。避免阳光直射局部，保持皮肤干燥，特别注意保护褶皱、薄弱处皮肤。

4. 顺应四时，维持生活规律，保证充足睡眠，多做喜欢的事情，转移注意力。

八、病例讨论

（一）病例简介

患者赖某，男，56 岁。

1. **入院日期**　2020 年 8 月 7 日。

2. **主诉**　鼻咽癌综合治疗 2 月余，少许鼻塞，口干咽燥。

3. **现病史**　患者 2019 年 8 月出现无明显诱因的反复回吸样血痰，伴鼻塞。2020 年 3 月，出现鼻塞加重，咽异物感，自觉右耳听力下降。2020 年 5 月 30 日于外院行鼻咽镜检查提示鼻咽部肿物，病理提示"鼻咽未分化型非角化性癌"。2020 年 6 月于外医院就诊，行 2 程化疗，7 月门诊行定位后开始放疗，现放疗 27 次。入院症见：患者神清，精神稍倦。少许鼻塞，口干咽燥，颈部放射野皮肤色素沉着，散在红斑，纳眠一般，二便调。舌质暗红，少苔，脉滑数。

4. **生命体征**　T：36.7℃，P：101 次 /min，R：18 次 /min，BP：128/64mmHg。

5. **既往史**　否认传染病史，否认高血压、冠心病、糖尿病、肾病等内科疾病。否认外伤、手术史，否认食物及药物过敏史，否认输血史、输注血制品史。

6. **相关实验室检查**

项目	正常值	8 月 7 日	8 月 12 日	8 月 17 日
白细胞总数 /（×10⁹/L）	4 ~ 10	5.09	6.11	4.53
血红蛋白 /（g/L）	120 ~ 160	106 ↓	127	121

项目	正常值	8月7日	8月12日	8月17日
血小板 /($\times 10^9$/L)	100 ~ 300	178	193	154
白蛋白（G/L）	35 ~ 55	33 ↓	—	35

（二）诊断

1. **望诊** 精神稍倦，颈部放射野皮肤色素沉着，散在红斑，舌暗红，少苔。

2. **闻诊** 语言流畅，应答自如，未闻及异常气味。

3. **问诊** 确诊鼻咽癌2月余，2程化疗后，放疗27次，少许鼻塞，口干咽燥，纳眠一般。

4. **切诊** 脉滑数。

5. **专科查体** 颈部放射野皮肤色素沉着，散在红斑，2级放射性皮炎。

6. **中医诊断** 耳鼻喉癌（气阴两虚，痰瘀互结证）。

7. **西医诊断** 鼻咽恶性肿瘤。

（三）辨病辨证

患者久居岭南湿热之地，且平素工作劳累，正气亏虚，癌邪乘虚侵袭，并外感湿邪、劳倦，中焦脾胃受损，运化失司，痰湿内生，阻滞经脉，日久而成肿物。热毒耗伤阴液，致血热互结，外发于皮肤则见红斑，经络不通而致灼痛。脾胃受损，运化失司，痰浊内生，阻滞气机，气不行则瘀血形成，加之放疗火毒之邪耗气伤阴，精神稍倦，口干咽燥，舌质暗红，少苔，脉滑数，四诊合参，辨证属气阴两虚，痰瘀互结证。

（四）中医护理

1. 中医特色技术

（1）中药涂药疗法：选紫草油外涂，有凉血活血、清热解毒的功效。每日患者放疗结束后，用棉签蘸取紫草油外涂放射野皮肤，每日2次。放疗前禁止涂药。

（2）耳穴贴压疗法：取脑、肝、肾、脾、三焦、神门，以调理脏腑。按压后耳郭发胀、发热，耳穴局部有麻、痛、酸感，以患者耐受度为限；交替按压患者两耳，每3天更换1次。

2. **合理膳食**　宜进食优质蛋白、高维生素、易消化食物，避免生冷、辛辣刺激、热性食品。多食清热解毒之品，可服用绿豆海带汤，以清热生津润燥。

3. **情志调护**　患者多焦虑放射性皮炎对自身形象的影响，应做好宣教，同时做好家属的思想工作，指导患者调整不良心理状态，日常保持情绪稳定乐观，可看书、听轻音乐，可聆听宫调式乐曲调理气机，如《月儿高》《春江花月夜》《塞上曲》《月光奏鸣曲》等，减轻焦虑。

参考文献

[1]　柳华锋，于然，陈辰，等.中医药治疗放射性皮炎的研究进展[J].中华中医药杂志，2018,33(10):4568-4570.

[2]　宋凤丽，康宁，柯应水，等.放射性皮肤损伤从"肺热络瘀"论治[J].中华中医药杂志，2017,32(2):511-513.

[3]　宋凤丽，康宁，李京华，等.急性放射性皮肤损伤的中医治疗思路[J].中医外治杂志，2019,28(4):63-64.

[4]　杨文博，李京华，宋凤丽，等.加味四妙勇安油外涂防治急性放射性皮炎临床研究[J].中华中医药杂志,2017,32(11):5246.

[5]　FERREIRA E B, VASQUES C I, GADIA R, et al. Topical interventions to prevent acute radiation dermatitis in head and neck cancer patients: a systematic review [J]. Support Care Cancer, 2017,25(3):1001-1011.

[6]　BAHAJ W, YA'QOUB L, TOOR M, et al. Radiation recall in a patient with intrahepatic cholangiocarcinoma: case report and a literature review [J]. Cureus, 2019,11(6):5020.

[7]　BAUMANN B C, VERGINADIS I I, ZENG C, et al. Assessing the validity of clinician advice that patients avoid use of topical agents before daily radiotherapy treatments [J]. JAMA Oncol, 2018,4(12):1742-1748.

[8]　刘猛，贾立群.李佩文教授中医外治肿瘤并发症的临证经验初探[J].中国中西医结合杂志,2014,34(11):1390-1391.

[9]　GILCA M, TIPLICA G S, SALAVASTRU C M. Traditional and ethnobotanical dermatology practices in Romania and other Eastern European countries [J].Clin Dermatol, 2018, 36(3):338–352.

[10] ROSENTHAL A, ISRAILEVICH R, MOY R. Management of acute radiation dermatitis: A review of the literature and proposal for treatment algorithm [J]. Am Acad Dermatol, 2019,81(2):558-567.

[11] 赵婷, 国大亮, 刘洋, 等. 金盏菊活性成分及药理作用研究概况 [J]. 中医药导报, 2020, 26(5):118-121.

[12] 朱文丽, 林晓玲. 聚维酮碘联合湿润烧伤膏治疗Ⅲ度放射性皮炎的疗效观察 [J]. 护理与康复, 2015,14(7):639-640.

[13] 节阳华, 艾兰·塔拉干, 马全海, 等. 湿润烧伤膏联合比亚芬防治乳腺癌术后放射性皮肤损伤的临床观察 [J]. 广州中医药大学学报, 2019,36(3):341-344.

[14] 孙占学, 李元文, 张丰川, 等. 复方紫草油在皮肤科临床应用专家共识 [J]. 世界中医药, 2020,15(2):301-304.

[15] 赵瑞莲, 沈红梅, 张明, 等. 中药复方溃疡油防治放射性皮肤炎的临床观察 [J]. 重庆医学, 2016,45(25):3488-3490.

[16] 张红, 廖淑芬, 李媛. 湿润烧伤膏联合康复新液治疗鼻咽癌放射性皮炎临床观察 [J]. 中外医学研究, 2018,16(7):50-51.

[17] 孙红娟, 常娟. 造口粉联合康复新应用于Ⅱ～Ⅲ度放射性皮炎中的研究 [J]. 实用临床医药杂志, 2018,22(10):106-107,110.

[18] 梁海鑫, 彭姗姗, 唐丽琴, 等. 康复新湿敷法对防治鼻咽癌急性放射性皮炎的临床效果观察 [J]. 护士进修杂志, 2017,32(9):847-849.

[19] 王惠萍, 梅金莲, 王海玲, 等. 三黄膏调和蜂蜜防治乳腺癌放疗致放射性皮炎的观察 [J]. 中国临床研究, 2014,27(4):483-484.

[20] HORII M, KOBAYASHI T, MAEDA S, et al. Stevens-Johnson syndrome associated with radiation recall dermatitis in a patient treated with immune checkpoint inhibitor [J]. Dermatol, 2019,46(11):434-436.

第十九章　癌性疼痛

国际疼痛学会将疼痛定义为：一种与实际或潜在的组织损伤相关的不愉快的感觉和情绪情感体验，或与此相似的经历。在临床工作中，疼痛已成为继体温、脉搏、呼吸、血压四大生命体征之后"第五生命体征"。癌性疼痛简称癌痛，是指由于肿瘤细胞浸润、转移、扩散或压迫相关组织引起的疼痛，也包括与肿瘤相关的其他因素所致的疼痛，如抗肿瘤治疗（手术、放疗、免疫治疗等）以及患者心理、精神、社会和经济等方面因素。癌性疼痛是恶性肿瘤患者最常见的症状之一，常影响患者治疗的依从性和治疗信心。据 WHO 统计，每日约有 400 万肿瘤患者忍受疼痛的折磨，其中约 50% ~ 80% 患者的疼痛未得到有效缓解。恶性肿瘤患者以慢性疼痛为主，早期患者疼痛发生率约为 25%，晚期患者高达 60% ~ 90%。若癌性疼痛得不到有效控制，将造成患者身心痛苦，严重影响其生活质量。

一、中医病因病机

中医学将肿瘤所致的疼痛称为"癌瘤痛"，癌性疼痛在古代医籍中早有论述。《黄帝内经》就曾描述："大骨枯槁，大肉陷下，胸中气满，喘息不便，内痛引肩项。"《备急千金要方》云："食噎者，食无多少，惟胸中苦塞，常痛，不得喘息。"而《肘后备急方》则称"治卒暴症，腹中有物如石，痛如刺，昼夜啼呼。不治之，百日死方"，说明癌性疼痛难忍以致患者"昼夜啼呼"，严重影响患者的生活质量。《诸病源候论》不仅分门别类地论述多种癌性疼痛的临床表现，还探讨其病因病机，认为"积者阴气，五脏所生，其痛不离其部，故上下有所穷已。聚者阳气，六腑所成，故无根本，上下无所留止，其痛无有常处。此皆由寒气搏于脏腑，与阴阳相击下上，故心腹痛也"。可见中医对癌性疼痛早有认识，为后世研究癌性疼痛奠定了理论基础。

癌性疼痛的病因主要包括六淫邪毒、七情内伤、饮食不节与正气亏虚，而气滞血瘀、痰湿蕴结、癌毒内蕴是癌性疼痛的基本病机。

（一）癌性疼痛的病因

1. 六淫邪毒 中医很早就认识到癌肿的发生与六淫邪毒侵袭有关，如《灵枢·九针论》中提到"四时八风之客于经脉之中，为瘤病者也"，提出"八风"停留在经络之中而成瘤病。《灵枢·刺节真邪》记载："虚邪之入于身也深，寒与热相搏，久留而内着……筋屈不得伸，邪气居其间而不反，发为筋溜。"《诸病源候论》云："恶核者，肉里忽有核，累累如梅李，小如豆粒……此风邪挟毒所成。"这些论著都说明六淫邪毒直接侵袭是癌肿形成的因素之一。外感六淫之邪与生活中常见的邪毒之气，如工业废气、石棉、煤烟、焦油、放射性物质等，由表入里，若正气亏虚不能抗邪，则致邪毒久留，脏腑气血阴阳失调，从而出现气滞、血瘀、痰浊等，以致癌毒形成，发生癌性疼痛。

2. 七情内伤 元代朱震亨在《格致余论》中指出"忧怒抑郁，昕夕积累，脾气消阻，肝气横逆，遂成隐核"，说明癌症的发生与七情内伤有关。七情属于生理活动，但如果长期的精神刺激或突然受到剧烈的精神创伤，超出了生理活动所能调节的正常范围，就会造成七情太过或不及均可引起体内气血运行失常、阴阳失调。情志不遂，气机郁结，久则导致气滞血瘀或气机逆乱，气不布津，津凝为痰，血瘀、痰浊互结，经络不通，化生癌毒，引发癌肿，导致各种癌性疼痛的发生。

3. 饮食不节 一方面，嗜食烟酒、辛辣、腌炸、烧烤者，损伤脾胃，脏腑经络功能失调，气血循环障碍，正气亏虚，气虚血瘀，经络不通。《读医随笔·承制化生论》曰："气虚不足以推血，则血必有瘀。"另一方面，脾失健运，可致水谷精微运化输布失调，不能升清降浊，敷布运化水湿，则痰浊内生。正如《医宗必读·痰饮》所言："脾土虚湿，清者难升，浊者难降，留中滞膈，淤而成痰。"由此可见饮食失调可致正气亏虚，痰瘀内生。

4. 正气亏虚 正气虚亏，脏腑功能紊乱，各种致病因素乘虚而入，可导致癌毒的发生。癌毒侵袭机体，侵犯脏腑导致经络阻滞不通、癌性疼痛发作。《诸病源候论》中提到"积聚者，由阴阳不和，脏腑虚弱，受于风邪，搏于脏腑之气所为也。"《医宗必读》曰："大抵气血亏损，复因悲思忧恚，则脾胃受伤，血液渐耗，郁气生痰……噎塞所由成也。"说明正气亏虚、脏腑阴阳气血失调是癌毒发生的内在因素。

（二）癌性疼痛的病机

1. **气滞血瘀**　气滞是指气机郁结，血的运行受阻，最终导致气血运行失调，气机失司，血脉瘀滞。《金匮钩玄·六郁》曰："郁者，结聚而不得发越也。当升者不得升，当降者不得降，当变化者不得变化也。"《医学正传·郁证》曰："气血冲和，百病不生，一有怫郁，百病生焉。其证有六：曰气郁、曰湿郁、曰热郁、曰痰郁、曰血郁、曰食郁。"

2. **痰湿郁结**　饮食不节、劳倦内伤、七情内伤、起居无常等因素会影响脾、肺、肝、肾脏腑功能，引起水湿内盛、阻遏气机、血行不畅，而发癌性疼痛。《黄帝内经》认为"积"乃气滞血瘀津聚而成，与痰关系密切。《丹溪心法》认为"痰因气滞而聚，既聚则碍其路，道不得运，故痛作也痛"，"湿郁者，周身走痛，或关节痛"。痰瘀相互影响而致痛，且具有疼痛固定不移的特点。可见，痰瘀互结，日久成积，瘀血癌毒蕴结是癌性疼痛的病机之一。

3. **癌毒内蕴**　外感六淫邪毒、内伤七情、劳倦等因素长期作用于机体，痰湿、瘀血内生，久积体内，酿而为毒，经络、脏腑气机受阻导致癌肿发生。癌肿为有形之邪，滞气碍血或癌毒直接侵犯经络，耗伤正气，皆可导致持久、剧烈的癌性疼痛发生。

二、现代医学认识

现代医学认为癌性疼痛病因较为复杂，癌性疼痛的病理机制可能是癌细胞、外周组织和中枢神经系统以及免疫系统之间复杂的相互作用的结果。手术、化疗和放疗等治疗措施也会导致癌性疼痛。肿瘤患者的疼痛症状往往是多种因素共同作用的结果。

（一）肿瘤微环境

在癌细胞发生、生长及转移所处的微环境中，其产生和分泌的致痛介质可引起疼痛。肿瘤细胞分泌的内皮素-1（endothelin，ET-1）可使人产生疼痛行为并导致癌性疼痛的产生。而 ET-1 可激活内皮素 A 受体和 B 受体，并在许多肿瘤中高浓度分泌。肿瘤微环境作为癌细胞赖以生存和发展的环境，具有低氧、低 pH 等特殊理化特点。肿瘤酸性微环境会激活伤害感受器上的酸敏感性离子通道（acid-sensing ion channel，ASIC），ASIC 表达和功能明显上调，导致神经元兴奋性增高，引发痛觉过敏，产生疼痛。另外，肿瘤生长过程中还产生一些其他的致痛因子。巨噬细胞是肿瘤微环境中重要的组成部分，巨噬细胞和肿瘤细胞相互作用释放的炎症因子，如促炎细胞因子（TNF-α、IL-6、IL-1）和炎症调节因子（NGF、PGE$_2$）等，会进一步激活感觉神经元导致疼痛和痛觉过敏。

（二）癌症诱导的骨痛

癌症诱导的骨痛（CIBP）是肿瘤患者最常见的疼痛之一，也是肿瘤发生骨转移最常见的症状。癌细胞本身不直接破坏骨骼，但会通过促进核因子（RANK/RANKL）的途径来刺激破骨细胞的活化和增殖。破骨细胞被骨骼吸收后形成一个高酸性环境，这进一步使瞬时感受器电位受体 *TRPV1* 和 *ASIC3* 激活，导致癌性骨疼痛的发生。另外，癌细胞可产生激活或致敏骨伤害感受器的各种化学介质，如前列腺素、*NGF*、缓激肽和内皮素等，激活并致敏初级感觉神经元。*NGF* 等炎症因子通过与骨伤害感受器上的受体结合，激活细胞内的信号反应，进一步激活支配肿瘤微环境的感觉和交感神经纤维，使癌性疼痛进一步加重。

（三）癌症相关的神经病理性疼痛

神经病理性癌痛（NCP）也是常见的一种癌性疼痛类型，是物理或化学刺激对外周神经、中枢神经元及神经传导过程产生的损伤导致的疼痛。NCP可以由肿瘤压迫周围器官、直接浸润或压迫神经引起，也可以由神经环境的变化引起。在外周神经系统中，伤害感受器异常致敏和神经冲动的异常放电均与神经病理性癌痛相关。肿瘤细胞释放的细胞因子或致痛介质如 TNF-α、内皮素、缓激肽、前列腺素和 ATP 等可引起外周神经纤维病变，使伤害性受体异常致敏，从而导致癌性疼痛。癌症相关的神经损伤和肿瘤细胞分泌的介质均可使外周感觉神经元兴奋，中枢脊髓背角神经元接收冲动，伤害感受的信号传播，产生中枢敏化。同时，异常的神经冲动导致某些炎症介质和神经活性物质的产生和释放，从而参与癌性疼痛的产生和维持，而这些物质的过表达又能诱导中枢敏化，使疼痛进一步发展。

（四）治疗相关性疼痛

1. **化疗** 化学治疗引起的周围神经病变是肿瘤治疗常见的并发症之一。周围神经病变和其所继发疼痛的发生与化疗药物的种类、剂量和治疗周期的长短有关。化疗可通过改变周围神经和免疫细胞的功能，最终导致持续的神经病变和疼痛。常见的化疗药物，如顺铂、奥沙利铂、长春碱类等，能通过损害神经元胞体、轴浆运输系统、神经纤维髓鞘和激活神经胶质细胞而导致化学性神经炎，从而产生疼痛。

2. **放疗** 近年来，放疗引起肿瘤患者神经性疼痛的发生率呈上升趋势，但其发生机制仍不完全明确，可能与放疗导致周围组织纤维化压迫神经、直接损伤神经或损伤周围血管间接引起的神经损伤有关。周围神经损伤的发病风险和严重程度与放射总剂量、放射技术、是否联合手术或化疗、是否有糖尿病周围神经病变等因素有关。放疗引起的周围神经或神经周围组织损伤，会导致肿瘤患者出现持续数月甚至数年慢性神经痛。

3. **手术** 手术治疗是部分肿瘤疾病有效的治疗方法之一，但手术治疗也可引起术后慢性疼痛。某些手术，如肺肿瘤开胸手术、乳腺癌乳房切除术、骨肿瘤截肢术等，约10%～50%患者会由急性术后疼痛发展为慢性术后疼痛，其中13%患者发展为中、重度疼痛，严重影响日常生活。但手术引起的癌性疼痛发生机制尚未明确，但可能与神经元受损、持续炎症、下行传导通路改变等因素相关。

三、辨证思路

癌性疼痛属中医"疼痛"范畴，"通则不痛，痛则不通"，由于气血在某种因素影响下，引起郁滞、郁结、瘀结等病变，导致不通，从而产生疼痛。根据肿瘤产生的病因不同，在具体临床病证中还需要分清疼痛的部位、性质，辨其虚实、寒热、缓急。

（一）寒凝阻滞型

绵绵作痛，或遇寒、劳累加重，舌苔白腻，脉虚细。

（二）气机郁结型

以胀痛为特征，痛无定处，时短，脘腹胀满，舌质暗，脉弦。

（三）痰湿凝结型

可见咳嗽气急，胸胁疼痛，或见咳唾引痛，咳逆喘促，或见腹胀如鼓，胀痛难忍，舌苔厚，脉滑细。

（四）热毒凝结型

持续性锐痛，症见灼痛，红肿，伴高热、口渴、喜冷饮，舌红苔黄，脉数。

（五）血瘀阻滞型

以刺痛为特征，触按疼痛，多有定处，舌质紫暗、有瘀斑，脉涩。

知识链接 ► **癌性疼痛辨证施药**

癌性疼痛的治疗应遵循标本兼治、攻补兼施的治疗原则，根据癌性疼痛的证型、部位辨证用药。通过扶正祛邪，调理人体气血阴阳脏腑经络，治疗癌性疼痛。常用治法包括：行气导滞、活血化瘀、化痰通络、清热解毒、疏风散寒、补虚止痛等，而由于癌性疼痛多发生于癌症晚期，证候多变而夹杂，以上治法也常结合使用。

1. **寒凝阻滞型** 温阳散寒以止痛，主方以黄芪桂枝五物汤加减，常用的药物有黄芪、桂枝、附子、肉桂、川乌、草乌、细辛、川芎、吴茱萸、干姜等。

2. **气机郁结型** 理气以止痛，主方以四逆散或柴胡疏肝散加减，常用的药物有柴胡、枳实、佛手、白芍、乌药、青皮、陈皮、香附、川楝子、厚朴、延胡索、预知子等。

3. **痰湿凝结型** 化痰散结以止痛，主方以葶苈大枣泻肺汤加减，常用的药物有白芥子、半夏、贝母、天南星、昆布、黄药子、陈皮、大枣等。

4. **热毒凝结型** 清热解毒以止痛，主方以如意金黄散或龙胆泻肝汤加减，常用的药物有黄芩、黄连、连翘、蒲公英、栀子、金银花、当归、木香、龙胆、夏枯草、土贝母等。

5. **血瘀阻滞型** 活血以止痛，主方以桃仁四物汤或复元活血汤加减，常用的药物有当归、赤芍、延胡索、三七、川芎、丹参、乳香、没药等。

四、护理要点

（一）一般护理

1. **起居调护** 保持环境安静、整洁、舒适，无过多杂物，光线柔和充足，温湿度适宜，空气清新。患者疼痛时注意卧床休息，护士协助患者摆放舒适体位，护理操作时动作轻柔、准确，以免加重患者疼痛。为使用阿片类药物止痛的患者详细讲解药物用法、作用、常见不良反应等，让患者提前做好准备，消除紧张情绪，建议增加饮水量和体力活动量，指导患者养成良好排便习惯。护士根据患者情况为其制订体育锻炼计划并指导患者早起适当进行运动。

2. **情志护理** 护士应加强巡视，与患者保持沟通交流，了解癌性疼痛患者心理状态，并施以针对性的心理疏导，减轻其负面情绪。护士可以引导癌性疼痛患者通过读书看报、听音乐、听故事等方法，放松身体、调节心情，分散患者注意力，提高患者的疼痛耐受力。

3. 护士应密切观察患者疼痛的变化，如表情、语气、姿势、活动情况、睡眠、饮食等，准确评估癌性疼痛患者疼痛程度，按时、准确给药。

4. **非药物止痛护理** 根据癌性疼痛患者疼痛情况，采用热敷、冷敷、按摩、针灸等中医非药物止痛方法辅助镇痛。鼓励患者进行适当活动，如低强度体育活动、沐浴、松弛肌肉、腹式深呼吸等。护士可以对患者进行放松治疗教育，指导其操作流程。按照从头部往下到双足的顺序放松，配合腹式呼吸法深呼吸，使患者身心放松，缓解疼痛。

（二）止痛药物不良反应的护理

阿片类药物是癌性疼痛三阶梯镇痛疗法中主要的治疗手段，在癌性疼痛治疗中有着重要地位。阿片类药物的不良反应包括便秘、恶心、呕吐、谵妄、尿潴留、镇静、嗜睡、呼吸抑制、认知障碍、身体依赖、耐药性、瘙痒、头晕等。

1. **便秘** 阿片类药物相关性便秘是晚期癌性疼痛患者最常见症状之一，发生率为90%~100%，且长期存在，严重影响癌症患者的生活质量。患者在口服阿片类药物时，需制订规律的预防便秘方案，包括使用缓泻剂和大便松软剂。常用通便的药物还有比沙可啶、乳果糖、山梨醇等西药以及番泻叶、麻仁润肠丸、便乃通茶、四磨汤等中药。若患者直肠内有不易排出的粪块时，可使用直肠栓剂帮助排便，无效时可行温盐水或清水灌肠。鼓励患者多饮水，多吃新鲜蔬菜、水果和粗粮等富含纤维素的食物，每日清晨用温开水冲服蜂蜜；进行腹部按摩，做排便操等，通过适当活动预防便秘的发生；养成有规律的排便习惯。若患者3天未排便应积极处理。

2. **恶心、呕吐** 阿片类药物引起的恶心、呕吐发生率约为10%~40%，多发生于用药初期，4~7天内缓解。患者出现恶心、呕吐时，应排除其他因素如化疗、放疗、脑转移、高钙血症等。首次使用阿片类药物的第1周内，最好同时给予甲氧氯普胺等止吐药预防，如果恶心症状消失则可停用止吐药。轻度恶心可选用甲氧氯普胺、氯丙嗪或氟哌啶醇。重度恶心、呕吐应按时给予止吐药，必要时经静脉给予止吐治疗。恶心、呕吐持续1周以上者，需酌量减少阿片类药物用药剂量或换用其他药物。

3. **谵妄** 阿片类药物所致谵妄的发生率小于5%，多见于大幅度增加阿片类药物剂量的癌性疼痛患者。而终末期癌性疼痛患者谵妄的发生率为20%~90%。谵妄患者治疗时应注意维持水电解质平衡，纠正脱水，必要时使用抗精神疾病类药物，如氟哌啶醇、利培酮等。护士应加强巡视，做好安全防护，防止患者发生跌倒和坠床，确保其安全。

4. **尿潴留** 阿片类药物能引起膀胱括约肌张力增加、膀胱痉挛，导致尿潴留。老年患者、使用镇静剂、合并前列腺增生等因素会增加尿潴留的发生率。癌性疼痛患者在使用阿片类药物时应尽量避免同时给予镇静剂，养成良好的排尿习惯，避免憋尿及膀胱过度充盈。当出现排尿困难或尿潴留时，应鼓励患者自行排尿，可听流水声，或用温水冲洗会阴部，热敷或按摩膀胱区等方法诱导排尿。若诱导排尿无效，可短期留置导尿管，若出现持续尿潴留难以缓解者，可考虑调整或更换止痛药物。

5. **镇静、嗜睡** 阿片类药物作用于中枢神经系统会出现暂时性镇静作用，多发生于用药初期或大幅度增加药物剂量，主要表现为表情淡漠、注意力分散、思维能力下降等，一般数日后自行消失。出现镇静、嗜睡情况，可在日间给予含咖啡因的饮料以对抗镇静作用。护士应给予患者及家属安全指导，做好安全防护，避免接触尖锐、危险的物品；家属可以与患者交流、用餐、进食等活动来刺激患者减少嗜睡。

6. **呼吸抑制**　呼吸抑制是阿片类药物严重的不良反应之一，一般发生于首次用药或大剂量使用药物时。阿片类药物作用于呼吸中枢，剂量越大呼吸抑制越严重，甚至造成患者窒息。阿片类药物过量及中毒时，表现为针尖样瞳孔、呼吸抑制（呼吸次数 < 8 次 /min，血氧饱和度下降，潮式呼吸，发绀等）、昏迷、皮肤湿冷、骨骼肌松弛等。当患者出现呼吸抑制时可用阿片类药物拮抗剂纳洛酮进行抢救。纳洛酮能竞争性地阻止并取代阿片类药物与受体结合，阻断其作用，以解除中毒症状。护士应关注癌性疼痛患者的呼吸形态，当发生呼吸改变时，应及时通知医生重新评估疼痛等级并调整药物剂量。

7. **身体依赖和耐药性**　长期使用阿片类药物可导致身体依赖和耐药性，是药物使用的正常药物反应。当药物治疗突然停止时会产生戒断综合征，患者会感到焦虑、神经痛、不安、颤抖及潮热、潮红等。同时，随着药物的持续使用，药效逐渐降低，需增加药物剂量或缩短给药间隔时间，才能维持止痛效果。

（三）癌性疼痛的评估和记录

疼痛治疗前，先对癌症患者疼痛情况做出详尽而全面的评估。评估疼痛时应考虑患者对疼痛的感受和表现，以判断疼痛的程度，分析疼痛发生的原因和发生机制。在晚期癌症患者中，疼痛是综合因素所致。应详细询问患者病史，包括了解疼痛的部位、严重程度、疼痛的性质以及疼痛对患者生活质量的影响。

1. **疼痛评估原则**

（1）常规评估原则：医护人员主动询问癌症患者有无疼痛，常规评估疼痛情况，并进行病历记录，记录应在患者入院后 8 小时内完成。将疼痛评估列入癌性疼痛患者护理常规检测和记录的内容。疼痛常规评估应当鉴别疼痛暴发性发作的原因，例如需要特殊处理的病理性骨折、脑转移、感染以及肠梗阻等急症所致的疼痛。

（2）量化评估原则：使用疼痛程度评估量表等量化标准，评估患者疼痛主观感受程度。进行量化评估疼痛时，应当重点评估最近 24 小时内患者最严重和最轻的疼痛程度，以及通常情况的疼痛程度。量化评估应当在患者入院 8 小时内完成。

（3）全面评估疼痛：全面评估疼痛包括了解肿瘤及疼痛病史、疼痛性质、疼痛程度、疼痛对生活质量的影响、镇痛治疗史、体检及相关检查。用 NRS 自我评估疼痛程度，可以较准确地量化评估患者的疼痛程度，因此建议让患者学会使用该方法进行疼痛程度的自我评估。

（4）动态评估疼痛：动态评估疼痛是指评估疼痛的发作、治疗效果及转归。患者的肿瘤病情、镇痛治疗效果及不良反应存在较大个体差异，动态评估疼痛程度有利于监测疼痛病情变化及镇痛治疗的疗效及不良反应，调整镇痛药的用药剂量，以获得理想镇痛效果。

2. 评估内容及方法　应包括疼痛的原因、部位、程度、癌性疼痛加重或减轻的相关因素、癌性疼痛治疗的效果和不良反应等。

（1）疼痛部位及范围：了解疼痛发生的部位及范围，并在人体解剖示意图上标明疼痛的部位及范围；有无放射性疼痛及牵扯性疼痛。躯体疼痛的定位较明确，而内脏器官疼痛则难以准确定位。

（2）疼痛性质：仔细询问疼痛的性质特征对疼痛性质的诊断非常重要。例如：灼痛或枪击样疼痛，提示疼痛性质可能为神经病理性疼痛。与神经病理性疼痛相关的疼痛性质描述还包括烧灼样痛、电击样痛、穿透样痛、闪电样痛、麻木样痛、痒刺痛、麻刺痛、轻触痛、撕裂痛、爆裂痛、钻痛、刀刺样痛、刀戳样痛、刀割样痛、束带样痛、摩擦痛、放射痛、冷痛等。躯体疼痛临床大多表现为刺痛、尖锐痛、针刺样痛、刺骨痛、钻痛、压痛、跳痛或酸痛。内脏器官的疼痛常表现为挤压痉挛样疼痛、绞痛、尖锐痛、胀痛、牵拉痛、钝痛、游走性痛。

（3）疼痛程度：准确评估疼痛是有效止痛治疗的前提。评估疼痛程度的首选方法是让患者自我评估疼痛程度。临床评估疼痛程度的常用方法有数字分级评分法（NRS）、根据主诉疼痛的程度分级法（VRS）、视觉模拟评分法（VAS）等。文字表述法评估疼痛可能受患者的文化水平及社会背景等因素影响，因此推荐使用 NRS 评估疼痛程度。对于用数字分级评估法有困难的患者，如儿童或有疼痛感受表达障碍的患者，可用使用疼痛面部表情法评估疼痛程度。在止痛治疗过程中反复评估疼痛程度有助于安全用药。

1）数字分级评分法（NRS）：NRS 用 0 ~ 10 代表不同程度的疼痛，0 为无痛，10 为剧痛。应让患者自己圈出一个最能代表自身疼痛程度的数字，表明疼痛程度。疼痛程度分级标准为：0 表示无痛；1 ~ 3 为轻度疼痛；4 ~ 6

为中度疼痛；7~10 为重度疼痛（图 19-1）。

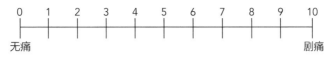

图 19-1　NRS 量表

2）根据主诉疼痛的程度分级法（VRS）

0 级：无痛。

Ⅰ级（轻度）：轻度疼痛但可忍受，生活正常，睡眠无干扰。

Ⅱ级（中度）：疼痛明显，不能忍受，睡眠受干扰，要求服用镇痛药物。

Ⅲ级（重度）：疼痛剧烈，不能忍受，伴自主神经紊乱或被动体位，睡眠受严重干扰，需用镇痛药物。

3）视觉模拟评分法（VAS）：画一条长为 10cm 的线段，线上不应有标记、数字或词语，以免影响评估结果。保证患者理解两个端点的意义非常重要，左端代表无痛，右端代表剧痛，让患者在线上对最能反映自己疼痛程度之处画一交叉线。根据患者画线的位置测量从左侧到标记处距离，所得数字为疼痛得分。部分老年人和文化教育程度低的患者使用此评分法可能有困难，但大部分人可以在训练后使用（图 19-2）。

无痛　　　　　　　　　　　　　　　　　　　　　　剧痛

图 19-2　VAS 量表

4）疼痛面部表情评分法：对婴儿或无法交流的患者用前述方法进行疼痛评估可能比较困难。可通过对画有不同面部表情的图画进行评分来评估疼痛程度，临床上常将疼痛的面部表情与 NRS 相结合，即 0 分代表无痛；2 分为稍痛；4 分为有点痛；6 分为痛得较重；8 分为非常痛；10 分为剧痛（图 19-3）。

Wong-Banker 面部表情量表（FRS-R）

非常愉快，无疼痛　有一点疼痛　轻微疼痛　疼痛较明显　疼痛较严重　剧烈疼痛，但不一定哭泣

0　　　　　1　　　　　2　　　　　3　　　　　4　　　　　5

图 19-3　疼痛面部表情量表

自我评估疼痛程度时，应考虑患者的情绪和认知功能状况。认知功能障碍者，尤其是精神躁动不安的患者难以准确评估疼痛程度。

（4）疼痛发作时间及频率：除评估疼痛程度外，还应该了解疼痛发作时间及频率。了解是持续性疼痛还是间断发作性疼痛有助于准确用药。突发性疼痛的治疗策略不同于慢性持续性疼痛，如果患者的疼痛表现为慢性持续性疼痛与发作性突发性疼痛二者兼有，应该在用长效镇痛药持续给药治疗的同时，备用短效即释性镇痛药，以利于充分缓解疼痛。

（5）疼痛发作相关因素：评估疼痛发作、加剧及减轻的相关因素，有助于开展个体化综合镇痛治疗。疼痛加重的因素包括全身不适、失眠、乏力、焦虑、精神孤独、社会隔离、恐惧、愤怒、悲观、抑郁、厌倦等。疼痛减轻的因素包括睡眠改善、获得理解、友谊、精神放松、其他症状缓解、积极主动活动、焦虑减轻、情绪改善等。

（6）疼痛对生活质量的影响：当患者出现中度或重度疼痛时，其生活质量受到一定的干扰和影响。在评估疼痛的同时，还应评估疼痛对患者生活质量的影响。

1）疼痛对生理方面的影响，包括功能、体力、运动、食欲、睡眠等。

2）疼痛对心理方面的影响，包括生活乐趣、娱乐、焦虑、抑郁、恐惧、精力的集中、自控能力等。

3）疼痛对精神方面的影响，包括情绪、内心痛苦、思想转变、信仰等。

4）疼痛对患者社会活动和交往的影响，包括人际关系、情感、性功能等。

简明疼痛量表（BPI）用于评估疼痛及疼痛对生活质量的影响，采用0～10数字法评估疼痛程度，可评估疼痛对日常活动、情绪、行走能力、日常工作、与其他人的关系、睡眠、生活乐趣7项生活质量指标的影响。我国试行的肿瘤患者生活质量评分法采用1～5数字法评估，评估内容包括食欲、精神、睡眠、疲乏、疼痛、家庭理解与配合、同事的理解与配合、自身对癌症的认识、对治疗的态度、日常生活、治疗。

（7）疼痛治疗史：详细了解患者的疼痛治疗史，包括镇痛用药的种类、药物剂量、给药途径、用药间隔时间、镇痛治疗效果及不良反应等。

3. **连续评估疼痛并记录** 疼痛评估应遵循动态评估原则，即评估、干预、再评估。其中再评估包括疼痛干预的效果和止痛药物不良反应，并及时记录评估结果。动态评估内容包括患者24小时平均疼痛强度、过去24小时内患者最痛的疼痛分数、24小时内出现暴发痛的时间、次数和强度，以及疼痛处理后缓解得分。连续动态评估并记录癌性疼痛患者的疼痛情况，可为调整止痛药剂量提供依据。

五、常用中医护理适宜技术

（一）中药冷敷疗法

1. 用药

（1）四黄水蜜：由中药四黄散加蜂蜜调制而成，其中四黄散主要组成为大黄、黄连、黄柏、黄芩、乳香、没药等。

（2）五生酊：由中药材浸泡于75%乙醇而成，主要组成为生附子、生半夏、生天南星、生川乌、生草乌、冰片、没药、乳香、延胡索、王不留行、细辛、全蝎等。

2. 取穴　以痛点为腧穴，根据患者具体疼痛部位而定。

3. 操作方法

（1）将药物粉末按比例配制，取适量药粉放入治疗碗。四黄散加适量热开水、少量蜂蜜调成糊状。

（2）根据敷药面积，取大小合适的玻璃纸，将调制好的药物均匀摊平于纸上，药膏厚薄均匀，厚度约1cm，用棉花围绕药饼外围一周以防渗漏。或将棉垫浸入药液后取出，拧至不滴水为宜，摊平棉垫置于大小合适的玻璃纸上。

（3）测试药物温度，先在手臂内侧测温，后在患处测温，询问患者感受。

（4）将玻璃纸四边略反折，外敷并充分覆盖疼痛部位，用胶布固定，再覆盖一层治疗巾或棉垫，用绷带或多头带妥善固定。

（5）四黄水蜜敷药时间为4～6小时；五生酊敷药时间为20分钟。

4. 注意事项

（1）药膏摊制应厚薄均匀、厚度适中，棉垫湿度适中。

（2）敷药前让患者试温，以能耐受为宜，防止温度过冷。

（3）皮肤破损处禁用，皮肤有脓头或成脓阶段的肿疡，宜中间留空隙，围敷四周。

（4）注意敷药后的皮肤情况，如过程中出现局部红肿、瘙痒、皮疹等不适反应，应停止敷药。

（二）中药离子导入疗法

1. **选药**　祛毒镇痛贴，由山慈菇30g、干蟾10g，全蝎10g、制川乌10g、制大黄10g、冰片6g组成。

2. **取穴**　以痛为腧，根据患者具体疼痛部位而定。

3. **操作方法**

（1）协助患者取合适体位，打开中医定向透药治疗仪，设置时间，旋转温度旋钮至"温"挡。

（2）将药棉浸湿的专用贴片贴在疼痛最明显的部位，贴片凸出铝箔放在电极凹入处，使两者吸牢固后按下机器治疗键。

（3）仪器剂量自动设置为10挡，根据患者感受用"＋"或"－"按键调节剂量，成人剂量一般为15~20挡，儿童一般为4~10挡，治疗时间为20分钟。

4. **注意事项**

（1）根据患者自身感受调节治疗的剂量和温度，以防刺激过度或过热。

（2）治疗结束后，先取下电极和连线，避免拉扯，再从左往右取下贴片，并观察皮肤情况。

（3）皮肤感染、溃疡或破损处禁用。

（4）注意局部皮肤情况，如过程中出现局部红肿、瘙痒、皮疹等现象，应停止治疗。

（三）中药热熨敷疗法

1. **选药**　药物选用五子散，主要组成为吴茱萸、紫苏子、白芥子、莱菔子、丁香。

2. **取穴**　以痛为腧，根据患者具体疼痛部位而定。

3. **操作方法**

（1）将配制后的药物混匀后置布袋中，恒温箱加热至50~60℃。

（2）在疼痛部位进行上下左右揉熨10分钟。

（3）将中药包摊平置于患者疼痛部位，以患者感觉温热而不烫伤皮肤为宜，每次热敷15分钟。

4. **注意事项**

（1）腹痛原因未明者、局部无知觉者、月经期及妊娠期女性禁用。

（2）大血管处，有皮肤损伤、溃疡、炎症者禁用。

（3）如出现水疱、红肿、丘疹、奇痒等，立即停止操作并给予适当处理。

（4）热熨温度不宜超过70℃，年老、婴幼儿不宜超过50℃，操作前试温，以患者耐受为宜。

（5）热熨前局部皮肤可涂万花油或凡士林以保护皮肤。

（6）密切关注患者对热感的反应，观察皮肤的颜色，保持布袋内药物的温度，加强巡视。

（7）布袋若反复使用，应清洁消毒后晒干备用。

（8）药物药性丢失及时更换，一般5～7天更换一次。

（四）艾灸疗法

1. **取穴**　以中脘、神阙、气海、关元为基础穴位。前额痛加阳白、合谷、足三里；头两侧痛加太阳、率谷、阳陵泉、外关；后头痛加风池、百会、承山、昆仑；肺癌胸痛加肺俞、膈俞、太渊；乳腺癌胸痛加肝俞、胆俞、期门、太冲；食管癌胸痛加脾俞、胃俞、三焦俞、足三里、解溪；胃癌胸痛加脾俞、胃俞、肾俞、足三里；腹痛加天枢、建里；上肢痛加阿是穴、曲池、合谷、尺泽；下肢痛加髀关、环跳、阳陵泉、丘墟。

2. **操作方法**

（1）患者选择合适体位，根据疼痛的证型选择穴位施灸，暴露施灸部位。

（2）以手指同身寸法取穴，将艾条点燃后距所取穴位2～3 cm高度进行熏烤，使患者感到温热但无灼痛感，灸至局部皮肤红晕为度。

3. **注意事项**

（1）施灸前指导患者排空膀胱，施灸时注意保暖。

（2）温度不敏感者施灸时，应注意观察皮肤情况，以防烫伤。

（3）施灸前后观察皮肤情况。如出现小水疱，无须处理，可自行吸收；若水疱较大，用无菌注射器抽出水疱内液体，覆盖无菌纱块，预防感染。

（4）皮薄肌肉少处、大血管处、心脏部位、乳头、会阴等部位禁止施灸。

（5）极度疲劳、大汗淋漓、情绪不稳定患者，女性患者经期禁止施灸。

（五）腕踝针疗法

1. **取穴**　将病症表现的部位归纳在身体两侧6个纵区，在两侧的腕部和

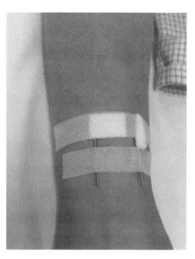

图 19-4 腕踝针疗法

踝部各定 6 个进针点，以横膈为界，按区选点治疗。根据患者疼痛部位，依据"上病取上、下病取下、左病左取、右病取右、区域不明取上 1 区"的原则选择相应的进针点。

2. **操作方法**（图 19-4）

（1）选定进针点后，取 0.3mm×25mm 一次性无菌针灸针，局部消毒。

（2）操作者一手固定进针部位，另一只手拇指、示指、中指持针，针身与皮肤成 30° 快速刺入皮下浅层组织，针刺方向朝近心端，以不妨碍关节活动为佳。

（3）然后压平针身，使针身循肢体纵轴沿真皮缓慢刺入，以针下松软无针感为宜，刺入长度以针身露出 2mm 为宜。

（4）针刺完毕后用输液贴固定，留针 2～12 小时，拔针时用无菌棉签按压穿刺点，留针期间不行针。

3. **注意事项**

（1）针刺方向一般为近心端，如果疼痛部位在手足部位时，针刺方向朝向手足方向。

（2）针体通过皮下有较粗血管处或针尖刺入皮肤处有显著疼痛时，进针点需沿纵线方向适当移位。

（3）针刺时，以针下松软，患者无任何特殊感觉为宜。若针下有阻力或患者出现酸、麻、胀、痛等感觉，应将针退出，使针尖退到皮下，重新刺入更表浅部位。

（4）留针时，一般不使用提插或捻转等行针手法。

（六）穴位埋线疗法

1. **原理** 穴位埋线疗法具有腧穴留针特点及增强针刺效应的作用，可协调脏腑、疏通经络、调节气血、补虚泻实。埋线所用的羊肠线可在逐渐分解吸收过程中延长对穴位的刺激时间，其刺激程度由强到弱，先刚再柔，激发经气，逐渐平和，刚柔并济，对脏腑阴阳平衡起到整体调节作用。穴位刺激会使脑部自然分泌内啡肽，抑制神经对疼痛的敏感度。穴位埋线疗法具有操作简便、损伤小、疗效持久显著的特点，临床上更易被患者接受（图 19-5）。

2. **取穴**　多选取足三里、肺俞、肾俞、膻中等穴，并根据伴随症状寻找敏感点以痛为腧。骨转移性癌性疼痛，取膻中、中脘、下脘、关元、气海、合谷（双侧）、足三里（双侧）、三阴交（双侧）、太冲（双侧），随症配穴，另找局部 2~3 处敏感痛点；肺癌胸背痛，选肺俞、肾俞、膻中、足三里、阿是穴，并根据伴随症状选取相应腧穴。

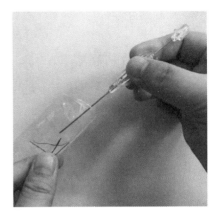

图 19-5　穴位埋线疗法

3. **操作方法**

（1）将 8~10mm 泡软后的羊肠线从注射针头针尖穿入，不锈钢毫针从针头尾部穿入作为针芯。

（2）选取穴位后局部皮肤消毒，左手示指和拇指绷紧或捏起穴位皮肤，右手持针，将注射针头刺入穴位后，右手持毫针不动，左手将针头稍上提有轻松感后，将针头及毫针一同拔出，使羊肠线留于穴位皮下。

（3）针孔处覆盖无菌纱块，并观察有无出血。

4. **注意事项**

（1）遵循无菌操作原则，保持埋线部穴位的干燥，埋线局部皮肤 6~8 小时不能沾水。

（2）应在皮肤层和肌肉层之间埋线。

（3）埋线后局部出现酸、麻、胀、痛的感觉为正常现象，体质较弱或局部经脉不通者感觉更明显，一般持续时间为 2~7 天左右。

（4）埋线部位局部皮肤可能出现微肿、胀痛、青紫等现象，为正常反应，无须特殊处理，7~10 天可缓解。

（5）体形偏瘦者或局部脂肪较薄的部位，若埋线部皮肤出现小硬节为正常反应，无须特殊处理，1~3 个月左右可吸收完全。

（6）女性月经期、妊娠期慎用穴位埋线疗法。

（7）皮肤局部有感染或溃疡时不宜埋线。肺结核活动期、骨结核、严重心脏病、瘢痕体质及有出血倾向者均不宜使用穴位埋线疗法。

（8）操作后患者注意避风寒、调情志，以清淡饮食为主，忌烟酒、海鲜及辛辣刺激性食物。

（七）穴位敷贴疗法

1. **选药** 临床多用芳香走窜、气味浓烈的药物及穿透性强的矿物类药物配以介质（或加用透皮吸收促进剂）而成。常用药物有草乌、细辛、冰片、白芷、血竭、乳香、没药、延胡索、天南星、桃仁、红花、阿魏、马钱子、雄黄、明矾、青黛、麝香、蟾酥、斑蝥、蜈蚣等。透皮吸收促进剂有氮酮、丙二醇、尿素、二甲基亚砜等，其中氮酮应用较多。介质可用水、醋、酒、油脂、蜂蜜、凡士林、甘油等。

2. **取穴** 根据患者具体疼痛部位而定，辨证、辨病相结合。如胃癌选择足三里、梁丘、内关、中脘等；肺癌选择肺俞、膻中、内关等；肝癌则选择期门、肝俞、太冲、太溪等；乳腺癌选择膻中、内关、肩井、期门等；结直肠癌选择大肠俞、上巨虚、天枢等；胰腺癌选择章门、阴陵泉、公孙等。

3. **操作方法**

（1）敷贴药物按一定比例打粉后用米醋调成糊状，放置备用。

（2）综合评估患者，取适量药粉用赋形剂调成糊状，搓成丸，大小约1cm×1cm，敷贴于相关穴位，每次贴敷6～8小时，24小时更换1次。

4. **注意事项**

（1）孕妇的脐部、腹部、腰骶部及某些敏感穴位，如合谷、三阴交等处均不宜敷贴，以免局部刺激引起流产。

（2）皮肤疾病、水肿者禁用。

（3）敷贴部位应交替使用，不宜单个部位连续敷贴。

（4）患处有红肿及溃烂时不宜敷贴药物，以免发生化脓性感染。

（5）对于皮肤上残留药物不宜使用肥皂或刺激性物品擦洗。

（6）敷药后，如出现红疹、瘙痒、水疱等过敏现象，应暂停使用，报告医师，配合处理。

六、膳食指导

癌性疼痛患者提倡食谱的多样化，可以高蛋白、高热量、高维生素饮食为主，以补充肿瘤对人体的大量消耗。同时，应尽量避免食生冷、过热、腌熏的食品。可根据不同证型服用药膳调理。

1. **旱莲猪肝汤**

原料：墨旱莲30g，黄芪10g，当归10g，生姜6g，猪肝60g，食盐适量。

做法：猪肝切片，其余药材水煎取汁，药汁烧沸后，放入猪肝。煮熟，调味服食。

功效：止血补血，缓解疼痛。

2. **三七鸡汤**

原料：三七10g，鸡肉250g，吉林参5g。

做法：三七捣碎，将鸡肉、吉林参洗净，放入锅中，加清水适量，小火煮一小时，加盐调味。

功效：祛瘀止痛，养胃益气。适用于肺癌疼痛属气滞血瘀者。

3. **花椒炖瘦肉**

原料：鲜花椒30g，橘皮30g，生姜6g，猪瘦肉40g。

做法：上述材料熬熟食用。

功效：温中散寒，化湿止痛。适用于胃痛属脾胃虚寒者。

4. **橘核蜜饮**

原料：橘核，乳香，没药等量。

做法：将橘核晒干，乳香、没药一起烘干，再一起碾为细末，用玻璃瓶装好，每次取用10g，用蜂蜜10g调服。

功效：行气通络，化瘀止痛。适用于乳腺癌属气滞血瘀证者。

5. **大蒜三七鳝鱼煲**

原料：鳝鱼500g，大蒜50g，三七25g，生姜2片。

做法：鳝鱼切段，将蒜、姜及鳝鱼略炒，加清水适量，加入三七，焖1小时，待水将干时，调味即可。

功效：补虚益气，活血止痛。适用于胃癌、胰腺癌、胃脘腹痛者。

6. **赤豆茯苓猪肾汤**

原料：茯苓30g，白芍20g，赤小豆100g，苦瓜25g，胡萝卜250g，猪肾250g。

做法：将猪肾、胡萝卜、苦瓜洗净切片，放锅内炒，然后放入药材及调料，炖2小时。

功效：补肾利湿，消肿止痛。适用于肾癌、膀胱癌引起的疼痛。

7. **大黄红枣茶**

原料：生大黄6g，红枣20枚。

做法：红枣放入砂锅加水浸泡片刻，大火煮沸后，改用小火煨煮 40 分钟，连同煮沸大枣煎汁冲泡大黄片，或直接将大黄片投入大枣煎液中，静置片刻即成。

功效：清热化湿，缓急止痛。适用于大肠癌热积气滞引起的腹痛。

8. 乌药蜜饮

原料：乌药 15g，延胡索 15g，半枝莲 20g，蜂蜜 30g。

做法：上述原料除蜂蜜外同放入砂锅，加水浸泡片刻，煎煮 20 分钟，用洁净纱布过滤，去渣后调入蜂蜜，拌和均匀即成。

功效：行气活血，散寒止痛。适用于大肠癌寒凝气滞引起腹部疼痛。

9. 木耳荠菜羹

原料：木耳 10g，鲜荠菜 30g。

做法：将木耳、鲜荠菜洗净后，切小块，大火煮沸后，改用小火煨煮 20 分钟即可。

功效：活血祛瘀，软坚散结。适用于瘀血内阻引起的癌性疼痛。

知识链接 ► **癌性疼痛食物选择**

根据患者病情选择食物，辨证用膳。以五味之偏，调脏腑之偏，达到抗癌防痛的目的。

1. 癌性疼痛属热毒壅盛时，可选择具有清热解毒功效的食物，如绿豆、苦瓜、白萝卜、芦根、竹笋等。

2. 癌性疼痛属寒盛时，应选用温性食物，如生姜、牛肉、羊肉、海参、橘子、荞麦等。

3. 癌性疼痛无明显寒热时，可选择平性食物，如粳米、山药、薏苡仁、木瓜等。

七、健康教育

1. 正确引导患者及家属规范使用止痛药物，帮助患者树立战胜疾病的信心，提高患者治疗的依从性。

2. 根据患者年龄、认知情况、治疗阶段等，教会患者选择并正确使用疼痛评估方法和评估工具，保证患者能正确评估自身疼痛情况。

3. 告知癌性疼痛患者按时服药的重要性，纠正其不痛不用吃药的错误观念。

4. 护士应指导患者遵医嘱服药，告知患者药物的用法、剂量、服药时间、不良反应及自我护理要点等。

5. 告知患者使用止痛药物可能出现的不良反应及出现时间、程度、发生率和应对措施。并告知患者不良反应在停药一段时间后可自行缓解。首次服用强阿片类止痛药的患者，切勿独自外出，若有头昏、头痛、站立不稳时，应立即卧床休息，不适症状可随血药浓度下降而逐渐缓解，待药物逐渐耐受后，症状会缓解或消失。

八、病例讨论

（一）病例简介

患者林某，男，72 岁。

1. **入院日期** 2021 年 4 月 5 日。

2. **主诉** 肝癌综合治疗 2 月余，左腰部剧烈酸痛 3 天。

3. **现病史** 患者 2021 年 1 月 8 日于某医院体检发现甲胎蛋白定量 431.5ng/ml，完善上腹部增强 MR 检查提示"肝实质内见多发病灶，考虑肝 S4/5/8 段巨块型肝癌，并肝内多发转移瘤"。于 2021 年 1 月 24 日行肝穿刺活检加肝动脉化疗栓塞术，后行 3 程"信迪利单抗免疫治疗 + 仑伐替尼"靶向治疗，近三天患者出现左腰部剧烈酸痛。入院症见：患者神清，精神疲乏，左腰部剧烈酸痛，纳眠一般，二便正常。舌暗红，苔白腻，脉弦滑。

4. **生命体征** T：36.5℃，P：85 次/min，R：20 次/min，BP：150/89mmHg。

5. **既往史** 既往有慢性病毒性乙型肝炎病史，否认糖尿病、高血压、冠心病及肾病等内科病史，否认结核等其他传染病史，否认外伤史及其他手术史。

6. **相关实验室检查**

项目	正常值	4 月 6 日	4 月 8 日	4 月 12 日
白细胞总数 /（×10⁹/L）	4 ~ 10	3.32 ↓	4.32	5.21
血红蛋白 /（g/L）	110 ~ 150	132	133	136

项目	正常值	4月6日	4月8日	4月12日
血小板 /(×10⁹/L)	100 ~ 300	79 ↓	80 ↓	86 ↓
白蛋白（G/L）	35 ~ 55	33.4 ↓	34 ↓	35
谷丙转氨酶 /（U/L）	5 ~ 40	13	16	15
谷草转氨酶 /（U/L）	8 ~ 40	43 ↑	42 ↑	43 ↑

（二）诊断

1. **望诊**　神志清楚，精神疲倦，舌暗红，苔白腻。
2. **闻诊**　语言流畅，应答自如，未闻及异常气味。
3. **问诊**　左后腰部剧烈酸痛 3 天，纳眠一般，二便正常。
4. **切诊**　脉弦滑。
5. **专科查体**　左后腰部剧烈酸痛。
6. **中医诊断**　肝癌（肝郁脾虚证）。
7. **西医诊断**　肝恶性肿瘤（肝癌Ⅳ期　肝内及肝门部、腹膜后淋巴结、骨多发转移）。

（三）辨病辨证

患者长期受肝炎邪毒侵袭，肝气不舒，横逆犯脾，脾气受损，脾失运化，湿邪内生，湿瘀互结，积聚肝络，日久化生包块，则成肝癌。脾虚失运，气血生化乏源，肢体失于濡养；肝气不舒，横逆犯脾，脾气受损，气机不畅，不通则痛；舌暗红，苔白腻，脉弦滑，四诊合参，辨证属肝郁脾虚证。

（四）中医护理

1. 中医特色技术

（1）中药冷敷疗法：取延胡索、血竭、红花、土鳖虫、冰片等分加入75% 乙醇，浸泡 4 周后，取上清液。选择疼痛处部位，可反复多次给药，具有活血止痛之效。或选四黄水蜜（由大黄、黄柏、黄芩、黄连等研末，调蜂蜜而成）热敷疼痛部位，有通经活络、活血化瘀、消肿止痛之效。

（2）中药热熨敷疗法：取五子散（吴茱萸、紫苏子、莱菔子、白芥子、丁香）加粗海盐以 1∶1 比例配成，炒热后装入布袋，于患者左后腰部热熨，有温经通络、散寒止痛的作用。

（3）耳穴贴压疗法：取肝、胆、皮质下，按压后耳郭发胀、发热，耳穴局部有麻、痛、酸感，以患者耐受度为限；交替按压患者两耳，每 3 天更换 1 次。具有调理脾肾，理气止痛的功效，可改善患者疼痛。

2. **合理膳食**　宜进食疏肝健脾、理气散结之品。

（1）青皮玫瑰花饮：青皮 20g、玫瑰花 10g、白糖 20g。青皮洗净、切碎；玫瑰花洗净，去杂质，放入锅内，加水 250ml，置武火上烧沸，再用文火煮 5 分钟，加入白糖拌匀即可。

（2）党参百合陈皮煲瘦肉汤：党参 25g、百合 30g、陈皮 10g、瘦肉 300g。全部用料洗净后放入锅内，加清水适量，武火煮沸后改用文火煲 2 小时，调味即可，饮汤吃肉。

3. **情志调护**　定期疏解心理压力，可采用渐进性肌肉放松、松弛想象训练等，也可听五行助运音乐，如于戌时（19∶00—21∶00）选用角调式乐曲，如《春风得意》《江南好》等，以调节气机、疏肝理气。

参考文献

[1]　朱国胜，刘文静.浅析中医理论对癌性疼痛的认识[J].中医临床研究,2016,8(19):62-63.

[2]　任乃娟，刘苗苗，魏红英，等.以人为本护理干预对肿瘤晚期患者癌痛及生活质量的影响[J].中国肿瘤临床与康复,2019,26(2):227-230.

[3]　LAM D K. Emerging factors in the progression of cancer-related pain [J]. Pain Manag, 2016,6(5):487-496.

[4]　PARK S H, EBER M R, WIDNER D B, et al. Role of the bone microenvironment in the development of painful complications of skeletal metastases [J]. Cancers (Basel), 2018,10(5):141.

[5]　王珍妮，樊奕丹，邢月蒙，等.中医外治法治疗癌性疼痛临床疗效与安全性的 Meta 分析[J].中医肿瘤学杂志,2022,4(2):74-81.

[6]　王玲玲，林雪冬，全碧泉，等.腕踝针联合阿片类药物治疗肝癌癌痛的疗效观察[J].上海针灸杂志,2021,40(11):1336-1340.

[7]　曲鑫，胡赟，瞿燕春，等.中药四黄水蜜外敷治疗癌性暴发痛 45 例临床观察[J].中医临床研究,2014,6(19):9-10.

[8] 丁鸿雁，张晨，韩大跃.中药定向透药治疗对中重度癌痛影响研究 [J].临床军医杂志，2019,47(8):802-803.

[9] 邓宏，许蕾，河文峰，等.中药五生酊外用治疗癌性疼痛临床疗效观察 [J].广州中医药大学学报,2014,31(6):885-889,894.

[10] 李金刚，王顺，桑鹏，等.针刺疗法结合积极认知行为疗法治疗癌性疼痛的临床观察 [J].针灸临床杂志,2016,32(7):30-33.

[11] 巫加，秦琳.杨向东教授穴位埋线治疗大肠癌癌性疼痛经验探析 [J].四川中医，2017,35(6):26-28.

[12] 魏有刚，周长萍.穴位埋线治疗肺癌癌性疼痛的疗效观察 [J].解放军预防医学杂志，2016,34(S1):297-298.

[13] CURRY Z A, DANG M C, SIMA A P, et al. Combination therapy with methadone and duloxetine for cancer-related pain: a retrospective study [J]. Annals of Palliative Medicine,2021,10(3):2505-2511.

[14] 吴秋兰，曹雯，王伟，等.腕踝针配合阿片类药物治疗难治性癌痛：随机对照研究 [J].中国针灸,2019,39(10):1051-1054.

[15] 喻艺梅,刘艳,谢静,等.腕踝针在癌性疼痛中的临床应用进展[J] .中西医结合护理(中英文),2019,5(10):77-81.

[16] 陈宏，刘书红，孙晓蕾，等.中药贴敷局部治疗癌性疼痛的效果观察 [J].护理学报，2012,19(12B):55-56.

[17] 文菊，周礼平，文静.癌性疼痛的辨证施护 [J].四川中医,2010,28(9):118-120.

[18] 谢晓冬，张潇宇.癌因性疲乏最新进展——NCCN (2018 版) 癌因性疲乏指南解读 [J].中国肿瘤临床，2018,45(16):817-820.

[19] 上官文姬，李展春，程光齐，等.骨碎补总黄酮对绝经后骨质疏松大鼠疼痛介质和疼痛反应影响 [J].辽宁中医药大学学报，2017, 19 (3):12-14.

[20] 顾晓莲，王敏，王祖晶.癌因性疲乏护理中患者自我管理的研究现状 [J].实用临床护理学电子杂志,2019,4(11):193.

57检